CHRIS SCHREIBER
GERT RAUE

Schlank
nach dem
SET-P⬤INT
Prinzip

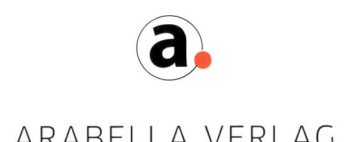

ARABELLA VERLAG

So bestimmt Ihr Fettprogramm den Set-Point

Stellen Sie Ihren Set-Point neu ein

Schlank mit der Set-Point-Küche

Meine Set-Point-Küche

Die Set-Point-Küche

Essenzielle Set-Point-Foods

Die Set-Point-Abnehmphasen I und II

Die Set-Point-Rezepte

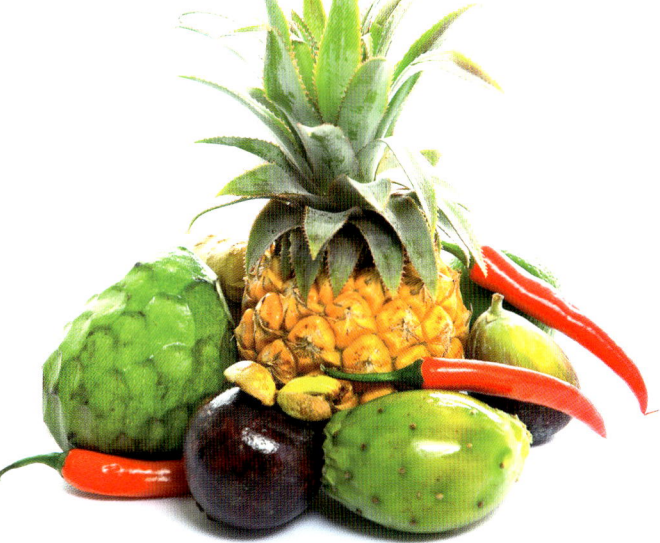

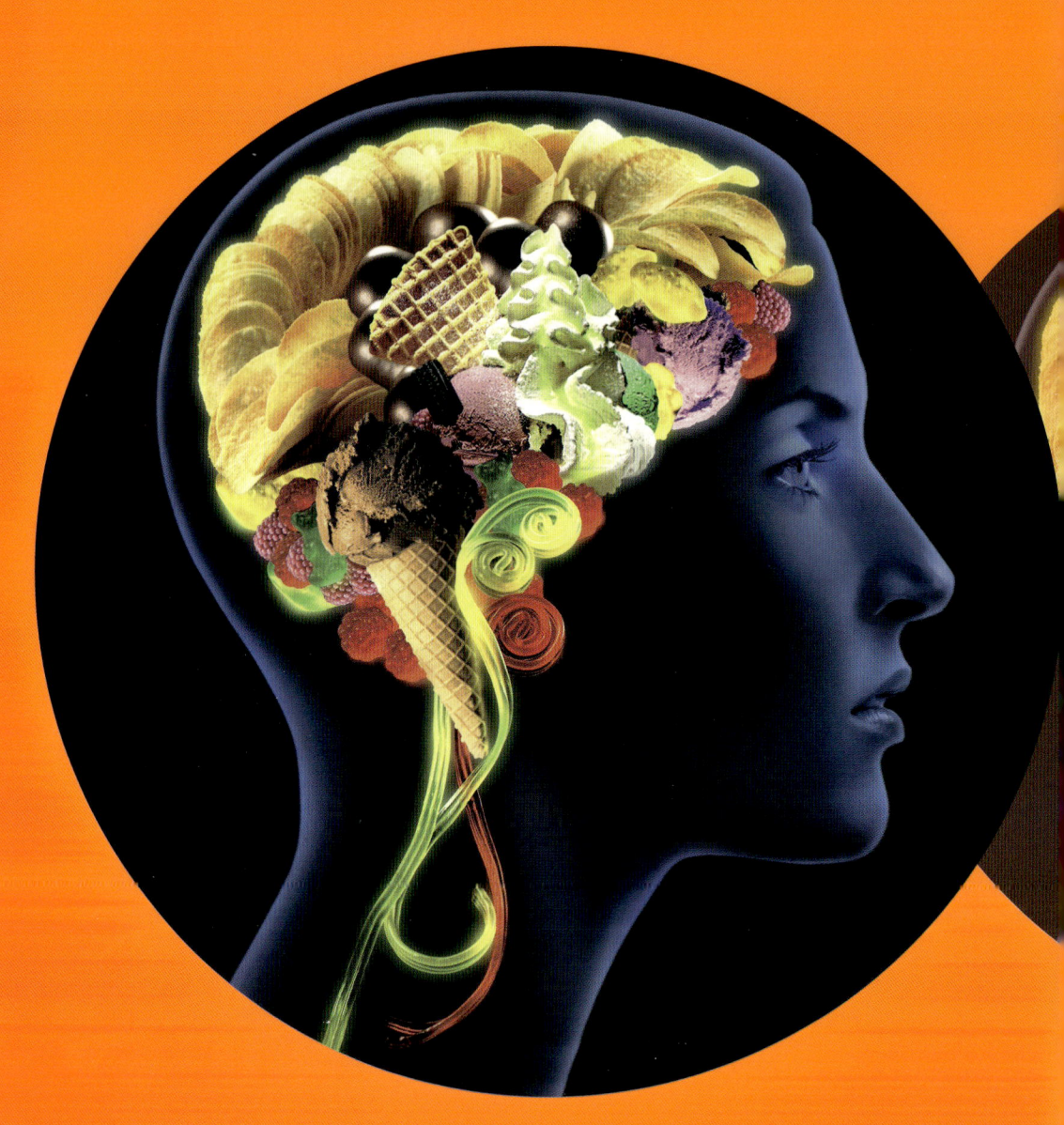

Das Set-Point-Prinzip

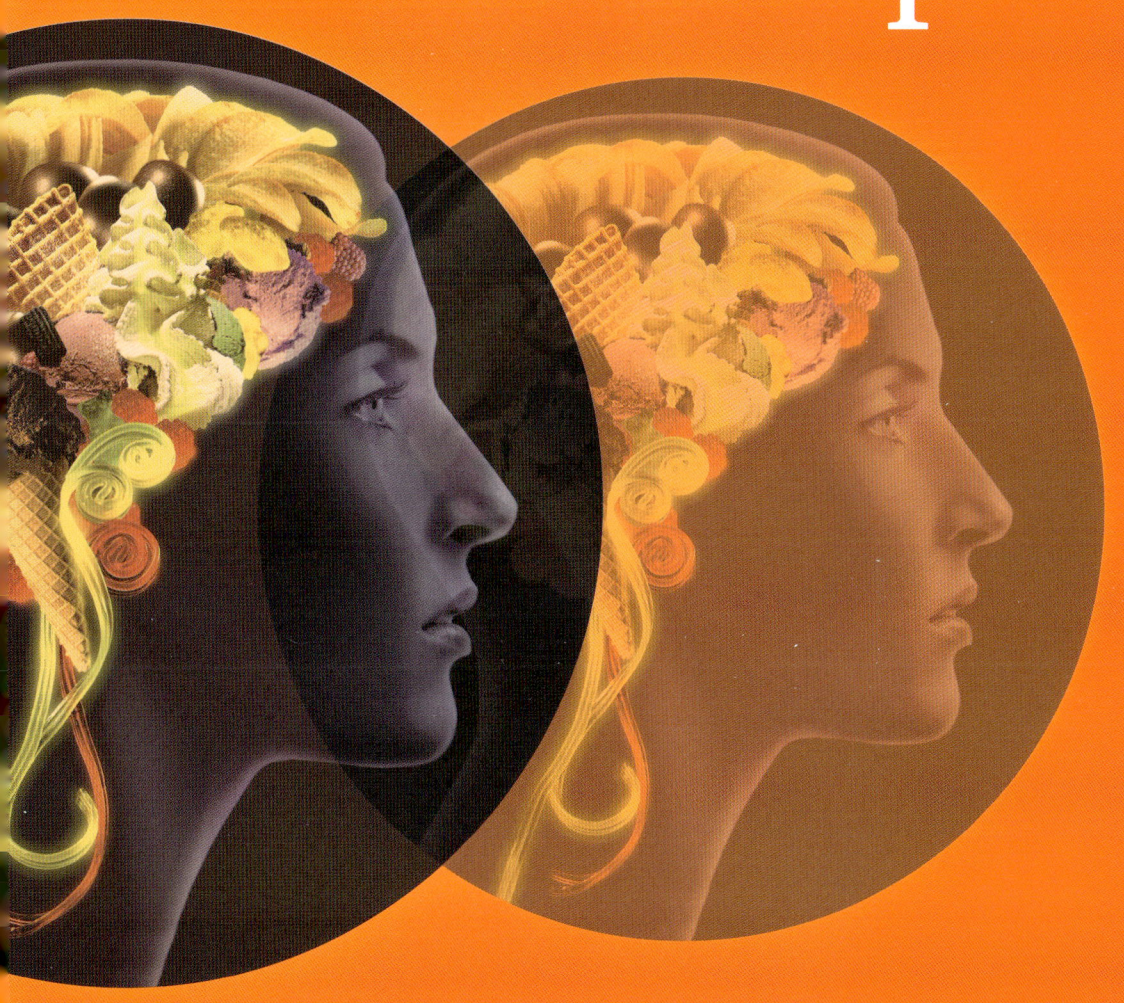

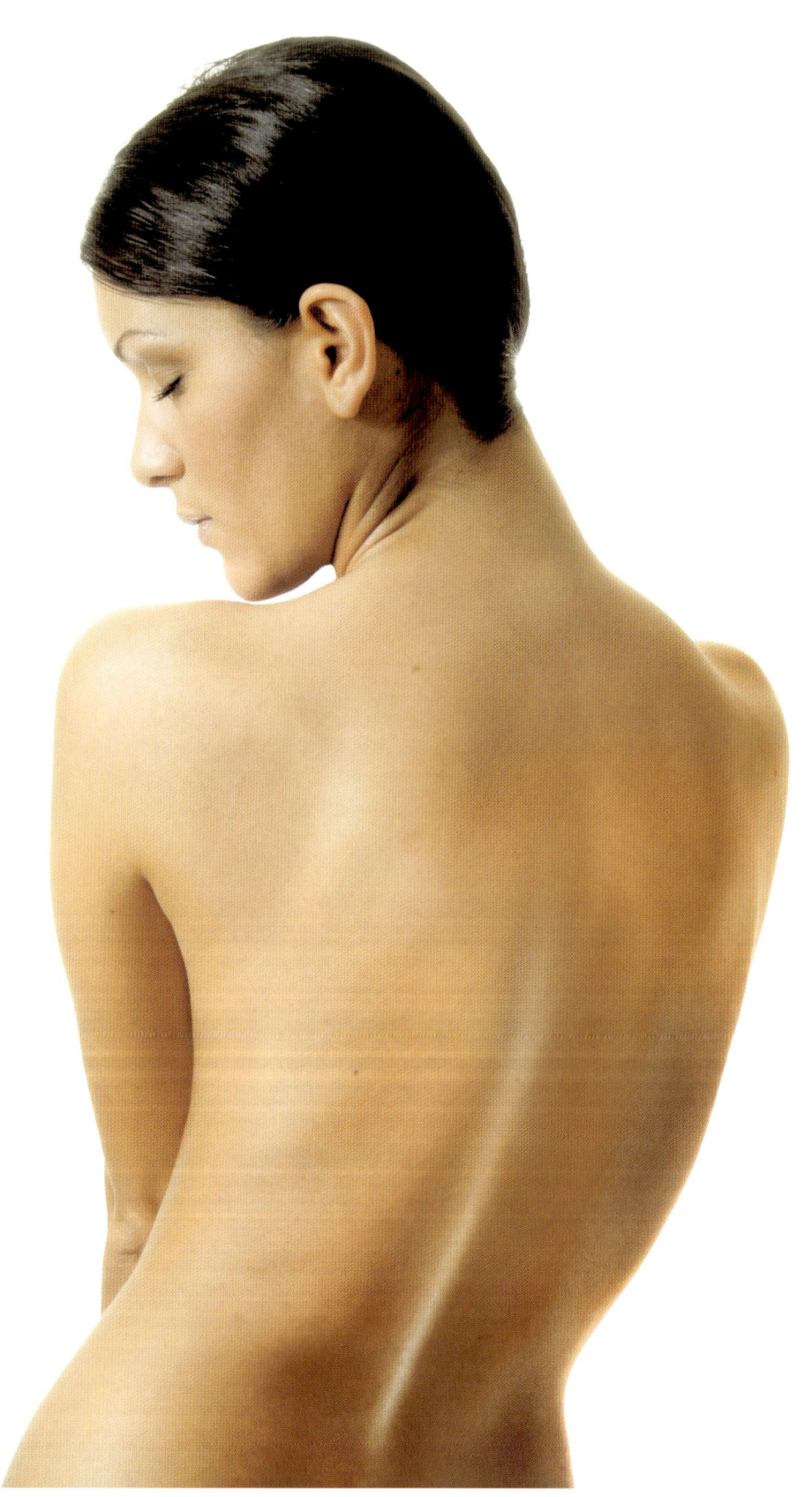

So bestimmt Ihr Fettprogramm den Set-Point

Unser Gewichtsschicksal bestimmen nicht wir, sondern unser Körper! Mit seinem Fettprogramm stellt er sein „Idealgewicht" ein, und daran hält er fest. Das ist sein Set-Point-Gewicht! Erst wenn es uns gelingt, wieder Bewegung in unser Fettprogramm zu bringen, bringen wir unseren Körper dazu, einen niedrigeren Set-Point einzustellen. Nur so können wir erfolgreich abnehmen und auf Dauer schlank bleiben.

Dick, weil mein Körper es so will?

Unser Körper besteht aus einem Netzwerk von Systemen, die völlig autonom arbeiten und gleichzeitig miteinander kommunizieren. Herz-Kreislauf-, Abwehr- oder Verdauungssystem erfüllen ihre Aufgaben im Normalfall, ohne dass wir etwas davon mitbekommen. Es sei denn, wir werden krank. Und noch etwas bleibt uns normalerweise verborgen: wie unser Körper mit aller Macht seine vitalen Interessen durchsetzt. Er bestimmt unsere Körpertemperatur und hält sie konstant. Er lässt unser Herz schnell oder langsam schlagen. Und er legt unseren Atemrhythmus fest. Versuchen Sie, zwei Minuten lang die Luft anzuhalten. Das wird Ihnen kaum gelingen, es sei denn, Sie sind ein trainierter Perlentaucher.

Das Atemzentrum im Gehirn zwingt Sie bereits nach kurzer Zeit weiterzuatmen.

Sämtliche Systeme sind auf eine so fantastische Weise miteinander vernetzt, wie es tausend Computer nicht vermögen. Informationssysteme regulieren mithilfe biochemischer Signale über das Nerven-, das Hormon- oder das Enzymsystem jeden der millionenfachen Körperprozesse, die im Bruchteil einer Sekunde in unserem Körper ablaufen. Sie stimmen ihre Funktionen so exakt aufeinander ab, dass jede körperliche Veränderung, jede Stimmungslage, jeder Gedanke, jede auch noch so winzige Erfahrung das gesamte System beeinflusst. Bereits eine einzige Tasse Kaffee genügt, dass sich unser gesamtes Hormon- und Enzymsystem darauf einstellt. Wir werden schlagartig wach. Unser Magen reagiert sauer. Unsere Stimmung steigt, und wir können schneller denken. Mit anderen Worten: Unser gesamtes Körpersystem einschließlich Hirnfunktionen organisiert sich in jeder Sekunde neu. Genauso verhält es sich mit unserem Fettprogramm. Nur merken wir im Normalfall davon nichts, weil wir an unseren gewohnten Lebensverhältnissen kaum etwas ändern. Es sei denn, wir machen eine Diät. Aber dann bekommen wir die Macht unseres Körpers sofort zu spüren. Sofort veranlasst er sein Fettprogramm, darauf zu reagieren. Denn so ohne Weiteres lässt er sich nichts wegnehmen. Er kämpft jede Sekunde um sein Gewicht, und er hält daran fest, ebenso, wie er an seinem Set-Point festhält.

Unser Körper verhandelt nicht

Sobald es uns gut geht, wir geliebt werden, genügend Nahrung und ein Dach über dem Kopf haben, fährt unser Körper sein Fettprogramm herunter. Mit anderen Worten:
Die Aktivität unseres Fettprogramms hängt von unseren Lebensumständen ab. Darauf stellt unser Körper sich in jeder Sekunde unseres Lebens immer wieder neu ein. Er aktiviert das Fettprogramm, wenn es darum geht, Fett zu speichern. Und er deaktiviert es, wenn unser Körper keinen Grund hat, weitere Fettreserven anzulegen. Entscheidend ist für ihn, ob er das Gefühl hat zu verhungern oder ob er satt ist. Sobald die Zeiten ungünstig stehen, schaltet der Körper sein Fettprogramm auf Vorratsbeschaffung um. Das merken wir daran, dass wir zunehmen. Dabei interessieren ihn unsere Sorgen um unser Gewicht am allerwenigsten. Unserem Körper geht es einzig und allein um die Erhaltung seiner Existenz ohne Rücksicht darauf, wie wir aussehen. Dabei hält er sich strikt an seine eigenen Gesetze.

Das Überlebensgesetz

Nichts hat sich während der Evolutionsgeschichte stärker in die menschliche Seele eingebrannt als die Angst um das nackte Überleben. Kriege, Infektionskrankheiten, Naturkatastrophen, Hunger und Armut haben aber nicht nur die Seele, sondern auch das Erbgut unserer Vorfahren geprägt. Auf diese Weise wurde ein tief verwurzeltes Überlebensgesetz von einer Generation auf die nächste übertragen. Das Gesetz lautet: „Bunker, was du kriegen kannst, denn deine Fettpolster sind die beste Versicherung gegen Hungersnot, Erfrierung und jede Form von Mangel!" Deshalb hat sich unser Körper, um möglichst viel Fett zu speichern, zehnmal mehr Fettspeicherzellen zugelegt als die meisten Tiere, außer Eisbären!
Sinkt die Nahrungszufuhr während einer Hungersperiode, greift unser Körper sofort zu Notfallmaßnahmen. Schon bei einem Gewichtsverlust von acht Prozent verlangsamt er seinen Grundumsatz innerhalb weniger Tage. Zudem senkt er seine Temperatur, um die Fettverbrennung zu reduzieren und seine Energiereserven zu erhalten. Auf diese Weise legten sich unsere Ururahnen während harter Winterszeiten einen dicken Speckmantel zu.
In milden oder heißen Jahreszeiten aber, wenn Familie Neandertal auf die Jagd musste, um neue Vorräte anzuschaffen, war ein wabbelndes Speckkostüm absolut hinderlich, ja sogar lebensgefährlich. Folge: Der Körper stellte sich wieder um, indem er seinen Speckmantel ablegte.
Unser Fettprogramm findet heute zwar völlig andere Lebensbedingungen vor, reagiert im Prinzip aber noch genauso wie zu Urzeiten. Das scheint völlig absurd, denn weder setzen uns arktische Klimaverhältnisse zu noch gibt es

Mammuts, die hinter uns her sind. Doch es sind andere Mangelzustände, moderne Formen von Kälte, Hunger und Angst, die von unserem Körper genauso interpretiert werden wie eine Hungersnot. Es werden dieselben biochemischen Prozesse im Körper ausgelöst. Die Folge ist, dass unser Fettprogramm aktiviert wird, und dann haben wir ein Problem: Übergewicht!

Wie uns Nahrung Sicherheit gibt

Unser Körper will versorgt sein. Er will Wärme, Nahrung sowie eine angemessene Pflege. Auch unsere Psyche braucht Sicherheit und Stabilität. Deshalb empfindet der Körper Liebe, Zuwendung und Bestätigung ebenfalls als Nahrung, als seelische Nahrung. Wer davon zu wenig bekommt, reagiert darauf schnell mit Frust und Einsamkeitsgefühlen. Sein Selbstwertgefühl rast in den Keller. Auf Dauer werden solche emotionalen Belastungen von unserem Körper in neurochemische Signale umgesetzt, die dem Gehirn die Botschaft eines chronischen Mangels vermitteln.

Dabei müssen die seelischen Notstände noch nicht einmal real sein. Oft reicht schon die Angst vor einer möglichen Katastrophe, wie zum Beispiel die Furcht vor sozialem Abstieg, damit unser Körper sein Fettprogramm einschaltet. Auch bestimmte Glaubenssätze, wie „ich nehme niemals ab" oder „dick sein bedeutet für mich Sicherheit", können bereits das Fettprogramm aktivieren.

Ich möchte festhalten: Unseren Körper interessieren nicht die Geldsorgen, die bevorstehende Scheidung oder der tägliche Ärger mit den Kollegen. Was bei ihm ankommt, sind allein die damit verbundenen Emotionen. Meist spielen sie sich in den Tiefen unseres Unterbewusstseins ab, ohne dass wir sie bewusst wahrnehmen. Dennoch wirken sie sich auf das Fettprogramm aus.

Vor allem ist es der alltägliche Stress, der eine Hauptrolle spielt. Damit meine ich nicht zu viel Arbeit. Das macht nicht krank, im Gegenteil, ein guter Job stärkt unser Selbstwertgefühl. Es ist die allgemeine Hektik, die uns wie ein unsichtbares Gespenst gefangen nimmt, sodass wir das Gefühl haben, dem niemals mehr entrinnen zu können. Das versetzt unseren Körper in Panik.

Die 5 Überlebensgebote des Urzeitmenschen

● Die autosuggestiven Befehle zur Nahrungsbeschaffung und Verwertung an unser Unterbewusstsein unterscheiden sich nicht wesentlich von denen unserer Vorfahren aus der Steinzeit:

Regel 1 Du musst Gewichtsverlust unbedingt vermeiden.

Regel 2 Du musst Vorräte beschaffen und so lange essen, bis alle Fettspeicher gefüllt sind, denn Essen ist das Wichtigste, um zu überleben.

Regel 3 Du darfst erst aufhören, wenn du nicht mehr kannst.

Regel 4 Du musst soviel essen, wie du kannst, und von allem etwas, falls sich dir ein Überangebot an schmackhafter Nahrung bietet.

Regel 5 Du musst deine Bewegung einschränken, denn es gibt nichts Wichtigeres, als zu essen.

Er antwortet darauf, indem er sich gegen die anflutenden Anforderungen mit einem Sicherheitsgürtel aus Speck abschottet. Würden wir jetzt mit einer Diät dagegen angehen, würde dies bei ihm nur den Eindruck einer ausgeprägten Hungersnot verstärken.

Wichtig ist, uns dafür zu sensibilisieren, was genau unseren Körper veranlasst, sein Fettprogramm einzuschalten, und wie wir es wieder abschalten können.

Wo wird das Fettprogramm eingestellt?

Wissenschaftler gehen davon aus, dass unser Fettprogramm vom Zwischenhirn gesteuert wird, insbesondere vom Hypothalamus, in dem unser Gefühl für Sättigung und Hunger reguliert wird. Einen ersten Beweis für diese Theorie fanden im Jahr 2009 amerikanische Forscher am California Institute of Technology unter der Leitung von Prof. Kay Zinn, allerdings vorerst nur bei winzigen Fruchtfliegen. Die Forscher hatten eine sensationelle Entdeckung gemacht: Sie fanden in dem kleinen Fliegenhirn dichte Nervengeflechte, die unter dem Einfluss von Hormonen wie Insulin und Leptin das Fettprogramm regulieren. Dabei handelt es sich um zwei Gruppierungen von je hunderttausend Nerven, die zu eigenständig arbeitenden Nervennetzwerken miteinander verflochten sind. Diese Neuronengeflechte, ein Wunderwerk der Natur, sind vergleichbar mit winzig kleinen Gehirnen, die völlig autonom arbeiten. Sie können aufgrund biochemischer Signale die Fetteinlagerungen im Körpergewebe wie beispielsweise im Bauchraum registrieren und gleichzeitig die Ein- und Auslagerung von Fett in den Fettspeichern hormonell steuern. Sie sind sogar imstande zu lernen, denn sie verfügen über ein eigenes Gedächtnis. Zudem tauschen sie ihre Informationen mit anderen Nervengeflechten aus, die sich im limbischen System befinden.

Was die Sache für uns erst richtig spannend macht, ist die Frage, wie diese Minigehirne es fertigbringen, unser Fettprogramm zu aktivieren.

Dazu hatte die Forschergruppe um Dr. Zinn zunächst eine Neuronengruppe im Fruchtfliegengehirn stillgelegt. Es zeigte sich, dass die Fliege daraufhin ihre Nahrungsaufnahme erhöhte und gleichzeitig ihren Stoffwechsel reduzierte. Mit anderen Worten: Das Flügeltier nahm zu. Wurde die zweite Neuronengruppe stillgelegt, passierte genau das Gegenteil: Die Fliege nahm ab, weil sie weniger fraß und gleichzeitig ihre Kalorienverbrennung angeheizt wurde. Dieser Mechanismus ist insofern äußerst wichtig, weil er an der Einstellung des sogenannten Set-Point beteiligt ist.

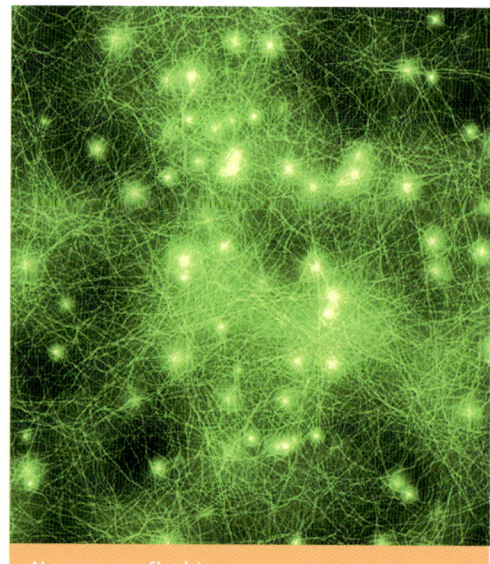

Neuronengeflecht

Gefühle lassen Fettpolster wachsen

Irene (48) *war immer ein lebenslustiger Mensch gewesen. Als junges Mädchen hatte sie ständig ihre Freundinnen und Freunde um sich herum. Das änderte sich erst, als sie verheiratet war. Sie gab sich die Schuld daran, dass die Ehe nicht lief, und kapselte sich zunehmend von der Außenwelt ab. Sie verlor den Mut, auf andere Menschen zuzugehen. Sie aß viel zwischendurch, vor allem abends. Ihr Gewicht stieg rapide an. Und dann kam die Wende. Mithilfe einer Therapie stärkte sie ihr Selbstwertgefühl. Sie ging wieder mehr raus und unternahm viel. Mit der Zeit verlor sie mehrere Kilos.*

Katharina (55) *konnte sich trotz mehrerer Jobs finanziell kaum noch über Wasser halten. „Wenn ich abends vor dem Fernseher sitze, empfinde ich so eine seltsame Mischung aus Frust, Leere und Hunger." Ihre Vorgeschichte: Als Kind war Katharina viel allein gewesen. Die Mutter hatte ihr zum Trost immer Bonbons und andere Naschereien dagelassen. Dadurch hatte sich Katharina mit den Jahren angewöhnt, ständig zu futtern, sobald das Gefühl von innerer Leere in ihr aufstieg. Katharina musste neue Strategien lernen, wie sie die Abende verbringen wollte. Nach und nach stellte sie sich um und baute so ihr Verlangen nach Naschereien ab.*

Sven (38), *Filialleiter einer Bank, erzählte mir, er könne nachts nicht mehr durchschlafen. „Die ständigen Sorgen fressen mich einfach auf." Die Hauptgeschäftsleitung in Frankfurt setzte ihn unter Druck, weil er sein Soll nicht erfüllte. Der Banker wurde immer nervöser und vergesslicher. Sein Körpergewicht stieg auf 120 Kilo. „Mir war alles egal. Ich ließ die Karre einfach laufen." Erst nachdem ihm gekündigt worden war und er von der Abfindung einen gut florierenden Schnellimbiss eröffnen konnte, stabilisierte sich seine Situation. Von da an nahm er wieder ab.*

Andreas (60) *war unter drei Brüdern aufgewachsen. Ständig gab es Rangeleien ums Essen. „Die haben mir buchstäblich den Teller unter meinen Augen leergefressen. Ich entwickelte einen regelrechten Futterneid, der bei mir bis heute anhält. Für mich ist das eine Art Überlebenskampf." Erst als Andreas einsah, dass er von alten Überlebensängsten gesteuert wurde, konnte er sein Essverhalten ändern. Er kaufte auch selbst ein und bereitete sich sein Essen selbst zu. Nach kurzer Zeit verlor er fünf Kilo.*

Heidi (28) *fühlte sich total überfordert. „Ständig stehe ich unter Druck. Meine Töchter sitzen den ganzen Tag im Haus herum. Sie haben keine Lehrstelle, und mein Mann hat keinen Job." Früh morgens trägt Heidi Zeitungen aus, anschließend arbeitet sie in der Altenpflege und abends kümmert sie sich auch noch um die schriftlichen Bewerbungen ihrer Kinder. „Ich habe einfach keinen Nerv, weder für geregelte Essenszeiten noch für gesundes Essen. Ich esse, was ich mir gerade so schnappen kann." Wir arbeiteten an ihren Lebenszielen und Wünschen. Sie baute wieder Selbstvertrauen auf. Nachdem sie sich von ihrem Mann getrennt hatte, nahm sie schnell ab.*

Das Set-Point-Prinzip

U nsere Lebensverhältnisse bestimmen unser Fettprogramm. Hierzu gehören die soziale Umgebung, unser Arbeitsalltag, unsere Kommunikation zu anderen Menschen, unser seelisches Befinden und natürlich auch unsere Essgewohnheiten. Aus diesen Informationen bestimmt letztendlich unser Körper die Aktivität des Fettprogramms. Hieraus ergibt sich das Set-Point-Gewicht oder auch Einstellgewicht, kurz: der Set-Point.

Für immer dasselbe (Schwer-)Gewicht?

Was ist unter einem Set-Point (deutsch: Sollwert oder Einstellpunkt) zu verstehen? Dazu ein Vergleich: Wenn wir am Abend den Thermostat auf eine bestimmte Raumtemperatur einstellen, damit es während der Nacht im Haus gleichmäßig warm bleibt, stellen wir somit einen ganz bestimmten Set-Point ein. Fällt die Temperatur unter diesen Wert, fährt der Thermostat die Heizungsanlage wieder hoch. Auf ähnliche Weise stellt unser Fettprogramm den Set-Point ein. Der Begriff „Set-Point" geht bis weit in die 1950er Jahre zurück. Amerikanische Wissenschaftler gingen davon aus, dass der Körper von Anfang an seinen Energiehaushalt auf einen bestimmten Sollwert hin ausbalanciert: den Set-Point. Er ist uns praktisch mit den Genen in die Wiege gelegt und bestimmt für immer unser persönliches Gewichtsschicksal. Entsprechend dieser Theorie ist alles ganz einfach: Man kann soviel essen, wie man will, unser Körper findet schon bald zu seinem Set-Point-Gewicht zurück.

Umgekehrt läuft es genauso: Wer viel abnimmt, hat schnell sein altes Gewicht wieder erreicht. Das klingt wunderbar, ist aber unrealistisch. Würden wir für immer unser voreingestelltes Set-Point-Gewicht beibehalten, wären alle Menschen ein Leben lang gleich schlank oder gleich dick. Was ist aber mit den vielen Menschen, die ihre Pfunde partout nicht loswerden? Sie brauchen nur ans Essen zu denken und schon nehmen sie zu. So gesehen funktioniert die alte Set-Point-Theorie eben doch nicht und deshalb verschwand sie für viele Jahre aus den Lehrbüchern. Erst 2009 tauchte sie wieder auf, als Wissenschaftler einen völlig neuen Ansatz für die Set-Point-Theorie gefunden hatten, der geradezu revolutionär ist.

Wie wird der Set-Point eingestellt?

Kennen Sie Leptin? Leptin ist dafür verantwortlich, ob wir uns hungrig oder satt fühlen. Außerdem spielt Leptin eine wichtige Rolle bei der Fettverbrennung.

Leptin wird hauptsächlich von den Bauchfettzellen und zum kleineren Teil im Hypothalamus, der im Zwischenhirn liegt, produziert. Sind die Fettzellen satt und prall gefüllt, geben sie Leptin ins Blut ab, das unserem Gehirn signalisiert, das Sättigungsgefühl einzuschalten. Sind sie dagegen „unterernährt", geben sie also kein oder kaum noch Leptin ab, ist das für das Gehirn das Zeichen, Hungergefühle auszulösen. Von diesem Mechanismus hängt es weitgehend ab, wie viel oder wie wenig wir essen. Nicht nur das. Unser Fettprogramm kann auf diese Weise seinen Energiehaushalt an die jeweiligen Lebensbedingungen anpassen. Wird es durch chronischen Stress permanent aktiviert, verschiebt es den Set-Point nach oben. Das tut es dadurch, dass es die Sensitivität der Zellen im Hypothalamus für Leptin herabsetzt. Folglich essen wir mehr. Wird das Fettprogramm aufgrund verbesserter Lebensbedingungen deaktiviert, setzt es den Set-Point herunter. Das bedeutet, die Sensitivität der Zellen wird für Leptin heraufgesetzt, und wir haben weniger Hunger. Doch wenn das alles so gut funktioniert, weshalb kommen wir irgendwann von unserem Übergewicht nicht mehr herunter?

Set-Point I: Nichts geht mehr

Die US-Biologen Prof. Rakesh Jain am Massachusetts General Hospital und Joshua Tam von der Harvard Division of Health Sciences and Technology führten 2009 mehrere Versuchsreihen mit Mäusen durch. Zunächst wurden die Tiere über Wochen hinweg mit stark fetthaltiger Nahrung gemästet. Dann wurden sie von heute auf morgen auf Diät gesetzt. Sie bekamen ausschließlich karge Normalkost. Doch statt abzunehmen, verloren die Mäuse keineswegs an Gewicht. Wieso stellte sich ihr Fettprogramm nicht um und schaltete den Set-Point runter?
Dr. Tam und Kollegen kamen aufgrund weiterer Forschungen zu einem interessanten Ergebnis: Es gibt offenbar einen unteren Set-Point, bei dem die Mäuse essen können, was sie wollen; sie bleiben immer flink und schlank. Und es gibt einen sogenannten Settle-Point (engl. settle = niederlassen). Das ist der Punkt, bei dem die dicken Mäuse einfach nicht mehr abnehmen oder sogar noch zunehmen. Das liegt daran, so die Forscher, dass die Hirnzellen der übergewichtigen Mäuse aufgrund der Überfütterung gegenüber Leptin immer unempfindlicher wurden, bis schließlich eine sogenannte Leptinresistenz eintrat.

Damit hatten die Forscher eine Erklärung gefunden, weshalb die einen dünn bleiben, obwohl sie essen können, was sie wollen, während die anderen größte Probleme haben, von ihrem Gewicht herunterzukommen! Allerdings bleibt die Frage, von welchem Punkt an wir in die Gefahrenzone kommen, ab dem die Leptinunempfindlichkeit immer weiter voranschreitet. Anders ausgedrückt: Ab wann werden wir dicker und dicker?

Wenn Übergewicht droht

Wir haben es prinzipiell mit zwei Set-Points zu tun. Einmal dem unteren Set-Point I, bei dem wir schlank bleiben, und dann dem oberen Set-Point II (Dr. Tam nannte ihn „Settle-Point"), bei dem wir immer mehr ins Übergewicht rutschen. Gelingt es uns, den Set-Point I zu erreichen oder zumindest in seine Nähe zu kommen, haben wir die beste Voraussetzung, unser Gewicht stabil zu halten! Je weiter wir uns aber von ihm entfernen, indem wir stärker zunehmen, desto mehr geraten wir in den Sog vom Set-Point II! Es scheint so, dass von einem ganz bestimmten Punkt an vom Set-Point II geradezu eine magische Anziehungskraft ausgeht. Dann wird eine Umkehr zu einem für uns erträglichen Normalgewicht praktisch unmöglich. Dieser Punkt ist mit dem sogenannten „Tipping-Point", dem Kipppunkt, erreicht.
Einen Tipping-Point kennen Sie vielleicht von unserem Klimasystem her: Wenn die Erderwärmung kippt, hat sie einen Punkt überschritten, an dem eine Umkehr zur ursprünglichen Durchschnittstemperatur unmöglich wird. Diesen Punkt bezeichnen die Geophysiker als Kipppunkt. Bei unserem Gewicht verhält es sich ähnlich: Ist erst einmal der Punkt über-

schritten, an dem die Energiebalance zwischen Nahrungsaufnahme und Fettverbrennung mehr und mehr zugunsten der Energieaufnahme kippt, drückt sie den Körper unweigerlich in Richtung Übergewicht. Einfacher ausgedrückt: Eine stetig wachsende Gewichtszunahme beschleunigt die Gewichtszunahme! An diesem Punkt setzt jede Esssünde, jeder Krümel zu viel sofort an. Das Schlimme daran: Es wird jetzt immer schwieriger, die Bremse zu ziehen, um dem Übergewicht zu entkommen. Deshalb ist es extrem wichtig, dass wir die Nähe zum Set-Point I anstreben. Ganz erreichen müssen wir ihn nicht unbedingt. Aber je mehr wir in seiner Nähe bleiben, desto leichter können wir unser Gewicht halten!

Hilft nur noch die Radikaldiät?

Nachdem Dr. Tams Mäuse den Kipppunkt weit überschritten hatten, blieb nur noch eine Möglichkeit, sie von ihrem hohen Set-Point-II-Level zu erlösen: die radikale Hungerkur! Nur so war es möglich, dass sich die Leptinresistenz - und übrigens auch die Insulinresistenz - langsam zurückbildete! Nachdem schließlich der Tipping-Point unterschritten war, stellte sich der Set-Point

langsam wieder auf seinen Ausgangswert ein. Wäre also auch für uns Menschen die einzig sinnvolle Lösung eine Radikaldiät, um uns von unserer Gewichtslast zu befreien? Im Prinzip ja, doch wer hält sie schon durch? Zudem bringen ständig neue Diätversuche und die damit verbundenen Fehlschläge die Regulationsmechanismen im Fettprogramm total durcheinander. Das hat zur Folge, dass der Körper letztlich eisern an seinem Übergewicht festhält.

Eine weitere Möglichkeit wäre eine drastische Lebensumstellung. Stellen Sie sich einen Wohlstandsbürger aus einer deutschen Großstadt vor, immer gestresst, immer unter Druck. Er hat bereits einen kugelrunden Bauch und stöhnt unter dem Übergewicht. Schicken Sie ihn in ein abgelegenes Dorf nach Indien, wo er einen geregelten Tagesablauf hat und wo er tagtäglich harte, körperliche Feldarbeit verrichten muss. Seine Nahrung besteht nur noch aus Reis und Gemüse. Es ist davon auszugehen, dass sein Gewicht und somit auch sein BMI bald auf das Niveau vom Set-Point I heruntergehen, vorausgesetzt, er steht das gesundheitlich durch. Insofern birgt eine Radikaldiät immer auch ein gewisses gesundheitliches Risiko.

Bunkern um jeden Preis

● Unser Körper setzt von einem bestimmten Punkt an (Tipping-Point) alles daran, sein Übergewicht zu halten, und er unternimmt nichts, um es loszuwerden. Das tut er umso vehementer, je unempfindlicher die Hirnzellen für Leptin werden. Dann reagiert er wie bei einer permanenten Hungersnot.

Tipping-Point: Gefährliche Zeiten

Zugegeben: Es sind keine ermutigenden Aussichten, die uns Dr. Tam mit seinen Mäusen beschert. Doch vergessen Sie bitte nicht, dass seine Studienergebnisse auf extremen Ernährungsbedingungen beruhen. Die Mäuse wurden gemästet und danach zwangsweise durch die Radikaldiät zu ihrem alten, kargen Lebensstil zurückgeführt, bis sie wieder ihr ursprüngliches Gewicht, den Set-Point I, erreicht hatten. Dass

Nur noch Wurzeln und Nüsse?

Das Hormon Insulin, das von der Bauchspeicheldrüse an das Blut abgegeben wird, sobald wir vor allem Kohlenhydrate wie Getreideprodukte und Süßigkeiten gegessen haben, schließt wie ein Schlüssel die Zellen in unseren Organen, Muskeln und Leber auf, damit sie ihre Pforten für Zucker, sprich Glukose, öffnen. Glukose ist der Kraftstoff, aus dem Energie gewonnen wird: Nur so kann eine Muskelzelle arbeiten, erst dann kann die Hirnzelle denken und erst dann wird unser innerer Ofen warm. Solange der Steinzeitmensch noch an Wurzeln und Nüssen kaute, war der Zuckergehalt im Blut gering. Seine Bauchspeicheldrüse sonderte gerade mal so viel Insulin ab, wie nötig war, um die Zuckerschleusen in den Zellen zu öffnen. Deshalb waren ihm Zivilisationskrankheiten wie Diabetes völlig unbekannt.

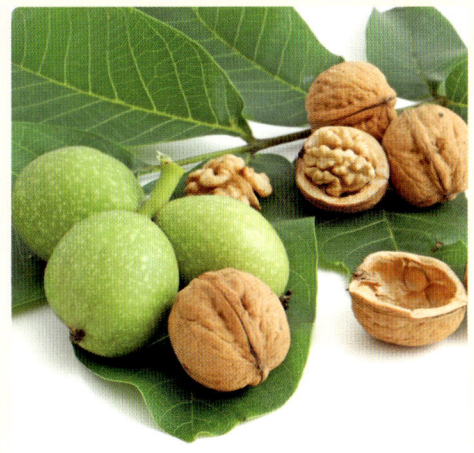

Mit der Produktivität in der Landwirtschaft und der aufkommenden Industrialisierung schoss hierzulande der Getreide- und Zuckerkonsum rapide in die Höhe. Müsliriegel, Fruchtjoghurts, Hamburger, Softdrinks & Co. und jede Menge Weißmehlspeisen provozieren unsere Bauchspeicheldrüse heute bis zur maximalen Insulinproduktion. Wer nicht längere Insulinpausen einlegt und dadurch den Zuckerappetit drosselt, riskiert mit der Zeit eine Insulinresistenz. Wie bei der Leptinresistenz werden die Rezeptoren auf der Zelloberfläche vom Insulin regelrecht überflutet, woraufhin sie sich zurückbilden. Das hat zur Folge, dass die Zellen verschlossen bleiben und keine Glukose mehr aufnehmen. Der Zuckerspiegel staut sich im Blut regelrecht an. Dem Organismus bleibt nichts anderes übrig, als die Glukose als Fett an Bauch, Beinen und Po abzuspeichern. Nicht nur das. Das überschüssige Insulin blockiert vorübergehend den Fettabbau in den Fettzellen. Damit haben wir ein doppeltes Problem. Unsere Fettpolster nehmen einerseits immer mehr zu, andererseits werden sie nicht mehr abgebaut. Was tun?

Um die Insulinproduktion gering zu halten, müssen wir uns von allen Zwischendurchnaschereien fernhalten. Das wäre eine Möglichkeit. Eine weitere Möglichkeit wäre, nur noch drei Hauptmahlzeiten täglich zu essen, keinesfalls mehr. Noch besser: Halten Sie sich an die ausgewogene Set-Point-Küche.

Wenn sich dann im Laufe der Zeit die Leptinresistenz zurückbildet, geht gleichzeitig die Insulinresistenz zurück.

Wie ein Maßanzug, der passt

● Im übertragenen Sinn stellt unser
Set-Point-Gewicht die Konfektionsgröße
eines Maßanzugs dar, der exakt auf
unsere Lebensweise zugeschnitten ist.

das für uns keine ideale Methode ist, erwähnte
ich bereits. Auch mit einer Ernährungsumstellung auf Wurzeln und Nüsse kommen wir nicht
weiter. Kein Mensch wäre dazu freiwillig bereit.
Am besten: Versuchen Sie Ihr Leben ausgewo-
gen zu gestalten. Verschaffen Sie sich immer
wieder innere Ruhe und Stabilität, soweit es
Ihnen möglich ist. Und wenn Sie sich dann noch
viel bewegen, bringen Sie Ihr Fettprogramm
dazu, den Set-Point II herunterzustellen. Und
nicht zu vergessen: Die Set-Point-Küche ist dabei ganz entscheidend. Denn mit ihr erreichen
Sie, dass Sie die Leptinempfindlichkeit Ihres
Körpers wieder herstellen oder normalisieren. Damit kommen Sie aus der Gefahrenzone
heraus, die Sie ins Übergewicht oder sogar in
Richtung Fettleibigkeit treibt. Halten Sie sich an
die Ernährungsumstellung, damit Sie eine ste-
tige Gewichtszunahme stoppen können. Dann
fällt es Ihnen zunehmend leichter, Ihr Gewicht
zu halten und im Umfeld vom Set-Point I zu
bleiben.

Set-Point II:
Woran erkenne ich ihn?

Dass der Set-Point II den Drang zu einer höheren Gewichtsstufe hat, lässt sich an folgenden Punkten erkennen:

● Unser Gewicht rührt sich nicht mehr von der
Stelle oder es steigt sogar.
● Wir fühlen uns dick und behäbig. Das Trep-
pensteigen fällt uns schwer.
● Unser Selbstwertgefühl leidet unter unserem
Gewicht, und wir ziehen uns zurück.
● Jeder Abnehmversuch ist gescheitert, weil er
immer mehr zur Tortur wurde.
● Wir resignieren und tendieren dazu, den Kar-
ren einfach laufen zu lassen. „Wenn ich nie
mehr normal essen kann, dann will ich lieber
dick bleiben."
● Wir haben peinigende Hungerattacken und
ständige Gelüste auf Fettes, Süßes oder
Cremiges.
● Gierig stürzen wir uns auf alles, was nur nach
Essen aussieht, weil Essen zum Mittelpunkt
unseres Lebens geworden ist.
● Es zeigen sich erste Anzeichen körperlicher
Beschwerden.

Wenn Sie sich mit diesen oder ähnlichen Punkten weitgehend identifizieren können, wird es
Zeit, dass Sie Ihr Fettprogramm herunterfahren.

Der Set-Point und der BMI

Um Ihren Set-Point II rechnerisch zu ermitteln,
können Sie dafür den BMI (Body-Mass-Index)
zur Hilfe nehmen, die offizielle Gewichtsklas-
sifikation für Erwachsene nach WHO (Weltge-
sundheitsorganisation). Dabei handelt es sich
aber nur um rein statistische Werte. Nehmen
Sie den BMI nicht so absolut, indem Sie meinen,
Sie müssten ihn unter allen Umständen sofort
erreichen. Weitaus wichtiger ist Ihr persönliches
Wunschgewicht, bei dem Sie sich wohlfühlen.
Wenn Sie sich die Tabelle ansehen, sehen Sie,
dass für das Normalgewicht der BMI von 19 bis

24 (Frauen) beziehungsweise 20 bis 25 (Männer) gilt. Wer darüberliegt, muss sich bereits zu den Übergewichtigen zählen. Im Vergleich dazu liegt der Set-Point I generell etwas niedriger. Wenn wir das Lebensalter mitberücksichtigen, liegt der Set-Point I für 19- bis 24-jährige Personen etwa bei einem BMI von 19 bis 22 (Frauen) oder 20 bis 23 (Männer). Entsprechend liegt er mit steigendem Lebensalter höher (siehe Tabelle). Welches Idealgewicht Sie tatsächlich erreichen, nachdem Sie sich auf die Set-Point-Küche umgestellt haben, hängt auch davon ab, wie schlank Sie in der Jugend waren. Waren Sie in Ihrer Jugend eher korpulent, müssen Sie damit rechnen, dass Ihr Set-Point I generell etwas höher liegt, als bei Personen, die in der Jugend schlank wie eine Gerte waren.

Übergewicht muss nicht immer die Brisanz haben, wie es scheint. Gerade im höheren Alter kann es sogar das Leben verlängern! Wer das 70. Lebensjahr überschritten hat, kann davon ausgehen, dass er aufgrund seines Übergewichts sein Sterblichkeitsrisiko für die nächsten zehn Jahre gegenüber „Normalgewichtigen" sogar um etwa 13 Prozent senkt! Das geht aus einer Studie der University of West Australia hervor.

Der BMI und das Bauchfett

Der BMI ist nur bei einem relativ hohen Körperfettanteil aussagekräftig. Nicht dagegen bei einem sportlichen Körperbau, der mehr Muskeln als Fett besitzt. Dann kann Ihr BMI zwar die Übergewichtsstufe bereits erreicht haben, Sie müssen aber deshalb nicht gleich abnehmen. (Im Zweifelsfall können Sie durch Ihren Arzt Ihren Körperfettanteil mittels der Bioimpedanzmessung exakt feststellen lassen.) Eine größere Aussagekraft als der BMI hat nach

Der Body-Mass-Index

● Der BMI berechnet sich aus dem Körpergewicht (kg) dividiert durch das Quadrat der Körpergröße (qm). Die Einheit des BMI ist demnach kg/qm. Beispiel: Eine Person mit einer Körpergröße von 160 cm und einem Körpergewicht von 60 kg hat einen BMI von 23,4.
Der „wünschenswerte" BMI hängt vom Alter ab. Die folgende Tabelle zeigt durchschnittliche BMI-Werte für verschiedene Altersgruppen:

Alter	BMI
19-24 Jahre	19-24
25-34 Jahre	20-25
35-44 Jahre	21-26
45-54 Jahre	22-27
55-64 Jahre	23-28
> 64 Jahre	24-29

Klassifikation	m	w
Untergewicht	< 20	< 19
Normalgewicht	20-25	19-24
Übergewicht	25-30	24-30
Adipositas	30-40	30-40
massive Adipositas	> 40	> 40

BMI-Klassifikation (nach GE, Ernährungsbericht 1992)

Der Set-Point I liegt bezogen auf den BMI bei:

Alter	BMI
19-24 Jahre	19-22
25-34 Jahre	20-23
35-44 Jahre	21-23
45-54 Jahre	22-24
55-64 Jahre	23-25
> 64 Jahre	26

(eigene Angaben)

Wie Sie Ihren Bauch-Taillen-Umfang bestimmen

● Messen Sie Ihren Taillenumfang mit freiem Oberkörper, während Sie leicht ausatmen. Legen Sie ein Maßband vom hinteren, unteren Rippenbogen bis zum Bauchnabel. Die Grenzwerte für einen zu hohen Fettanteil liegen bei Frauen über 88 bis 90 cm, bei Männern über 98 bis 100 cm. Der Wert verschiebt sich etwas, abhängig vom Lebensalter.

Einschätzung der Mediziner an der Ludwig-Maximilians-Universität in München der Bauch-Taillenumfang. Er ist ein Indiz für die Menge der Fettansammlungen im Bauchraum. Sie können nicht nur die Organe wie Herz und Leber einengen und damit deren Funktion beeinträchtigen, zu allem Überfluss produzieren sie schädliche Fettsäuren, die gefährliche Entzündungsprozesse an Herz und Gefäßen auslösen (siehe S. 40 Bauchfett). Sollten Sie sich nicht ganz sicher sein, wie Sie Ihren BMI beziehungsweise Ihren Set-Point II einschätzen sollen, können Sie zur Sicherheit Ihren Bauch-Taillen-Umfang hin zuziehen. Gerade größere Männer mit einem muskulösen Körperbau haben zwar eine relativ schlanke Statur, aber einen beträchtlichen Bauchumfang, der gern übersehen wird. In diesem Fall ist eine Ernährungsumstellung von Vorteil.

Der Set-Point I, woran erkenne ich ihn?

Sie müssen nicht unter allen Umständen den Set-Point I erreichen! Entscheidend ist, dass Sie ihn anstreben und den Tipping-Point unterschreiten. In diesem Fall können folgende Veränderungen bei sich feststellen:

● Sie können Ihr Gewicht bis auf ein, zwei Pfund stabil halten.

● Heißhungerattacken sind Ihnen unbekannt. Essen ist für Sie ein Vergnügen, weil Sie nicht mehr auf jeden Bissen achten müssen, den Sie zu sich nehmen. Sie können ohne Schuldgefühle genießen, selbst wenn Sie sich einen Snack zwischendurch gönnen.

● Die leidige Gewichtsfrage tritt in den Hintergrund. Ihr Körper hat sich umgestellt. Sie bestimmen, wann, wo und was für Sie gut ist. Das merken Sie daran, dass Sie schon längst nicht mehr vor jedem Schinkenbrötchen nachdenklich verharren: „Soll ich oder soll ich nicht?"

● Gelegentliche Esssünden können Sie sich leisten, weil Sie jederzeit und ohne Mühe zu Ihrem Ausgangsgewicht zurückkehren können.

● Es wird Ihnen immer öfter passieren, dass Sie die Kantine oder den Schnellimbiss meiden. Denn Sie sind für gutes, frisches Essen sensibler geworden und Sie spüren, was Ihr Körper wirklich will.

● Die Mengen auf Ihrem Teller sind kleiner geworden, und Sie essen langsamer als früher, was Ihnen aber nichts ausmacht. Sie fassen das nicht als persönliche Einschränkung auf.

● Sie kaufen mit Bedacht ein und treffen eine persönliche Auswahl der Produkte. Fertiggerichte betrachten Sie nur mit Skepsis.

● Sie erfreuen sich einer guten körperlichen Leistungsfähigkeit. Das motiviert Sie zu mehr sportlicher Aktivität.

● Sie fühlen sich einfach wohl in Ihrer Haut!

So lebe ich mit dem Set-Point I

Petra M. (46 Jahre alt, 1,70 m groß):

Jahrelang hatte ich einen BMI von 32 bei 96 kg Gewicht. Ich war sehr gern Krankenschwester. Doch irgendwann klappte ich zusammen, weil die Arbeitsbelastung enorm war. Mein Gewicht stieg auf über 100 kg. Mit einer Verhaltenstherapie und Yoga stellte ich mein Leben um. Ich bin ruhiger geworden und lasse mir viel mehr Zeit für mein Essen. Heute wiege ich nur noch 69 kg. Dafür habe ich etwa 15 Monate gebraucht. Mein BMI ist runter auf 24. Darunter komme ich nicht mehr, bin aber hochmotiviert. Sobald ich mein Gewicht überschreite, mache ich sofort ein bisschen mehr Sport. Ich bin ein- oder zweimal in der Woche auf dem Hometrainer. Dafür nehme ich mir jedes Mal eine Stunde Zeit. Mit dem Alkohol bin ich vorsichtig: Am Abend hin und wieder ein Glas Wein, mehr ist nicht drin. Ich bin unglaublich froh, dass ich so viel abgenommen habe. Das Tolle daran: Mein Gewicht bleibt stabil!

Klaus P. (34 Jahre alt, 1,85 m groß):

Ich hatte noch vor einem Jahr einen BMI von 35 und wog 120 Kilo. Ich war beruflich als Makler wahnsinnig viel unterwegs. Essen gab es immer nur nach 20 Uhr. Nudeln, Pizza, zwei, drei Bier. Das war normal. Irgendwann merkte ich, so geht's nicht weiter. Ich hasste meinen Körper. Das Treppensteigen war mir ein Greuel, weil es mir meine schlechte Kondition vor Augen hielt. Danach kam die Umstellung. Als Erstes habe ich mir berufliche Unterstützung gesucht und konnte so mein Arbeitspensum drosseln. Vor allem aber lasse ich mir Zeit für Sport: Schwimmen, Laufen, Rad fahren, mindestens dreimal die Woche. In den ersten sechs Wochen habe ich sieben Kilo verloren: Wasser eben. Als es auf der Waage nicht mehr abwärts ging, machten meine Frau und ich uns gegenseitig Mut. Jetzt stehe ich bei einem BMI von 26 mit 90 kg. Ich fühle mich super. Trotzdem will ich noch auf 82 kg runter. Es gibt keine Kartoffeln mehr, aber oft Topinambur (schmecken übrigens großartig). Abends gibt es Kichererbsensalat oder geräucherte Makrele mit Brokkolipüree aus der Set-Point-Küche. Schmeckt super!

Anna L. (13 Jahre alt, 1,56 m):

Meine Freundinnen waren auch alle dick. Ich wog 75 Kilo. Dann hatte meine Mutter mir einen großen Kreis gemalt, einen Smiley mit einem lachenden Gesicht. „Das ist dein goldener Punkt", hatte sie gesagt. „Wenn du den erreicht hast, dann darfst du zum Skifahren in die Berge." Sie wollte selbst abnehmen und kochte mittags viel mit Fisch und Salat oder Süßkartoffeln oder Linsengemüse, abends gab es meistens nur Suppen. Man gewöhnt sich daran. Für die Schule gab es nur Joghurts oder Knäckebrot und viel Obst. Das war ganz schön blöd, weil ich immer dünner wurde und meine Freundinnen alle dick waren. Ich dachte, sie mögen mich deshalb nicht mehr. Außerdem merkte ich dann bald, dass ich doch besser dran war als sie. Ich war immer die Schnellste. Als ich bei einem BMI von 24,5 war, bekam ich meinen goldenen Punkt und ich durfte zehn Tage zum Skifahren mit Freundinnen.

Mein Gewichts-schicksal – auf ewig festgelegt?

Gene bestimmen seit Urzeiten unser Fett-programm. Sind wir aber deshalb unserem Gewichtsschicksal ausgeliefert? Moderne Forschungsergebnisse zeigen, dass dies keinesfalls zutreffen muss. Im Gegenteil, mit jedem Bissen, den wir essen, prägen wir die Aktivität unserer Gene und beeinflussen unser Fettprogramm. Fazit: Ihr Gewichtsschicksal liegt größtenteils in Ihrer Hand. Sie müssen nur das Richtige essen!

Eine genetische Fehlkonstruktion?

Unsere Gene bestimmen unser Aussehen und unseren Körperbau. Sie beeinflussen unsere sportliche Ausdauer, sie bestimmen unsere Stressresistenz und Immunabwehr. Und schließlich haben sie einen Einfluss auf unser Verhalten. Es gibt kaum ein Gebiet, an dem unsere Gene nicht beteiligt wären.
Noch bis vor einigen Jahren ging die Wissenschaft davon aus, dass die Gene in jeder Hinsicht unser Schicksal bestimmen. Aber sind wir deshalb unwiderruflich auf unser Erbgut festgelegt, dem noch die Urbaupläne von Reptilien und Fischen zugrunde liegen? Zumindest scheint es so, dass bei der rasanten technologischen Entwicklung während der letzten 150 Jahre unserem Erbgut keine Zeit blieb, sich auf die moderne Konsumwelt einzustellen. Somit sind wir dazu verdammt, uns mit vielen Zivilisationskrankheiten herumzuplagen. Um nur einige zu nennen:

- Zahnfehlstellungen, weil unsere Zähne durch zu weiche Lebensmittel zu wenig gefordert werden,
- Allergien aufgrund überschießender Abwehr-reaktionen des Immunsystems auf völlig harmlose Allergene wie Pollen und Gräser,
- Hämorrhoiden durch zu langes Sitzen und spröde Knochen, weil wir uns zu wenig bewegen.
- Zu guter Letzt wurde uns mit den Genen ein Fettprogramm überliefert, das die hohen psychischen Belastungen, den täglichen Stress und die nährstoffarme Ernährung fälschlicherweise als Hungersnot interpretiert und somit unseren Set-Point immer höher treibt.

Es bleibt die Frage, ob eine Ernährungsumstellung dann überhaupt noch Sinn hat, wenn unsere Gene, abgesehen von einigen zufälligen Mutationen im Erbgut, unser (Gewichts-)Schicksal fest im Griff haben?

Ackerbauern, Nomaden oder was?

Bleibt uns also nichts anderes übrig, als uns an die Lebensweise der Steinzeitmenschen zu halten, um Bluthochdruck, Rückenleiden oder Fettsucht in den Griff zu bekommen? Tatsächlich gibt es einige Mediziner, die die Rückkehr zu Rohkost, Nüssen und Wild empfehlen, um unser Gewicht unter Kontrolle zu bringen. Andere Ernährungsexperten sind der Meinung, wir sollten uns nach unseren genetisch bedingten Konstitutionsmerkmalen richten. Ein Mensch mit der Statur eines untersetzten, stämmigen Ackerbauern sollte sich demnach anders ernähren als jemand, der eine hochgeschossene, schlanke Nomadenstatur hat. Eine andere Abnehmmethode fordert Frauen dazu auf, anhand eines Fragebogens herauszufinden, welchem Hormontyp sie angehören. Daraus können sie ihren Ernährungsfahrplan ableiten. Was dann folgt, sind rein körperorientierte Diätprogramme wie „Low-Fat", „Glyx-Diät" oder Trennkost.

Die Gene sind nicht alles. Menschen lassen sich nicht einfach nach genetisch festgelegten Eigenschaften kategorisieren. Der Mensch ist eine Einheit aus Körper, Geist und Seele. Deshalb funktionieren rein körperbezogene Programme nicht, um wirkungsvoll und auf Dauer abzunehmen.

Zudem befindet sich unser Fettprogramm in einem permanenten Austausch mit seiner Umwelt. Es stellt sich auf die Gesamtheit aller Erfahrungen ein, die wir tagtäglich machen, und zwar, wie bereits oben erwähnt, in jeder Sekunde unseres Lebens immer wieder neu. Dadurch können wir uns relativ schnell an veränderte Lebensbedingungen anpassen. Nur in einer Hinsicht ist das Fettprogramm noch veraltet. Es reagiert noch immer wie zu Urzeiten nach demselben Beuteschema: „Bunkern, was man kriegen kann. So rettest du dich am besten vor einer drohenden Hungersnot."

Müssen wir nur das Richtige essen?

Wie sich eine Ernährungsumstellung auf unsere Gesundheit auswirkt, zeigen sensationelle Ergebnisse der Biotechnologie. An Diabetes erkrankte Menschen konnten durch eine Umstellung auf gesunde Kost schon nach drei bis vier Monaten ihre täglichen Insulinspritzen absetzen. Die Insulinresistenz bildete sich zurück, die Blutzuckerwerte blieben im Normalbereich! Männer mit Prostatakrebs, das ergaben Studien

am Preventive Medicine Research Institute in Sausalito (Kalifornien), konnten sogar ihren Krebs besiegen, indem sie ihren Lebensstil grundlegend änderten. Dazu gehörten pro Woche drei Stunden Sport und eine Umstellung auf die richtige Ernährung, vor allem mit Kohlsorten wie Brokkoli und Rosenkohl. Die Ergebnisse waren beeindruckend! Der Blutdruck der Patienten sank, und ihr Bauchumfang bildete sich zurück. Das eigentlich Sensationelle war, auf welche Weise der Krebs bekämpft werden konnte: Die Aktivität von 500 Genen im

Wollen Sie hundert Jahre alt werden?

● Ihre Chance dafür ist relativ hoch. Immerhin tragen 15 Prozent der Bevölkerung eine sogenannte Gensignatur in ihrem Erbgut, eine ideale Vorraussetzung, um hundert und mehr Lebensjahre zu erreichen. Eine Gensignatur ist ein Netzwerk von 70 Genen, die Risikogene für Alzheimer, Krebs, hohem Blutdruck oder anderen Erkrankungen deaktivieren. Dass dennoch nur einer von 6000 Menschen dieses hohe Alter erreicht, zeigt, wie sich eine ungesunde Lebensweise, Stress, mangelnde Bewegung und schlechte Ernährung auf die Gensignatur negativ auswirkt. „Keiner der über 100-Jährigen, die ich kenne, ist übergewichtig" und außerdem seien sie „alle unglaublich nette und fröhliche Menschen", so der amerikanische Altersforscher Thomas Perls vom Boston University Medial Center.

Prostatagewebe hatte sich derartig verändert, dass der Körper sogar Abwehrgene gegen Krebs ein- und andere, sogenannte Krebsgene, komplett abgeschaltet hatte.

Hinter diesen großartigen Erfolgen stehen die Forschungsergebnisse der Nutrigenomik, einem relativ jungen wissenschaftlichen Forschungsfeld der Biotechnologie, bei dem es um das Wechselspiel zwischen Erbgut und Ernährung (Nutri = Nahrung, Genom = Erbgut) geht.

Abnehmen mit dem Genprofil?

Die Wissenschaft jubelt: Wir lassen uns einfach ein Genprofil mithilfe genanalytischer Verfahren anfertigen, aus dem ein maßgeschneiderter Ernährungsplan erstellt wird. Wenn wir uns daran halten, können wir vielen Krankheiten auf Dauer aus dem Weg gehen und bleiben schlank wie eine Gerte. Zukunftsmusik? Die Versprechungen hören sich rosig an, zumindest für manche Unternehmen, die schon heute viel Geld damit verdienen. Aber sie liefern auch keine besseren Ergebnisse als jede normale Ernährungsberatung. Denn es ergibt sich noch längst kein zuverlässiges Gesamtbild, weil die genetischen Puzzles viel zu komplex sind. Allein an der Entstehung von Krebs sind mehrere Dutzend Gene beteiligt. Und auch beim Fettprogramm sind die Abläufe so hoch differenziert, dass eine Genanalyse im Verhältnis dazu nur Bausteine liefert, aber kein ganzes Gebäude. Denn Stressbelastung, soziale Herkunft und viele andere Parameter, die sich später einmal entscheidend auf das Fettprogramm auswirken könnten, sind nicht vorab kalkulierbar.

Extra Wunderwerk Gene

Kurz die wichtigsten Informationen zum Erbgut: Das spiralförmig auf dem DNS-Strang gewickelte Erbgut mit seinen 25.000 Genen ist im Zellkern jeder Zelle unseres Körpers identisch! Daraus entwickeln sich während der Embryonalphase unterschiedliche Zelltypen wie Muskel-, Leber-, Blut- oder Gehirnzellen. Je nach Anforderung ist eine Zelle in der Lage, Hormone herzustellen, Energie zu gewinnen und zu speichern, Gewebe aufzubauen und sich x-mal in Tochterzellen zu teilen. Zudem kann eine Zelle über ihre Rezeptoren an der äußeren Zellmembran Reize wahrnehmen, sie weiterleiten oder darauf eine unmittelbare Antwort abgeben, indem sie je nach Funktion bestimmte Hormone, Enzyme oder einfach nur ein Nasensekret produziert. Reguliert werden die Zellfunktionen durch die Gene, die sich im Zellkern befinden. Wie auf einer Perlenschnur sind ihre Erbinformationen auf dem DNS-Strang aufgereiht. (siehe Foto Seite 25) Daraus werden die Baupläne für die Herstellung der Eiweiße abgelesen. Jede Zelle ist ein kleines Universum für sich: Sämtliche biochemischen Prozesse und Funktionen, die in ihr stattfinden, sprengen die Leistung eines Hochleistungscomputers mehrfach. Gesteuert werden sie durch die Regulation der Gene.

Unser Lebensstil prägt unsere Gene

Sogar das Verlangen nach Süßigkeiten kann über die Gene so gesteuert werden, dass Sie mehr Appetit auf Süßes haben als andere. Wohlgemerkt: „kann"! Es muss nicht so sein. Selbst wenn wir Gene in unserem Erbmaterial haben, die krank oder dick machen, entscheiden zu mehr als 70 Prozent die Umweltverhältnisse, ob diese Gene aktiv werden oder nicht.

Mit anderen Worten: Wir selbst sind es, die die Aktivität unserer Gene mit unserem Lebensstil beeinflussen! Allein schon dadurch, wie wir uns ernähren. Zu diesem eindeutigen Ergebnis kommen Wissenschaftler aus dem Bereich der Epigenetik.

Die Epigenetik ist ein Spezialgebiet der Biologie, in dem „momentan die wichtigsten und aufregendsten Dinge der Molekularbiologie geschehen", so Rudolf Jaenisch, deutscher Wissenschaftler der Gentechnik am Whitehead Institute in Boston, USA.

Bei der Epigenetik (epi = um, herum) geht es um all das, was sich im unmittelbaren Umfeld der DNS in molekularer Größenordnung im Zellkern abspielt. Dieses Umfeld, auch Epigenom genannt, liegt wie ein weitmaschiger Mantel gleich einer Wolke aus Molekülen um den Genstrang herum. Dieser Mantel enthält chemische Verbindungen, sogenannte Methylgruppen, die die Gene auf dem DNS-Strang an- und ausknipsen können wie einen Lichtschalter. Das Entscheidende daran ist: Die Gene selbst bleiben unverändert. Auf diese Weise kann das Epigenom eine Auswahl darüber treffen, welche Gene eingeschaltet und somit aktiv werden sollen und welche nicht.

Frage: Wozu diese Auswahl und wonach richtet sie sich? Das hängt ganz von unserer Lebensweise ab! Wie wir uns ernähren, wie wir uns fühlen, unsere gesamte Erlebniswelt wird im Epigenom wie in einem zweiten Gedächtnis gespeichert. Mit den Erkenntnissen der Epigenetik wird einmal mehr deutlich, dass wir mit unserem Lebensstil den Schlüssel zu unserem Fettprogramm in der Hand halten.

Wie unsere Seele die Gene steuert

Gleichermaßen wie sich gute oder schlechte Erfahrungen bis hin zu schockartigen Erlebnissen dauerhaft in unsere Seele einprägen, wirken sie sich auch auf das Epigenom aus.

Es gibt Phänomene, die bisher noch völlig im Dunkeln lagen, die jetzt erst durch die Epigenetik verständlich werden. So war es bislang ein Rätsel, wieso ein Mensch kurz nach dem Tod seines geliebten Partners selbst an Herzversagen stirbt, und zwar ganz ohne Anzeichen einer Vorerkrankung! Man hat das einfach damit erklärt, dass er an „gebrochenem Herzen" gestorben sei. Das ist wohl wahr, aber was genau eigentlich dahintersteckt, physiologisch gese-

Das Epigenom: Virtuos wie ein Pianist

● Während die Klaviertasten (Gene mit Geninformationen) immer dieselben bleiben, mit millionenfachen Interpretationsmöglichkeiten, vermag erst der Klavierspieler (das Epigenom) je nach Stimmung (Umwelteinflüsse) seine ganz persönlichen Melodien (Genaktivitätsmuster) darauf zu spielen und neue Musikstücke zu schaffen.

hen, wusste niemand zu erklären. Jetzt scheint das Rätsel gelöst: Offenbar haben Schock und Depression, ausgelöst durch den Tod des Partners, im Epigenom einen tiefen Eindruck hinterlassen, sodass das Epigenom über die Aktivierung bestimmter Gene die Produktion biochemischer Botenstoffe anregte, die den plötzlichen Herztod bewirkten.

Warum wir sind, was wir essen

Menschen in einer glücklichen Partnerschaft haben eine höhere Lebenserwartung als Alleinstehende, so die Statistik. Warum wohl? Die positiven Gefühle in einer dauerhaften Lebensgemeinschaft wirken sich bis ins Epigenom aus. Aber auch physische Veränderungen mit ungewohnt harter, körperlicher Arbeit, die vom Körper eine blitzschnelle Anpassungsbereitschaft erfordern, beeinflussen das Epigenom. Die stärksten Prägungen geschehen im frühkindlichen Alter, bedingt durch Erziehung und Herkunft. Sie hinterlassen ihre Spuren ein Leben lang im Epigenom. So ist es dem Menschen möglich, zu lernen, zu reifen und Persönlichkeit zu entwickeln, völlig unabhängig davon, ob die Erfahrungen gut oder schlecht waren.
Ebenso hinterlassen unsere Essgewohnheiten ihre Spuren in unserem Erbgut. Wer sich mit frischer, vitaminreicher Kost ernährt, die Vitamin B12, Folsäure, Zink und andere hochwertige Nahrungsbestandteile enthält, liefert die besten Voraussetzungen, damit die Regulation der Gene durch das Epigenom fehlerfrei funktioniert. Jeder Bissen, den wir zu uns nehmen, hinterlässt im Erbgut einen epigenetischen Stempel. Womit nochmals ganz klar bewiesen wäre: Der Mensch ist, was er isst!

Wie das Epigenom das Fell gelb färbt

Welche Bedeutung unsere Nahrung für unser Erbgut hat, zeigen wieder einmal Studien an Mäusen. Wissenschaftler an der Duke University, USA, gaben schwangeren Mäusen, den sogenannten Agouti-Mäusen, bestimmte Nahrungsergänzungsmittel wie Folsäurezusätze ins Futter. Daraufhin brachten sie schlanke Junge mit braunem Fell zur Welt. Ohne diese Zusätze wurden die Jungen fett, waren anfällig für Krankheiten und bekamen ein gelbes Fell. Zum Erstaunen der Wissenschaftler waren alle Gene in der Anordnung unverändert, obwohl es zu unterschiedlichen Ausprägungen in der Fellfarbe kam. Ursache: Manche Gene waren durch den Einfluss des Spezialfutters vom Epigenom einfach abgeschaltet worden!
Wie bedeutend die Umwelt und eine richtige Ernährung sind, zeigt eine andere Studie am Epigenetiklabor am Krebsforschungszentrum in Madrid: 40 eineiige Zwillingspaare zwischen 3 und 74 hatten in jungen Jahren völlig identische epigenetische Markierungsmuster. Je älter die Zwillinge wurden und je länger sie getrennt waren, desto mehr Unterschiede wiesen sie auf. So kam es, dass ein Zwilling auf Süßigkeiten stand, während der andere Zwilling die Naschereien total ablehnte. Das Erbgut selbst war bei den Zwillingen völlig identisch geblieben.

Auf ewig Stressesser?

Auch unser Fettprogramm ist genaktiv! Dadurch werden entsprechende Genmuster nicht nur durch unsere Ernährung, sondern auch durch seelische Einflüsse geprägt. Beispiel chronischer Stress: Prasseln unentwegt Belastungen auf uns ein, brennen sie sich über biochemische Signale in das Epigenom der Zellkerne ein. Sie werden auf den DNS-Strängen wie mit Signal-flaggen markiert und gespeichert. Dadurch wird durch das Epigenom die Genaktivität so gesteu-ert, dass schon bei geringen Belastungen mehr Stresshormone ausgeschüttet werden als unter normalen Umständen. Die Folge ist, dass unsere Belastungsfähigkeit stetig abnimmt. Wir werden immer sensibler, selbst gegenüber geringen An-forderungen, und reagieren zunehmend ängst-lich und gereizt. Zudem wird über ein bioche-misches Netzwerk von Hormonen und Enzymen das Fettprogramm so eingestellt, dass sich unser gesamtes Essverhalten verändert.

Andere Gene werden aktiviert, die über die Hormonproduktion unseren Appetit ankurbeln. Schließlich werden wir aufgrund dieses hoch-komplexen Ablaufs zu Stressessern, die hastig, unkonzentriert und unüberlegt alles in sich hineinstopfen.

Die gute Nachricht: Wir können schon sehr viel bewirken, indem wir das Richtige essen. Kein Mensch muss auf ewig ein Stressesser bleiben, denn auch das Epigenom ist lernfähig. Wissen-schaftler konnten durch Zugabe eines Wirkstoffs ins Futter aus zaghaften Nagern mutige Ratten machen. Auf ähnliche Weise können wir mit ge-sunder, nährstoffreicher Ernährung sowie Stres-sabbau auf das Epigenom im Zellkern einwirken. Je früher wir damit beginnen, umso besser!

Werden meine Kinder ebenfalls dick?

Das Epigenom eines Embryos wird bereits im Mutterleib geformt. Dabei werden über das epigenetische Gedächtnis selbst psychosoziale Auswirkungen von Armut, Streitereien oder von zerrütteten Lebensgemeinschaften an Kinder und Kindeskinder weitervererbt.

Im März 2009 erschien folgende Meldung: Kinder von alkohol- abhängigen Müttern können

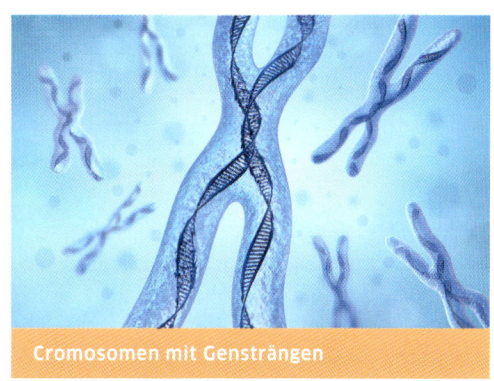

Cromosomen mit Gensträngen

in ihrem späteren Leben selbst trunksüchtig werden! Das Gleiche kann bei der Fettsucht passieren. Auch sie kann weitervererbt werden. Um es ganz klar zu sagen: Der Nachwuchs korpulenter Frauen wird auf Fettsein pro-grammiert. Das kann sich sogar über drei Generationen hinweg auf Kinder und Kindes-kinder erstrecken! Erschreckend, wenn wir uns vorstellen, dass wir dann für die Sünden unserer Eltern büßen müssen, für jedes Eisbein, für jede Pizza oder jeden Schweinebraten, den sie zu viel gegessen haben. Doch keine Angst: Wir sind nicht zwangsläufig dem sündhaften Leben unserer Eltern oder Großeltern ausgelie-fert. Jeder von uns hat die Chance, mit einem verantwortungsvollen, bewussten Lebensstil gegen seine Erblast anzusteuern. Denn mit ei-ner guten Ernährung und viel Sport können wir immer noch viel für unsere Figur tun. Vor allem stark übergewichtige Frauen sollten bereits vor der Schwangerschaft ihren Lebensstil ändern und unbedingt abnehmen, so der amerikanische Mediziner John Karl von der New York State University. Voraussetzung ist allerdings, dass sie rechtzeitig damit beginnen. Dann vererben sie ihren Kindern aller Wahrscheinlichkeit nach einen niedrigen Set-Point.

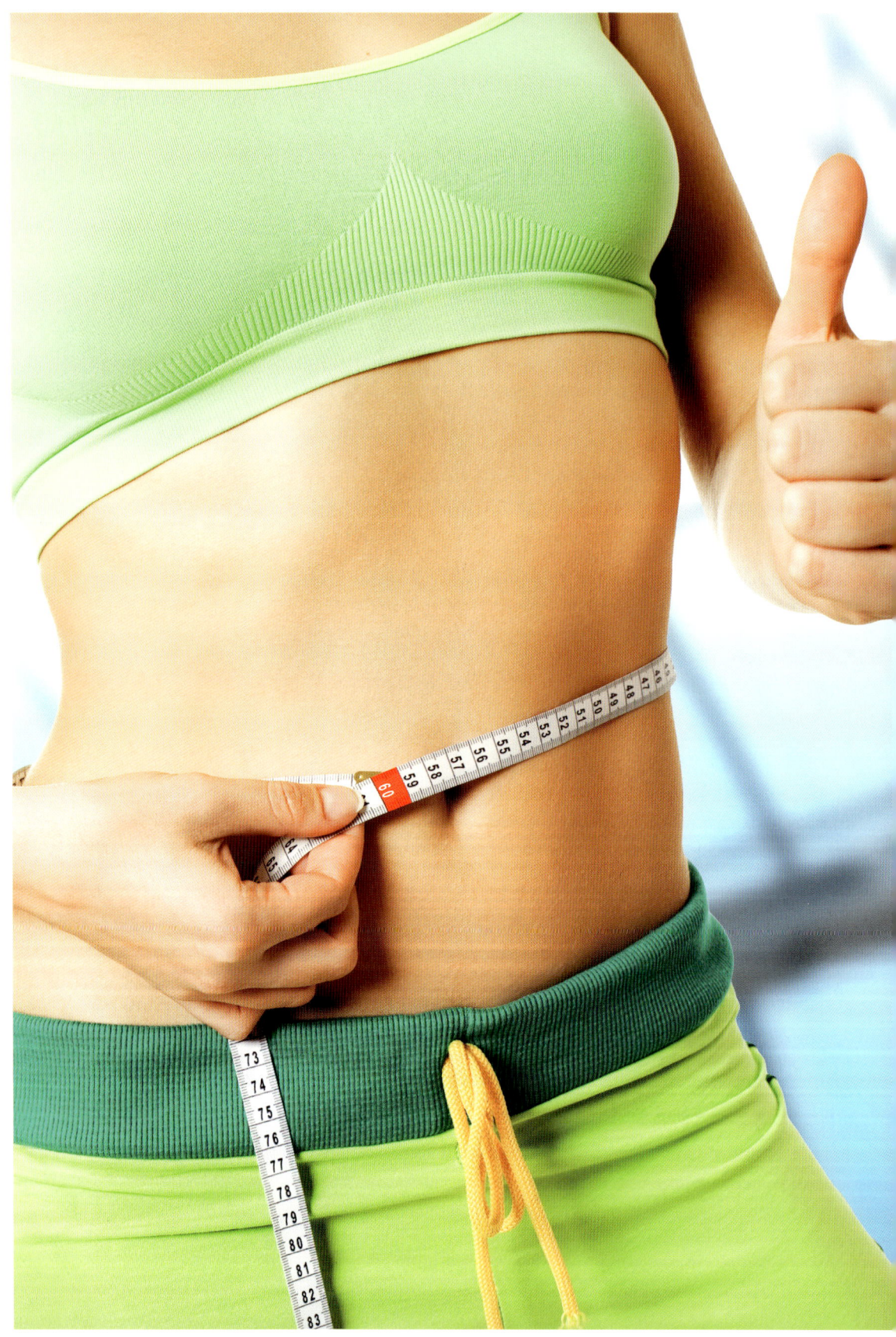

Stellen Sie Ihren Set-Point neu ein!

Zu viel Stress, zu viele schlechte Ernährungsgewohnheiten? Dann wird es höchste Zeit, die Notbremse zu ziehen. Ansonsten werden im Zwischenhirn die Weichen auf Gewichtszunahme gestellt, mit der Folge, dass das Fettprogramm den Set-Point immer weiter in die Höhe treibt. Doch zum Glück gibt es wirksame Methoden, um das Fettprogramm zu deaktivieren.

Runter mit Druck und Stress

Negativer Stress macht dick! Das ist an sich nichts Neues. Wie fatal er sich aber tatsächlich auf das Fettprogramm auswirkt, wurde durch jüngste Studien deutlich. US-Wissenschaftler, Mary Dallmann und Kollegen an der University of California, San Francisco, hatten bei Ratten einen milden Dauerstress durch elektrische Stimulation erzeugt. Daraufhin stieg bei ihnen das Stresshormon Cortisol rasant. Die Tierchen reagierten zudem gereizt und fahrig. Als man ihnen jetzt statt der gewohnten Normalkost zusätzlich Zuckerwasser und Schweineschmalz anbot, stürzten sie sich mit großer Gier darauf. Es dauerte nicht lange, und sie wurden bald zu fetten Wohlstandsratten. Wer jetzt meint, dass jede normale Ratte die süßen Leckereien bevorzugen würde, der irrt. Die un-

gestressten Kontrollratten blieben beim Anblick der fettreichen Zuckernahrung völlig ungerührt. Brav futterten sie weiterhin ihre Normalkost. Waren nun die gestressten Ratten für immer verdorben? Wollten Sie nur noch Süßes und Fettes? Keineswegs. Als man ihnen die Elektroden abnahm und der Stress nachließ, hielten sie sich wieder an ihre gewohnte Normalkost. Stress hatte für eine gewisse Zeit das Fressverhalten der Ratten verändert und den Set-Point verschoben. Wie war das möglich? „Schuld" daran ist eine ganz spezielle Hirnregion tief im Innern des Gehirns: die Amygdala.

Königin der Gefühle: die Amygdala

Im Grunde besteht unser Gehirn aus zwei Gehirnen. Der größere Bereich ist der Cortex, das Großhirn. Es ist Stammsitz unseres Bewusstseins, der Wahrnehmungsfelder und der Sprache. Hier treffen wir Entscheidungen, lernen und planen für unsere Zukunft. Das Großhirn brauchte Jahrmillionen, um sich zu entwickeln, wobei es sich dem evolutionär ältesten Anteil des Gehirns, dem limbischen System, wie eine Mütze übergestülpt hat. Das limbische System ist ein selbstständig arbeitendes, neuronales Schaltsystem, in dem unsere Gefühle und Triebe verarbeitet werden, weshalb es auch als emotionales Gehirn bezeichnet wird. Es verarbeitet Informationen aus anderen Gehirnregionen, vergleicht sie und lässt dabei Gefühle wie Wut, Trauer, Angst oder Freude entstehen. Sie können von zum Teil heftigen körperlichen Reaktionen begleitet sein. An diesen Gefühlsreaktionen ist speziell eine neuronale Abteilung im Kern des limbischen Systems beteiligt. Sie besitzt die Form einer Mandel und trägt deshalb den märchenhaften Namen „Amygdala" (griechisch = Mandel). Die Amygdala ist das Lust- und Furchtzentrum in unserem Gehirn. Schätzt sie eine Situation als gefährlich ein, reagieren wir mit Angst, unser Herz rast, unsere Atmung geht stoßweise, Blutdruck und Körpertemperatur steigen an. Wir schwitzen, und uns vergeht der Appetit. Dabei ist es unerheblich, ob es sich um eine real existierende Gefahr handelt oder wir sie uns nur in unserer Fantasie vorstellen. Allein schon die Erinnerung an einen Autounfall, den wir vor Jahren erlebten, reicht aus, um unseren Adrenalienspiegel im Blut auf ein Maximum ansteigen zu lassen. Eine weitere wichtige Funktion, an

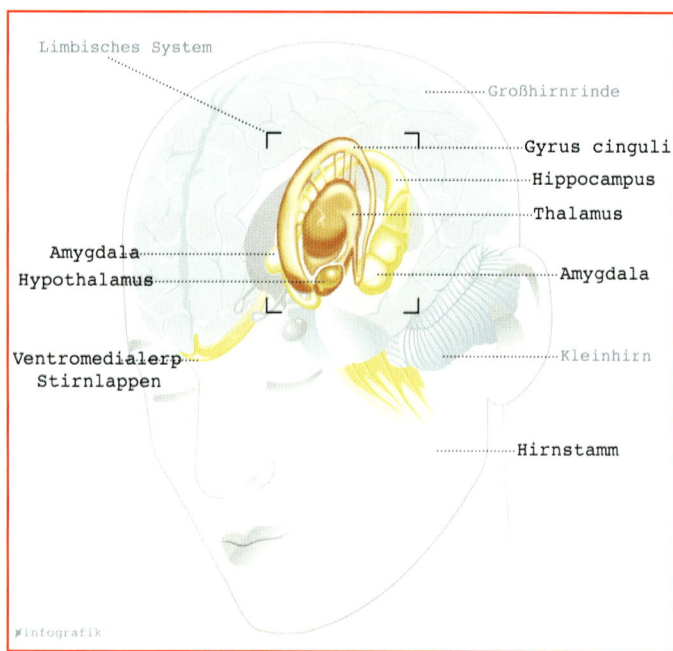

Wo die Gefühle entstehen

der die Amygdala beteiligt ist, ist die Aktivierung des Fettprogramms. Infolge dauerhafter seelischer Belastungen, bei emotionalem Druck, bei Existenzängsten, Verlust des Partners, Frust am Arbeitsplatz oder Gefühle der Hoffnungslosigkeit, schaltet sie über ein Netzwerk von Nerven und Hormonen das Fettprogramm ein.

Können wir nicht mehr anders?

Im Jahr 2008 konnten Wissenschaftler am National Laboratory von Brookhaven eine direkte Verbindung zwischen dem linken Teil der Amygdala und unserem Sättigungsgefühl aufzeigen. Ein voller Magen deaktiviert normalerweise diesen Teil der Amygdala, und uns vergeht der Hunger. Bei fettleibigen Personen funktioniert dieser Mechanismus allerdings nur noch abgeschwächt. Das ist der Grund, weshalb manche Menschen oft zu viel essen oder einfach weiteressen, obwohl sie nach einem moderaten Mahl bereits satt sein müssten.

Weitere interessante Entdeckungen machten Forscher an der Universität von Texas im Jahr 2010. Ist die Amygdala immer wieder Stress und Sorgen ausgesetzt, heizt sie unsere Gier auf bunte Köstlichkeiten an. Der Magen beginnt daraufhin mit der Produktion von Ghrelin, einem Hormon, das in der Magenwand produziert wird. Das treibt unseren Appetit auf ein Rekordhoch. Folge: Wir essen oft mehr, als unser Magen fassen kann.

Die Raffinesse, mit der unser Gehirn unser Essverhalten steuert, geht noch weiter: So kann die Amygdala emotionale Beziehungen zu gewissen Orten aufbauen, die wir dann immer wieder mit Vorliebe aufsuchen. Dann bevorzugen wir stets denselben Supermarkt, in dem wir immer die besten saftigen Steaks bekommen haben. Oder wir erinnern uns sofort an die Currybude, die uns so „viel Freude bereitet" hat. Egal, ob der Laden luxuriös ausgestattet ist oder ob es sich nur um eine einfache Bude am Bahnhof handelt. Aus diesem Grund sind viele Supermärkte oder Einkaufszentren dazu übergegangen, zusätzlich einen Gastronomieteil einzurichten, ganz nach dem Prinzip: „Hier krieg` ich meine Wurst, hier fühl` ich mich wie zu Hause."

Sie sehen, wir haben kaum eine Chance, unseren Gelüsten zu entkommen. Die Amygdala sorgt schon dafür, dass wir den nächsten „Futterplatz" aussuchen, der in der Nähe ist. Auch Marketingexperten haben sich das zunutze gemacht: Die Produkte werden so verführerisch gestaltet, dass sie uns emotional

Extra Stressorexia, magere Turbo-Frauen

Es handelt sich bei der Stressorexia nach Ansicht der Ärzte um eine neue Art der Essstörung, bei der die Idealisierung des Schlankseins bereits in der Jugend angelegt ist. Betroffen sind meist Frauen im Alter zwischen 25 und 40 Jahren, die essen können, was sie wollen, und die dabei auch noch abnehmen. Das oberste Ziel dieser „Turbofrauen" ist, perfekt zu sein. Sie sind stolz, alles unter einen Hut zu bringen: Beruf, Karriere, Familie, Aussehen. Sie setzen sich permanent unter Leistungsdruck und vergessen dabei vor allem eines: zu essen. Ihre Ausrede ist immer dieselbe: keine Zeit, zu viel Arbeit. Die Folge ist ein drastischer Gewichtsverlust mit einem Set-Point-Gewicht oft unterhalb vom Set-Point I. Zudem scheint es so, dass diese Menschen den Hungeralarm ihrer Amygdala einfach nicht wahrnehmen wollen, so sehr stehen sie unter Hochspannung.

Geprägt wurde der Begriff Stressorexia von Adrian Lord, Psychiater am Cygnet Privathospital in Harrow, England. Er rät den Frauen zum Besuch einer Selbsthilfegruppe. Dort lernen sie, wieder zum geregelten Essen überzugehen.

direkt ansprechen. Dann suggeriert uns die Amygdala beim Gang durch den Supermarkt, so manches Lebensmittel völlig kritiklos in den Einkaufskorb zu legen. Fazit: Wir sehen einen Ozean von Nahrungsangeboten mit den Augen der Amygdala. Das macht uns gierig auf Buntes, Süßes und Fettes.

Verlieren wir unseren Essverstand?

Wenn wir nicht immer wieder einmal Pausen vom Stressalltag einlegen, mit langen Spaziergängen, kulturellen Veranstaltungen, schöner Musik oder Sport, stehen wir ständig unter Hochspannung. Dann übernimmt die Amygdala zunehmend die Kontrolle über unser Denken und Handeln wie eine überängstliche Mutter, die sich um das Wohl ihres Kindes sorgt. Wir verlieren unsere innere Sicherheit; wir werden nervös und unkonzentriert. Unsere kognitiven Kräfte wie Planung, Orientierung und Wille sind eingeschränkt.

Durch ständige Überforderung kann die Amygdala wachsen! Wir reagieren empfindlich, und uns reizen selbst Nebensächlichkeiten. Wir können nicht mehr unterscheiden, was wichtig ist und was nicht. Folge: Unser Essverhalten ändert sich. Wir reagieren unkontrolliert und neigen dazu, alles in uns hineinzufuttern, was in Reichweite liegt. Im Restaurant reagieren wir gereizt, wenn nicht gleich das Essen auf den Tisch kommt. Wir schauen nicht mehr genau hin, wie, wo oder was wir essen. Hauptsache ist, wir werden baldmöglichst satt.

Unsere lieben Mitmenschen, die unsere ständige Unruhe und Gereiztheit spüren, finden uns bald unerträglich. Darunter leidet unser Kontakt zu ihnen. Das macht unser Zusammenleben immer schwieriger. Denn unsere Seele empfindet die Einsamkeit, in die wir uns zunehmend hineinmanövrieren, als innere Leere, was wiederum bei der Amygdala als Hungeralarm ankommt. Der wird dadurch verstärkt, dass wir keinen Ausweg mehr aus unserem alltäglichen Frust sehen. Und schon befinden wir uns wieder in der Fressfalle: Wir werden plötzlich auf all die appetitlichen Dinge um uns herum aufmerksam und greifen bei nächstbester Gelegenheit zu.

Bleibt die Frage: Haben wir in Bezug auf unser Essverhalten überhaupt noch einen eigenen Willen? Oder sind wir nur Opfer einer gefräßigen Amygdala? Genau genommen ja. Sie ist ein Meister der Manipulation! Aber es bleibt uns immer noch die Freiheit, deutlich „Nein" zu sagen, wie bei einem kleinen Kind, das ewig nörgelt: „Das will ich haben! Warum krieg` ich das nicht?" Eine weitere Möglichkeit besteht darin, für emotionalen Ausgleich zu sorgen. Je öfter

Ist Fettleibigkeit ansteckend?

● Leben wir mit einem ängstlichen Partner zusammen, können seine Ängste auf uns übergreifen. Nicht nur das. Ist er aus diesem Grund auch noch übergewichtig, kann das auch unser Essverhalten verändern. Dann müssen wir damit rechnen, dass wir ebenfalls zunehmen. Das gilt natürlich auch im umgekehrten Fall. Wir wissen: Eine gesunde Lebensweise kann ebenfalls abfärben. Es kommt immer darauf an, wer sich letztendlich mit seinem „Programm" durchsetzt.

wir Situationen aufsuchen, die uns erfreuen und entspannen, desto mehr konditionieren wir unsere Amygdala auf Sorglosigkeit. Dann wird sie ruhig und zufrieden und reagiert nicht mehr so unmittelbar auf alles Essbare (siehe Seite 34, „Die Sieben Herzboten").

Wie Diäten aggressiv machen

Dass eine Diät die Amygdala in Aufruhr versetzt und uns aggressiv werden lässt, zeigt eine aufwendige Studie mit 150 Teilnehmern an der Universität Quebec, Kanada. Teilnehmer, die sich einer wochenlangen Hungerkur aussetzten, fühlten sich zunehmend gereizt. Sie zeigten ein geradezu feindseliges Verhalten gegenüber ihren Mitmenschen. Im Gegensatz dazu waren die Kontrollkandidaten, die ohne Diätprogramm in den letzten Monaten ganz normal ein paar Kilos abgespeckt hatten, auffällig friedlich. Der kanadische Forscher, Michel Cabanac, führt das aggressive Verhalten seiner Testpersonen auf die zu schnelle Gewichtsabnahme zurück. Wer es beim Abspecken besonders eilig hat, setzt seinen Körper gewaltig unter Stress, weil das Gewicht vom voreingestellten Set-Point-Gewicht abweicht, so Cabanac. Und das löst unbewusste Ängste vor dem Verhungern aus. Außerdem werden wir aggressiv. Kein Wunder: Nur wer ein gewisses Potenzial an Feindseligkeit besitzt, findet auch den entsprechenden Mut, sich auf sein nächstes Opfer zu stürzen, um es zu töten und zu verschlingen. Das war natürlich zur Zeit der Jäger und Sammler die beste Voraussetzung, um sich bei Nahrungsknappheit durchzusetzen und zu überleben. Heute würde man uns für so ein bestialisches Vorgehen sofort einsperren. Wir ziehen es dann eher vor, klein beizugeben und die Diät abzubrechen, bevor wir uns unbeliebt machen.

Be cool, Amygdala!

Bringen Sie Ihr Lebensgefühl in Schwung. Trauen Sie sich! Damit bringen Sie Ihr Fettprogramm auf Talfahrt. Sie verstehen nicht genau, was ich meine? Denken Sie bitte über Folgendes nach: Haben wir nicht, als wir noch jung und schlank waren, mit Leichtigkeit Entbehrungen oder Schwierigkeiten auf uns genommen, einfach weil wir uns für etwas total begeistern konnten? Wer hatte dabei schon ans Essen gedacht? Wir haben das Leben gesucht und das Abenteuer! Es machte uns nichts aus, tagelang mit dem Bus zu reisen, nur um an einem Konzert in einer anderen Stadt teilzunehmen. Wir hatten Spaß an unseren Unternehmungen, und das Feuer der Fettverbrennung loderte!
Das können wir auch schon erreichen, wenn wir uns amüsieren und uns mit Menschen umgeben, die Spaß am Leben haben. Lachende Gesichter erfreuen die linke Seite der Amygdala, fanden amerikanische Forscher heraus. Auch Situationen, die unsere ganze Aufmerksamkeit beanspruchen, stimulieren die linke Amygdalahälfte. Sich in ein gutes Buch zu vertiefen, schöne Musik zu hören oder mal wieder ausgelassen zu tanzen, kann uns so sehr ausfüllen, dass wir nichts anderes mehr benötigen. Nicht einmal ein Stückchen Schokolade.
So paradox es klingt, aber selbst das Kochen kann dazu beitragen, dass das Fettprogramm einen niedrigeren Set-Point einstellt, vorausgesetzt, wir naschen nicht ständig zwischendurch. Kochen ist nämlich hervorragend geeignet, sich von Sorgen und Ärger vorübergehend zu entlasten. Probieren Sie es selber aus: Es ist ein tolles Erlebnis, die aufsteigenden Düfte zu schnuppern und die Saucen abzuschmecken. Während es in den Töpfen brodelt, haben Sie

Extra Die Antistress-Urformel

K eine Zeit? Ausrede! Viele meinen, je mehr sie auf einmal erledigen, umso effektiver ist ihr Tagespensum. Falsch! Wenn „Multitasking" zur Hetzjagd durch den Alltag wird, wissen wir zuletzt nicht mehr, wo uns der Kopf steht. Mit einem Berg unerledigter Aufgaben vor Augen, setzen wir uns gewaltig unter Druck. Wir verhalten uns dann wie ein Rennfahrer, der mit durchgetretenem Gaspedal nichts anderes als sein Ziel vor Augen hat. Das treibt unser Fettprogramm in die Höhe. Um Druck abzubauen, konzentrieren Sie sich zwischendurch auf den Augenblick. Nehmen Sie zugleich Ihre Anwesenheit wahr. Was spüren Sie, wie geht es Ihnen? Was sehen Sie? Was hören Sie? Unterbrechen Sie auf diese Weise mehrmals täglich für einige Sekunden Ihre Tätigkeit und konzentrieren Sie sich auf Dinge,, die Sie sonst nie beachten würden, und sei es nur ein Regentropfen auf der Fensterscheibe. So kommen Sie aus dem Kopf heraus, weil Sie sich über Ihre Sinne erleben. Das bringt der Amygdala eine kleine Erholungspause, und Sie werden gelassener.

Beherzigen Sie Buddhas Einstellung in abgewandelter Form: „Wenn ich Auto fahre, fahre ich Auto, wenn ich sitze, dann sitze ich; wenn ich esse, dann esse ich; wenn ich kaue, dann kaue ich." Und nichts anderes sonst!

stets dieses leichte Kribbelgefühl, bei dem Sie sich fragen: gelingt es oder gelingt es nicht? Beim Kochen kann man vergessen. Auf diese Weise wird das Kochen zu einer seelischen Stärkung. Mit der „Leichtigkeit des Seins" besänftigen Sie die Amygdala. Das kräftigt die Vormachtstellung des Vernunfthirns. Das ist die beste Voraussetzung, um in Ruhe eine Ernährungsumstellung anzugehen.

Abnehmen, aber mit Liebe

Körperliche Belastung oder Angstreaktionen bringen unser Herz schnell auf Hochtouren. Sobald es sich wieder beruhigt, pendelt es sich auf seinen gewohnten Rhythmus ein. Das ist der Normalfall. Halten die seelischen Bela- stungen weiterhin an, kann die Herzschlagfrequenz regelrecht chaotisch werden. Das Herz hüpft dann wie ein Ball ständig auf und ab. (Das hat übrigens nichts mit Herzrhythmusstörungen zu tun, bei denen das Herz nach Extraschlägen zwischendurch mal kurz aussetzt!) Wir haben dann das Gefühl, wie unter Adrenalin zu stehen. Und es ist tatsächlich so: Das Herz steht unter einem hormonellen Dauerbeschuss von Adrenalin und Noradrenalin, ausgelöst durch den Sympathikusnerv. Der Parasympathikus, der eigentlich regulierend gegensteuern sollte, indem er die Herzschlagfrequenz abbremst, hat keine Chance. Die Stressbelastungen haben das Gleichgewicht zwischen beiden Nervensträngen zugunsten des Sympathikus verschoben. Dadurch ist unser Verhalten ständig auf Kampf programmiert, was uns auf Dauer seelisch und körperlich erschöpft. Und was glauben Sie tun wir dann, um wieder zu Kräften zu kommen? Richtig, wir essen! Wir meinen, mit viel Fleisch und Wurst könnten wir uns innerlich stabilisieren. Und schon stecken wir wieder in der Fressfalle.

So stillen Sie seelischen Hunger

Kümmern Sie sich ab und an mehr um Ihr Herz als um Ihren Magen. Sie könnten ein Naturheilmittel aus der Apotheke einnehmen wie Crataegus, ein Weißdornpräparat, das die Herzleistung verbessert. Noch besser: Sie werden zum „Herzflüsterer". Machen Sie es sich zunutze, dass unser Herz auf die Sprache der Gefühle hört. Denn unser Herz kann fühlen und lieben! Es sammelt Erfahrungen und kann sich sogar an sie erinnern! Dazu verfügt es über ein eigenes, halbautonom arbeitendes Neuronennetzwerk, das wie ein kleines Gehirn funktioniert. Es ist besonders empfänglich für „warm-herzige" Gefühle wie Liebe, Vertrauen und Mitgefühl. Haben wir ein tief gehendes Verhältnis zu unserem Partner oder unserem Kind, wird von den Herzzellen viel Oxytocin ausgeschüttet, das Liebeshormon. Dieselbe Reaktion zeigt sich sogar dann, wenn wir ein Tier um uns haben, das uns besonders „ans Herz gewachsen" ist. Das wärmt nicht nur unser Herz, sondern beruhigt auch gleichzeitig die linke Seite der Amygdala, mit positiver Auswirkung auf unser Fettprogramm!

Mit positiven Gefühlen den Set-Point senken

Ein liebevoller Kontakt zu Partnern, Freunden und Mitmenschen harmonisiert das Zusammenspiel von Herz und emotionalem Gehirn. Das zeigen Momentaufnahmen, die mit dem Kernspinto-

mografen von der Amygdala gemacht wurden, als man Patienten Fotografien von freundlichen oder lachenden Gesichtern vorlegte. Die linke Seite der Amygdala begann dann regelrecht zu funkeln. Bei bösen Gesichtern oder bedrohlichen Situationen dagegen wurde die rechte Seite der Amygdala aktiv.

Verwöhnen Sie Ihre Amygdala mit glücklichen Emotionen! Dann ist sie auch bereit, das Fettprogramm herunterzufahren. Umgekehrt speichert sie alle negativen Gefühle und reagiert auf emotionalen Mangel wie auf eine Hungersnot. Wenn Sie aber Ihre Aufmerksamkeit bewusst auf die positiven Dinge in Ihrem Leben lenken, erreichen Sie…

- dass Sie Ihr seelisches Gleichgewicht festigen.
- dass Sie selbstbewusster werden und aus sich herauskommen.
- dass Sie leicht und aufrecht auf andere zugehen, ohne gleich negativ über sie zu urteilen.
- dass Sie sich Ihrer Umwelt und Mitmenschen gegenüber verbunden fühlen.
- dass Sie negative Glaubenssätze aufgeben wie „ich fühle mich zu fett und unattraktiv", „es geht nichts mehr weiter" oder „mein Leben ist langweilig".
- dass Sie den Hungeralarm im emotionalen Teil Ihres Gehirns abschalten.

„Ein fröhliches Herz ist besser als jede Medizin."

Aus den Sprüchen Salomons

Extra Die Sieben Herzboten

Fühlen wir uns ruhig und ausgeglichen, geht es auch unserem Herzen gut. Es bleibt gleichmäßig im Takt. Das Verhältnis zwischen Herz und Hirn ist aber auch umkehrbar! Ist das Herz nach längerer seelischer Belastung und Stress außer Takt, können wir mit Mentalübungen wie den „Sieben Herzboten" die Herzschlagfrequenz harmonisieren. Dadurch werden die inneren Rhythmen von Herz, Gehirn und Atmung synchronisiert. Sobald unser Herz zu seinem normalen Rhythmus zurückfindet, schüttet es Botenstoffe aus; sie besänftigen das emotionale Gehirn, mit günstigem Einfluss auf das Fettprogramm. Dieser Zustand, in der Medizin auch als Herzkohärenz geläufig, lässt sich per EKG nachweisen. Führen Sie die Mentalübungen bitte regelmäßig durch, am besten morgens. Sie müssen auch nicht alle sieben Übungsschritte hintereinander durchgehen. Suchen Sie sich diejenigen aus, die Ihnen am meisten zusagen. Später nehmen Sie die anderen Herzboten hinzu.

Herzbote 1: Herz-Rhythmus

Hierbei handelt es sich um die Grundübung, die Sie bitte bei allen folgenden Übungen beibehalten. Konzentrieren Sie sich bei geschlossenen Augen auf den Rhythmus Ihrer Atmung. Nun stellen Sie sich bitte vor, Sie atmen in Ihr Herz. Spüren Sie nach, wie Ihr Herz mit jedem Atemzug frische Energien aufnimmt und wie es mit jedem Ausatmen verbrauchte Energien abgibt. Geben Sie sich etwas Zeit. Bald haben Sie den Eindruck, tatsächlich mit dem Herzen ein- und auszuatmen. Sollten Sie damit überhaupt nicht zurechtkommen, richten Sie Ihre Aufmerksamkeit einfach nur auf Ihre Bauchatmung. Auch damit erreichen Sie schon eine leicht beruhigende Wirkung auf die Herzfrequenz.

Herzbote 2: Herz-Licht

Suchen Sie in Ihrer Fantasie einen wunderschönen Ort auf, an einem stillen See oder am Meer. Beobachten Sie einen Moment lang, wie Ihre Sinne auf Ihre Umgebung reagieren. Stellen Sie sich vor, wie sich das Sonnenlicht auf dem Wasser in unzähligen, glitzernden Lichtern bricht. Nehmen Sie das Funkeln der tanzenden Lichter mit jedem Atemzug tief mit Ihrem Herzen in sich auf, sodass es sich bis in alle Fasern Ihres Herzens ausbreitet.

Herzbote 3: Herz-Klang

Die Welt ist Klang. Während Sie sich am See oder am Meer aufhalten und das Glitzern auf dem Wasser beobachten, behalten Sie die Herzatmung bei und lassen dazu in Ihrer geistigen Vorstellung Ihre Lieblingsmusik erklingen. Nehmen Sie ein Musikstück ohne Gesang, eines, das Sie trägt und Sie bis tief in Ihr Innerstes erfüllt, wie etwa Mozarts „Kleine Nachtmusik". Schlagermusik ist ungeeignet. Nehmen Sie die Musik mit jedem Atemzug tief in Ihrem Herzen auf.

Herzbote 4: Herz-Raum

Während Sie weiterhin mit Ihrem Herzen ruhig ein- und ausatmen, stellen Sie sich einen Menschen vor, der Ihnen besonders viel bedeutet, den Sie lieben oder geliebt haben. Sollte Ihnen dazu niemand einfallen, kann dies auch ein geliebtes Tier sein. Lassen Sie diese Person oder dieses Wesen vor Ihrem geistigen Auge in immer derselben Haltung und Situation auftreten. Dadurch verinnerlichen Sie das Bild umso stärker. Spüren Sie nach, wie das Gefühl der Zuneigung oder Liebe sich in Ihrem Herzen ausbreitet. Bitte beachten: Ihre Begegnung mit der anderen Person sollte liebevoll sein. Sie darf Sie nicht traurig stimmen und sollte Sie nicht herunterziehen.

Herzbote 5: Herz-Begegnungen

Visualisieren Sie das innere Licht vom Herzboten 2. Lassen Sie aus diesem Licht eine Person hervortreten, mit der Sie vor längerer Zeit im Streit auseinandergegangen waren. Umarmen Sie diesen Menschen, auch wenn es Ihnen im ersten Moment schwerfallen sollte. Währenddessen bitten Sie ihn um Vergebung. Und hören Sie, wie auch Sie ihm vergeben. Dann wenden Sie sich, wenn Sie möchten, einer weiteren Person zu, der Sie in Ihrem Leben auf ähnliche Weise nahestanden, und wiederholen Sie den Vorgang.

Herzbote 6: Herz-Energie

Visualisieren Sie aufs Neue das Licht auf dem See oder auf dem Meer. Schwimmen Sie dem Licht entgegen. Verbinden Sie jede Schwimmbewegung mit dem Einatmen, dann lassen Sie sich vorwärtstreiben und atmen dabei aus. Dann atmen Sie wieder tief ein und machen dabei einen weiteren Schwimmzug und so weiter. Spüren Sie, wie das Licht Sie trägt. Gleiten Sie durch das Licht mit eleganten, schwunghaften Bewegungen wie ein schlanker Fisch. Sprechen Sie für sich immer wieder dieselben Worte, wie ein Mantra: „Ich fühle mich vollkommen leicht und sicher."

Herzbote 7: Herz-Fülle

Jetzt betrachten Sie Ihr Spiegelbild im See. Betrachten Sie sich mit Ihrer schlanken Wunschfigur und bringen Sie für sich zum Ausdruck, was Sie reich macht und innerlich erfüllt. Es können ganz einfache Dinge sein. Beispiele: „Ich bin reich... an Freunden." „Ich bin reich und erfüllt von...Liebe." „Ich bin reich an...bester Gesundheit". „Ich bin erfüllt von...ganzer Freude über den heutigen Tag."

„Und hier ist das Geheimnis, es ist sehr einfach: Man sieht nur mit dem Herzen gut; das Wesentliche ist für das Auge unsichtbar"

Antoine de Saint-Exupéry

Lebensstil: Genuss statt Frust

E ssen als Ganzes hat auch einen „metaphy-sischen Körper", wie es die französische Schriftstellerin Noëlle Châtelet formulierte: „Denken Sie an die Liebe, die Lust, die Erotik – das ist alles mit auf dem Teller. Wir sind Seelenesser." Essen, nur um satt zu werden, ist zu wenig. Die beste Voraussetzung für Ihre Idealfigur und Gesundheit ist, dass Sie Genuss und Freude am Essen haben. Wenn Sie zudem bereit sind, einige Veränderungen an Ihrem Lebensstil vorzunehmen, sind Sie auf dem besten Weg abzunehmen.

Süsser Schlaf für die Seele

Wer gut schläft, wird auch kein Stressesser. Denn schlechter oder zu kurzer Schlaf wirkt sich negativ auf das Fettprogramm aus! Zu diesem Ergebnis kommt eine Untersuchung am Medical Center, Chicago, aus dem Jahr 2010. Bei weniger als sieben Stunden Schlaf täglich nehmen wir im Schnitt fast 900 Kalorien mehr auf! Schuld daran ist wieder einmal ein Hor-mon: Ghrelin. Es wird von der Magenschleim-haut gebildet und regt den Appetit an. Das ist besonders dann der Fall, wenn wir unser Schlafpensum nicht erfüllen. Sinkt zudem der Leptinspiegel im Blut, sodass unser Sättigungs-gefühl ausbleibt, sind wir den ganzen Tag über hungrig.

Unterbrechungen im Tag-Nacht-Rhythmus können sich besonders negativ auf das Fettprogramm auswirken. Testmäuse, die zur normalen Schlafzeit im Schlaf unterbrochen und gefüttert wurden, nahmen im Schnitt

um bis zu 48 Prozent (!) zu. Da man davon ausgehen kann, dass die Essphasen bei uns Menschen auf gleiche Weise geregelt werden, sollten wir die Finger vom Kühlschrank lassen, sobald der Mond am Himmel steht. Tipp: Essen Sie abends rechtzeitig, noch bevor Sie sich schlafen legen, also am besten zwischen 18 und 19 Uhr. Und was sollen Nachtarbeiter tun, die tagsüber schlafen? Ihnen sei empfoh-len, noch vor Beginn der Schicht am frühen Abend und dann erst wieder bei Tagesbeginn zu essen. Für die Zeit dazwischen eignen sich entweder eine kräftige Suppe oder aber ein köstlicher Salat.

Zu einem weiteren nächtlichen Problem kann der Alkohol werden, denn Alkohol ist ein Schlafräuber. Er stört unsere Tiefschlafpha-se, die für die Erholung des Nervenkostüms außerordentlich wichtig ist. Alkohol aktiviert nämlich die Amygdala, und die wiederum veranlasst den Körper, Stresshormone aus-zuschütten. Die ganze Nacht über steht der Körper wie unter Strom. Folge: Wir sind den folgenden Tag über gereizt, stressanfällig und essen entsprechend mehr. Empfehlenswert sind maximal zwei Glas Rotwein oder ein (Leicht-)Bier, nicht mehr.

Käsebrot am Abend – verboten?

Manche Ernährungsexperten raten, abends auf Kohlenhydrate zu verzichten, weil sie während der Nachtruhe den Fettabbau blo-ckieren. Stattdessen sollte man mehr Eiweiß, Fleisch, Gemüse und Salat essen, um damit den Insulinspiegel niedrig zu halten. Doch Kohlenhydrate am Abend sind keine Sünde! Zu diesem Ergebnis kommen ernährungswissen-schaftliche Untersuchungen. Niemand braucht auf sein geliebtes Schinkenbrot am Abend zu verzichten. Es ist nur eine Frage der Menge! Und da muss man ganz klar feststellen: Wir essen grundsätzlich viel zu viele Kohlenhydrate, egal, ob morgens, mittags oder abends! Um aus dem Dilemma herauszukommen, nutzen Sie den Kochstil der Set-Point-Küche.

Außerdem kann zu viel Eiweiß in Form von Fleisch und Gemüse am Abend auch danebengehen: Abgesehen davon, dass mit einer eiweißhaltigen Nahrung die Fettverbrennung nur um etwa zehn Prozent zusätzlich gesteigert wird, was zu wenig ist, um im Schlaf effizient abzunehmen, sind schwer verdauliches Fleisch und Gemüse für die Nachtruhe nicht gerade ideal. Dann können ein dickes Parmesanomelett oder ein großer Salatteller mit Putenstreifen Gärungen und Blähungen im Darm veranstalten, die uns garantiert den Schlaf rauben. Wer aber um seinen Schlaf gebracht wird, wird am nächsten Tag zum chronisch hungrigen Stressesser. Wenn zudem das große Schnitzel mit viel Fett

verarbeitet wurde, legen wir erst recht zu. Dann braucht sich niemand mehr zu wundern, dass „Schlank im Schlaf" zu „Fett im Schlaf" wird.

Fernsehen:
Taghell und immer hungrig

Ein weiterer Grund, dass wir durch unruhigen Schlaf zu Stressessern werden, ist der allabendliche Fernsehkonsum. Das treibt das Fettprogramm in die Höhe.

Trifft das taghelle Feuerwerk aus der Flimmerkiste stundenlang auf unsere Netzhaut im Auge, werden hier besonders lichtempfindliche Pigmente stimuliert. Je nach Lichteinfall und Tageszeit bestimmen sie den zirkadianen Rhythmus im Körper. Das bedeutet, Blutdruck, Körpertemperatur und Stoffwechsel werden dem Tag-Nacht-Rhythmus angeglichen. Auch die Amygdala unterliegt diesem Taktgeber. Am Morgen veranlasst sie den Körper, besonders viele Stresshormone auszuschütten, damit wir gleich

Extra Night-Eating-Syndrom

Sollten Sie den unwiderstehlichen Drang verspüren, mindestens zweimal die Woche nachts den Kühlschrank zu plündern, dann haben Sie möglicherweise ein Night-Eating-Syndrom (NES). So bezeichnete schon vor 50 Jahren der amerikanische Psychiater Albert Stunkard das Verhalten von Menschen, die nachts oder spätabends mindestens ein Viertel ihres täglichen Nahrungsbedarfs abdecken, hauptsächlich mit Comfortfood. Häufig ist Stress die Ursache. Denn gerade nachts sind

wir wegen Übermüdung schnell unausgeglichen und labil, was dann unseren letzten Funken Disziplin untergräbt. Dann ist der Weg zum Kühlschrank nicht mehr weit. Deshalb ist aber das NES im medizinischen Sinn noch lange keine Krankheit. Auch muss deshalb nicht jeder zwangsläufig dick werden. Sollten allerdings die nächtlichen Attacken für Ihr Gewicht problematisch werden, versuchen Sie es mit einer Verhaltenstherapie. Auch die Übungen auf Seite 34 („Die Sieben Herzboten") können helfen.

auf Touren kommen. Abends dagegen, wenn die Dunkelheit anbricht, schaltet sie um auf Nachtruhe. Ganz anders sieht die Sache aus, wenn wir bis spät in die Nacht vor dem Fernseher sitzen. Dann wird die Amygdala ständig wach gehalten, als hätten wir ihr zwischendurch immer wieder Espressos eingetrichtert. Läuft außerdem noch ein spannender Reißer, stehen wir buchstäblich unter Adrenalin. Um uns zu beruhigen, greifen wir nach riesigen Eimern mit Popcorn oder Chips. Fazit: Die Flimmerkiste macht dick. Noch drastischer als bei den Erwachsenen wirkt sich langes Fernsehen bei Kindern aus. Ist ihr Tag-Nacht-Rhythmus gestört, kommt ihr Hormonhaushalt so durcheinander, dass bei ihnen das Sättigungsgefühl einfach ausbleibt und zugleich ihr Hungergefühl angeheizt wird. Das Schlimme daran ist, dass unsere Jüngsten am nächsten Tag vom langen Fernsehen so übermüdet sind, dass sie keine Lust mehr haben, herumzutollen. Und wer sich nicht bewegt, das wissen wir, bei dem stagniert die Fettverbrennung. Gönnen Sie Ihren Kindern genügend Schlaf, vor allem am Wochenende und in den Ferien, damit ihr Set-Point gar nicht erst nach oben geht. Jugendliche und Kinder brauchen neun bis zehn Stunden Schlaf, Jüngere noch mehr.

Wie Unterernährung dick macht

Armin, ein guter Bekannter, war ziemlich unglücklich: „Ich nehme einfach nicht ab, obwohl ich sehr auf meine Ernährung achte. Wurst und Braten habe ich reduziert, Süßigkeiten sind für mich tabu, und abends esse ich wenig. Trotzdem ist mein Bauch einfach zu dick!" Meine Antwort: „Es geht nicht darum, dass du weniger isst oder alles Mögliche weglässt. Es geht auch nicht um

eine Low-Carb-Diät mit wenig Kohlenhydraten oder eine Low-Fat-Diät, die weitgehend auf Fett verzichtet. Entscheidend ist, dass du das Richtige isst!" „Also gut", meinte er, „dann trinke ich viel Milch, hole mir Joghurtbecher mit Früchten, esse viel Obst oder trinke Säfte. Ich werde auch mehr auf die Kalorienangaben achten." Hört sich gut an, aber genau genommen tut Armin sich damit keinen Gefallen. Er achtet zwar auf die Kalorien, isst aber viel zu viele Fertigprodukte. Und das macht dick! Grund: Es herrscht in fast sämtlichen industriell gefertigten Lebensmitteln ein Mangel an Nährstoffen und an essenziellen Fettsäuren, Aminosäuren oder essenziellem Zucker. Auch sekundäre Pflanzenstoffe (siehe Seite 58, Sekundäre Pflanzenstoffe) sind in den Industriesäften kaum noch vorhanden. Daraus ergibt sich oft eine paradoxe Situation. Obwohl wir de facto genügend zu essen haben, hat unser Körper den Eindruck, er müsste verhungern! Er aktiviert daraufhin sofort sein Fettprogramm. Folge: Wir nehmen zu, weil unser Körper mit den denaturierten Nahrungsmitteln nichts anfangen kann und sie als Fett ablagert! Beispiel Milch: Milch enthält viel Kalzium. Kalzium ist wichtig für den Knochenbau. Deshalb nimmt der Körper aus der Milch das Kalzium und packt es in seine Knochen. Doch sobald die Milch pasteurisiert ist, verändert sich die chemische Struktur von Kalzium, und unser Körper kann es nicht mehr verwerten. Dasselbe können Sie bei x-beliebigen Nahrungsmitteln beobachten: Weißer oder brauner Zucker ist wertloser Zucker, ungesättigte trans-Fettsäuren können krank machen. Warum? Weil all diese Nahrungsmittel für unsere Körperzellen schlicht unverträglich oder minderwertig sind oder sie haben einen gesundheitlichen Nutzen, der gleich Null

Alarm im Darm

Der menschliche Darm ist ein Biotop! Hier leben mehrere Billionen Bakterien, etwa zehnmal mehr, als unser Körper an Zellen besitzt! Diese Mikroorganismen sind für uns außerordentlich wichtig. Sie sind unter anderem am Fettstoffwechsel und der Bereitstellung der Vitamine und weiterer Nährstoffe, die wir dringend benötigen, beteiligt. Wie im Einzelnen die biochemischen Abläufe funktionieren, ist bis heute allerdings noch ungeklärt. Aber eines ist sicher, wer viel Junkfood isst, bewirkt damit eine Veränderung in der Zusammensetzung großer Teile seiner Darmflora, und zwar schlagartig innerhalb von 24 Stunden. Das zeigt zum einen, mit welch enormer Geschwindigkeit sich die Einzeller auf die Art und Zusammensetzung unser Nahrung einstellen. Zum anderen wird damit deutlich, wie sensibel die fremden Darmbewohner auf jeden einzelnen Bissen reagieren, den wir hinunterschlucken. Giftstoffe wie Chlor oder Spuren von Antibiotika aus unserem Trinkwasser können die Zusammensetzung der Darmflora schädigen. Sie zerstören freundlich gesonnene Mikroorganismen und begünstigen dadurch die Zunahme an „bösen" Bakterien wie Clostridien oder unerwünschten Pilzstämmen wie Candida albicans. Diese wiederum verwandeln Zucker in Fett und veranlassen den Körper, dass er nach noch mehr Zucker verlangt.

Wie sehr sich eine schlechte Ernährung unmittelbar auf unser Fettprogramm auswirkt, zeigt ein Versuch an schlanken Mäusen mit gesunder Darmflora. Nachdem man ihnen durch Junkfood veränderte Mikroorganismen per Spritze in den Darm injiziert hatte, legten sie schon nach wenigen Tagen an Gewicht zu.

TIPP: Bei Übergewicht ist immer auf eine gesunde Darmflora zu achten. Verzichten Sie vorübergehend völlig auf Weißzucker- und Weißmehlprodukte. Am besten ist es, überflüssige Pfunde abzubauen. Jüngste Studien zeigen, dass bei Gewichtsverlust auch die Anzahl der „bösen" Bakterien im Darm abnimmt.

ist. Folge: Wir essen nur umso mehr, um dieses Nährstoffdefizit auszugleichen. Auf diese Weise werden wir noch dicker.

Giftstoffe machen dick

Unser Körper hat das natürliche Bestreben, Umweltgifte, Pestizide, Herbizide, Stabilisatoren, Medikamente und andere Schadstoffbelastungen, die wir mit unserer Nahrung aufnehmen, entweder zu vernichten oder im körpereigenen Fettgewebe abzukapseln. Laboranalysen ergaben bis zu 400 unterschiedliche Giftstoffe in den Fettdepots unseres Körpers! Beispiel: Im Jahr 2010 sind 25000 Tonnen Futtermittel an Biomastbetriebe geliefert worden, die das krebserregende Dioxin enthalten. In Eiern, Grillhähnchen oder Schweineschnitzeln ist es auf unseren Tellern gelandet. Derartige Giftstoffbelastungen tragen dazu bei, dass die Zellhülle geschädigt wird. Das wiederum fördert die Insulinresistenz und aktiviert das Fettprogramm. Bleibt die Zelle verschlossen, gelangen auch keine Mineralien wie Magnesium mehr hinein. Folge: Die Zelle bleibt unterernährt. Das hat zur Folge, dass unser Körper mit einem immerwährenden Appetit reagiert. Logisch, denn wo nichts qualitativ Hochwertiges ankommt, verlangt der Körper so lange nach Nahrung, bis endlich etwas Verwertbares dabei ist. Umso mehr futtern wir dann in uns hinein.

Bauchfett belastet

Der Bauch eines Erwachsenen besitzt im Schnitt 50 bis 150 Milliarden Fettzellen, die entweder mit Fett prall gefüllt sind oder unausgefüllt im Hungerzustand verharren und nach neuer Nahrung lechzen. Hinzu kommen noch Milliarden unausgereifter Zellen, die sich zu prallen Fettzellen entwickeln können, sobald wir mehr Kalorien aufnehmen, als wir für den Tagesbedarf benötigen.
Fettpolster sind weit mehr als nur harmlose Fettspeicher. Sie können sich zu hochexplosiven Giftstoffdepots entwickeln! Ursache: Prall gefüllte Fettzellen werden nicht genügend mit Sauerstoff versorgt und können deshalb absterben. Der Körper reagiert darauf mit einer Immunantwort: Er aktiviert seine Fresszellen, um die toten Fettzellen zu eliminieren. Als Begleitreaktionen können Entzündungen entstehen, die einen Diabetes begünstigen. Aber auch Rheuma oder Herzerkrankungen können die Folge sein.
Ist der Bauch erst einmal zu einer wohlgeformten Bauchtrommel angewachsen, sieht das zwar manchmal ganz lustig aus, ist es aber nicht. Das Bauchfett kann zwischen den Organen wie Leber, Nieren, Herz und Darm

so weit heranwachsen, dass die Gefahr einer Organverfettung, wie beispielsweise bei einer Fettleber, besteht. Das angelagerte Fett schränkt die Funktion der Leber dann so weit ein, dass es zum Organversagen kommen kann. Deshalb: Bei zu viel Bauchfett unbedingt das Fettprogramm herunterfahren! TIPP: Bauch-Taillen-Umfang messen! (siehe Seite 18 Bauch-Taillen-Umfang, BMI)

Appetitmacher Fett

Fettzellen sind kleine Stoffwechselfabriken. In jeder von ihnen werden über 100 verschiedene Botenstoffe, Enzyme und Hormone produziert. Darunter solche, die unsere Hungergefühle und schließlich unser ganzes Essverhalten steuern. Je kugelrunder der Bauch, desto geringer die Fettverbrennung, desto mehr nehmen wir zu. Forscher haben herausgefunden, dass das Heißhungerhormon Neuropeptid Y (NPY) nicht nur im Gehirn, sondern auch von den Monsterfettzellen im Bauch gebildet wird. Es gehört zu den stärksten Appetitmachern. Deshalb reagieren wir auf den appetitlichen Duft einer Backstube und kommen nicht an der Hähnchenbraterei vorbei, ohne dass uns das Wasser im Mund zusammenläuft. Da unser Gehirn keinen Unterschied zwischen Appetit und Hunger kennt, verwandelt es den Appetit sofort in Hungergefühle. Füttern wir unsere Fettzellen stets aufs Neue, triumphieren die Monsterfettzellen. Sofort produzieren sie weiteres NPY-Hormon, wodurch immer mehr Fettzellen gebildet werden. Damit tragen Fettzellen zu allem Überfluss auch noch zu ihrer eigenen Vermehrung bei. Bauchfett ist aber nicht ausschließlich nur böse. Bauchfett macht stark und glücklich! Wissenschaftler an der Rockefeller Universität, New York, fanden heraus: Ein dicker Bauch vermittelt unserem Gehirn die Botschaft: „Alles nicht so schlimm – take it easy". Das kommt vom Neuropeptid NPY, das unsere Angstgefühle blockiert. Deshalb wirkt ein voller Bauch wie ein Medikament gegen Angst, Frust oder depressive Verstimmungen. Um sich gegen diesen Teufelskreis wirksam zu schützen, helfen die „Sieben Herzboten". Durch sie bauen wir negative Emotionen ab. Zusätzlich bietet Ihnen die Set-Point-Küche in puncto Ernährung eine weitere wirksame Strategie, Bauch, Hüften und Po auf ein angenehmes Maß zu reduzieren. Wenn dann noch ein ausgewogenes Bewegungstraining hinzukommt, kommen Sie dem unteren Set-Point I schon viel näher.

Junkfood – das große Verlangen

Menschen, die keine Zeit haben und deshalb auf schnelle fette Zwischenmahlzeiten wie Junkfood (englisch = Essen aus Müll) ausweichen, sind im höchsten Maß gefährdet, zuzunehmen. Grund: Sie wollen immer mehr davon, denn Junkfood macht süchtig! Das Gehirn von Fastfoodliebhabern, die fett und ungesund essen, reagiert genauso wie bei Drogenabhängigen. Hier zeigt sich deutlich, wie unser Fettprogramm auf das äußerst sensible Zusammenspiel von Körper und Psyche reagiert. Je mehr wir davon essen, desto mehr verlangt unser Hirn danach, um die Glücksgefühle vom letzten Mal aufrecht zu erhalten.

Mit Junkfood zum glücklichen Junkie?

Junkfood besteht vorwiegend aus kalorien- und fettreicher Kost, angefangen von Hamburgern über Fischstäbchen mit Mayo bis hin zu süßen Schokocroissants. Es liefert fast nur leere Kohlenhydrate und enthält zudem einen Haufen Aminosäuren, von denen die wenigsten für den Körper verwertbar sind. Das lässt das Fettprogramm sofort nach oben schießen.

Aber einen Vorteil muss Junkfood immerhin haben, sonst wäre es doch nicht so beliebt? Richtig. Es steckt oft sehr viel Tryptophan drin, und Tryptophan ist der Vorbote zum Glück. Im Gehirn wird es zum Glückshormon Serotonin umgewandelt. Deshalb vergütet unser Gehirn uns die dicke Wurst auf dem Teller mit angenehmen Glücksgefühlen. Tryptophan hat zudem den Effekt, dass der Cortisolspiegel absinkt – Sie erinnern sich: Cortisol ist das Stresshormon – infolgedessen wir gelassener werden. Das Fatale daran: Hat unser Körper sich erst einmal an dieses Wohlgefühl gewöhnt, muss das Hirn immer stärker mit Junkfood stimuliert werden, damit es auch erhalten bleibt. Das ist die beste Voraussetzung für einen perfekten Start in die Abhängigkeit.

Süß und fett macht dumm?

Junkfood sorgt für Glücksersatz, ähnlich wie Opiate! Das zeigen Tests an Ratten, denen Wissenschaftler vom Scripps Research Institute, Florida, nur noch Pommes, Speck, Käsekuchen und Zuckerwasser verabreicht hatten. Schon nach fünf Tagen zeigten die Tiere alle Anzeichen einer

Zuckerkonsum ohne Limit

● Junkfood enthält oft eine Menge Zucker. Wer davon zu viel und zu oft isst, riskiert, dass Gene im Erbgut abgeschaltet werden, die vor Diabetes und Herzkrankheiten schützen. Außerdem werden Blutgefäße und Nerven geschädigt.

Sucht und fraßen unkontrolliert alles in sich hinein, was da war. Selbst kleine Elektroschocks konnten sie nicht vom Futtern abhalten. Als man ihnen die süßen Speisen vorenthielt, litten sie bereits nach wenigen Tagen unter typischen Entzugserscheinungen. Sie wurden ängstlich und trauten sich nicht mehr aus ihren Käfigen heraus. Nur die Ersatzdroge Alkohol konnte sie vorübergehend aufmuntern. Nebeneffekt dieser Fettmast: Die Tierchen wurden immer dümmer! Denn Junkfood ist nicht nur süß, sondern auch stark fetthaltig, und zu viel Fett lässt Ratten bereits nach zehn Tagen körperlich und geistig retardieren. Das kommt daher, weil große Fettmengen im Blut die Sauerstoffausnutzung absinken lassen. Folglich bekommt auch das Gehirn zu wenig davon. Die Tierchen irrten zunächst orientierungslos im Labyrinth umher und gaben schließlich ihre Suche nach

dem Ausgang auf. Wissenschaftler raten dazu, Fett in Maßen zu essen, zumindest so lange, bis gesicherte Erkenntnisse über die Auswirkungen beim Menschen vorliegen!

Essen Sie sich süchtig, aber gesund!

Nach einer üppigen Mahlzeit sehen wir die Welt rosarot. Unsere Stimmung kommt auf Hochtouren. Die Augen glänzen, die Wangen glühen, und wir platzen fast vor Energie. Vorausgesetzt, unser Essen ist voller guter Nährstoffe und gut gewürzt. Denken Sie nur an ein tolles Bohnencurry oder eine schwarze Linsensuppe mit Ingwer und Chili (siehe Rezeptteil). Der Körper schüttet daraufhin jede Menge guter Hormone aus. An erster Stelle das Belohnungshormon Dopamin. Unser Gehirn reagiert darauf äußerst positiv: „Aha, das Bohnencurry ist fantastisch. Davon will ich so bald wie möglich wieder etwas haben." Außerdem tritt das Hungerhormon, Grehlin, in Aktion, ein Hormon, das ebenfalls bei der Drogensucht oder beim exzessiven Laufen eine Rolle spielt und anregend auf das Belohnungszentrum wirkt. Auf diese Weise kann gutes Essen ebenfalls süchtig machen.

Dass bei jedem Essen, das uns gut schmeckt, ein gewisses Potenzial an Suchtverhalten in uns geweckt wird, ist logisch. Denn ohne das würde uns wahrscheinlich die Lust am Essen bald vergehen. Aber wenn schon süchtig, dann bitte nach dem richtigen Essen! Vergessen Sie fetten Braten, Junkfood & Co. Widerstehen Sie verführerischen Angeboten und steigen Sie auf die bessere Droge um, auf frisches, gesundes und vor allem schmackhaftes Essen aus der Set-Point-Küche. Dann hat Ihr Körper auch keinen Anlass, sein Fettprogramm zu aktivieren.

Wie abhängig sind unsere Kinder?

● Kinder reagieren auf den Konsum von Pommes, Süßwaren, Limonaden & Co. besonders empfindlich. Sie werden hyper aktiv, unkonzentriert und depressiv. Die Folge können massive Lernstörungen sein. Davon lässt sich die Nahrungsmittelindustrie allerdings wenig beeindrucken. Im Gegenteil: Sie heizt die Abhängigkeit von Junkfood mit hübschen Verpackungen und bunten Bildern kräftig an. Das zeigt sich in den Absatzzahlen. So produziert ein amerikanischer Schokoladengigant allein pro Tag 1,4 Millionen (!) Schokoriegel.

Keine Angst vor Hunger!

D as Thema Hunger ist tabu! Dabei ist Hunger kein Feind in unserem Körper und er ist auch keine Krankheit. Er veranlasst uns, dass wir uns um unsere Nahrung kümmern. Und er ist an der Einstellung des Set-Point beteiligt. Voraussetzung ist, dass wir unsere Empfindungen für Hunger und Sättigung sensibilisieren und ihm klarmachen, dass er nicht befürchten muss, gleich zu verhungern, wenn er mal nichts bekommt. Dann ist er auch bereit, seinen Set-Point auf ein niedrigeres Niveau einzustellen. Deshalb, keine Angst vor Hunger!

Ein normales Hungergefühl – damit meine ich nicht die Heißhungerattacken, die uns bei einer Diät überfallen – kann manchmal schon recht unangenehm werden. Aber es bringt uns nicht um! Lassen Sie dieses Signal Ihres Körpers zwischendurch zu und beobachten Sie, was passiert. Nichts! Weder brechen Sie aus Schwäche zusammen noch beißen Sie Ihrem Nachbarn wie ein hungriger Hund in die Hacken. Sollte tatsächlich einmal ein flaues Gefühl in den Beinen und ein leichtes Zittern der Hände auftreten, keine Panik! Das kann passieren, wenn der Blutzuckerspiegel zu schnell absinkt. Dann trinken Sie ein zuckerhaltiges Getränk und essen eine Kleinigkeit. Ansonsten sollten Sie herausfinden, was dahintersteckt: Ist es nur die reine Gier, weil das Belohnungzentrum wieder einen süßen „Snackjoint" braucht, oder liegt tatsächlich ein Nahrungsdefizit vor? Wenn es lediglich ein spontanes Verlangen nach „irgendetwas" ist, geben Sie nicht gleich nach. So lernen Sie zwischen reiner Esslust und echtem Hunger zu unterscheiden.

So erziehen Sie Ihren Magen

Coachen Sie sich und Ihren Magen, indem Sie Prioritäten setzen! Reden Sie mit Ihrem Magen wie mit Ihrem besten Freund. Geben Sie ihm klare und unmissverständliche Instruktionen: Er soll sich an die Uhrzeiten halten, zu denen es wieder etwas zu essen gibt. Davor und danach gibt es nichts. Sie können auch eine Zwischenmahlzeit einplanen, falls Sie aufgrund körperlicher Tätigkeiten, die viel Kraft kosten, darauf angewiesen sind.

Lassen Sie sich nicht von Kollegen oder Freunden hinreißen, wenn sie Sie ständig ans Essen erinnern. Versuchen Sie auf etwaige Verführungen hin, gelassen zu bleiben.

Wichtig ist nur, dass Ihr Magen weiß, woran er sich zu halten hat. Andererseits muss er Ihnen aber auch vertrauen können. Indem Sie sich an Ihre Abmachungen mit ihm halten, braucht er auch keine Angst zu haben, dass er verhungert. Dann vergessen Sie vorerst Ihren Hunger. Wenden Sie sich Dingen zu, die Ihnen wichtig sind! Sättigen Sie sich mit allem, was Ihrer Seele guttut. Pflegen Sie den Garten oder gießen Sie Ihre Blumen. Vielleicht wollten Sie Ihrem Chef seit einer Ewigkeit schon deutlich Ihre Meinung sagen? Dann tun Sie es jetzt! Gehen Sie raus und greifen Sie an! Oder, ganz anders: Schenken Sie sich ein wenig Ruhe. Betrachten Sie den Sonnenuntergang oder versenken Sie sich in die „Sieben Herzboten" (siehe Seite 34). Ich garantiere Ihnen, Ihr Magen bleibt ruhig.

Hinter dieser Strategie steckt ein einfaches Prinzip: Es zeigt Ihrem Fettprogramm, dass Sie sich sicher und innerlich stabil fühlen. Letztlich bestimmen Sie auf diese Weise, wo es langgeht. Und Sie zeigen Ihrem Körper, dass Hunger noch längst kein Grund ist, sofort klein beizugeben.

Das flößt Ihrer Amygdala Vertrauen ein, sodass sie keinen Anlass sieht, das Fettprogramm hochzufahren.

Wie zeigt sich echter Hunger?

Echter Hunger kommt aus dem Bauch und nicht aus dem Kopf! Er kommt, weil unser Körper seine Energiereserven aufstocken will. Echter Hunger kommt nicht, weil der Duft von Erdbeerkuchen in der Konditorei uns Appetit macht oder weil wir das Brutzeln der Würste aus der Wurstbude vernehmen. Das macht nur Appetit, und Appetit suggeriert Hunger, obwohl der Bauch durchaus noch gefüllt sein kann. Echter Hunger wirkt anders: Stellen Sie sich vor, Sie haben an der frischen Luft gearbeitet oder Sie haben eine anstrengende Tageswanderung hinter sich und Sie wissen: „Sobald ich zu Hause bin, gibt es etwas zu essen. Keinen fetten Mohrenkopf und auch keinen Schokoriegel, sondern ein deftiges Stück

Vollkornbrot mit Butter und dazu eine heiße, duftende Rindfleischsuppe."Dann wissen Sie, dass Hunger kein Alarmzustand, sondern ein fantastisches Vorspiel zu höchstem Genuss sein kann. Gönnen Sie sich ruhig öfter dieses Vergnügen! Deshalb müssen Sie nicht gleich zu einem dürren Model abmagern.

Fazit: Erst wenn es uns gelingt, Hunger und Verzicht nicht weiter als Mangel zu erleben, schaltet das Fettprogramm den Set-Point herunter, ganz einfach, weil Sie ihm keine Signale geben, die den Notstand verkünden.

Reaktivieren Sie Ihren Jagdinstinkt

Anfang 2010 haben US-Wissenschaftler vom Southern Medical Institute unter der Leitung von Dr. Jeffrey Zigman eine interessante Entdeckung gemacht: Ein voller Bauch schränkt das Denkvermögen ein! Nachdem die Forscher satte Mäuse in den Irrgarten geschickt hatten, hockten diese sich apathisch in eine Ecke und zeigten keinerlei Anstalten, den Ausgang zu suchen. Ihr Jagdinstinkt war erloschen. Hungrige Mäuse dagegen blieben ständig in Bewegung oder steuerten zielstrebig auf den Ausgang zu. In gewisser Weise können wir unseren Jagdinstinkt reaktivieren, indem wir auf das Essen in der Kantine verzichten, und uns persönlich auf die Suche nach Beute machen: Kaufen Sie Ihre Lebensmittel selbst ein und bereiten Sie sich Ihre Mahlzeit möglichst auch selbst zu. Das würde Sie überfordern? Ich kann das verstehen. Aber dann schalten Sie wenigstens einige Tage in der Woche auf Selbstversorgung um. Dadurch erreichen Sie, dass Sie sich mit Kalorien knapp halten. Sie bekommen ein anderes Gefühl dafür, wie viel und wann Sie essen.

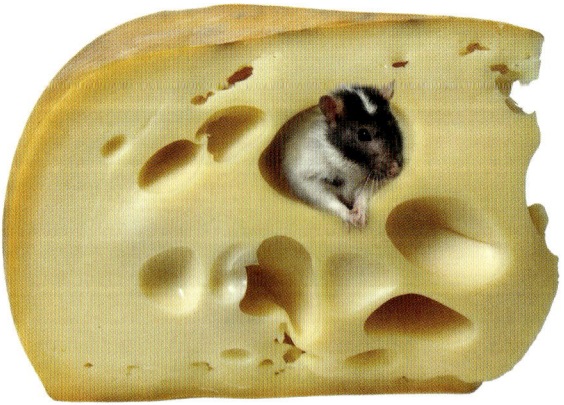

Satte Mäuse denken nicht

Wahrscheinlich essen Sie gerade so viel, dass Sie bis zur nächsten Hauptmahlzeit gut über die Runden kommen. Gut für die Linie.

Lassen Sie Ihren Hunger in sich heranreifen! Dazu können bis zu sechs Stunden ohne einen Happen bis zur nächsten Mahlzeit vergehen. Umso mehr freuen Sie sich auf Ihr Essen. So wie der Jäger aus der Steinzeit, als er mit bestialischem Hunger auf der Lauer lag und sein Opfer bereits vor Augen hatte. Trainieren Sie sich auf ein neues Essverhalten und signalisieren Sie damit Ihrem Fettprogramm, dass sich in Ihrem Leben etwas verändert hat.

Werden Sie zum aufmerksamen Esser

Aufmerksam zu essen, bedeutet im Grunde nichts anderes, als dass wir uns sagen: „Wenn ich esse, dann esse ich. Punkt. Im Moment aber esse ich nicht, weil ich keinen Hunger verspüre. Punkt."

Ein aufmerksamer Esser ist schlank, weil er die Fähigkeit besitzt, „Nein!" zu sagen. Solche Menschen unterwerfen sich nicht gleich ihren Hungergefühlen. Sie sagen sich ganz bewusst: „Stop!", sobald die Sättigung eintritt. Sie brauchen auch nichts, solange sie keinen Hunger verspüren. Und sie hören dann auch auf zu essen, obwohl es noch schmeckt. Aufmerksame Esser kämen auch nie auf die Idee, mit ständiger Nahrungszufuhr ihre Unsicherheiten, Einsamkeitsgefühle oder ihre schlechte Laune zu besänftigen. Das heißt aber nicht, dass sie deshalb Übermenschen wären. Denn sie stehen Leckereien grundsätzlich nicht ablehnend gegenüber. Sie gönnen sich zwischendurch auch gern etwas Besonderes. Danach wissen sie genau, dass sie wieder zu ihrer gewohnten Kost zurückkehren wollen.

Aufmerksame Esser spüren ganz genau, wann sie lediglich Appetit haben, aber keinen Hunger. Aufmerksam essen heißt für sie bewusster Verzicht auf jegliche Art der Verführung durch ein üppiges Warenangebot oder durch die Streiche, die einem das eigene Belohnungszentrum spielt. Denn sie sehen es als eine sportliche Herausforderung, ihre eigenen Interessen durchzusetzen.

Hungergefühle aufspüren

Mit dem nachfolgenden Sensibilisierungsprogramm schulen Sie Ihr Empfinden für gesundes, natürliches Essen. Außerdem lernen Sie zu unterscheiden: Handelt es sich um echten Hunger oder ist es lediglich der bloße „Appetit auf irgendetwas"? Um es noch einmal zu betonen: Sie sollen sich keinesfalls darauf trainieren, eine Hungerkur durchzustehen.

Führen Sie die Sensibilierungsübungen regelmäßig vor dem Einschlafen durch.

SENSIBILISIERUNG 1

Machen Sie eine kleine Fantasiereise, während der Sie nichts anderes tun, als einfach nur Nahrung wahrzunehmen. Nehmen Sie als Erstes in Ihrer geistigen Vorstellung ein erfrischendes Bad in freier Natur, unter einem rauschendem Wasserfall mit kristallklarem Wasser. Trinken Sie von dem kühlen Wasser. Spüren Sie nach, wie es Ihre Kehle angenehm hinabrinnt. Essen Sie anschließend in Ihrer Fantasie mit ganzer Aufmerksamkeit etwas, das direkt aus der Natur stammt, beispielsweise einen Apfel oder ein paar süße Kirschen. Oder kauen Sie ein Stück trockenes, gutes Brot, was auch immer Ihnen beliebt. Schnuppern Sie daran, schmecken Sie es und lassen Sie es durch Ihre Finger gleiten. Überprüfen Sie, wie es sich anfühlt. Sie können diese Übung auch bei geschlossenen Augen mit

Extra
Bereit für ein neues (Ess-)Leben?

L egen Sie Ihre Ziele fest. Wenn Sie genau wissen, wohin Sie wollen, setzen Sie Ihren Entschluss umso tatkräftiger um. Schreiben Sie Ihre Antworten mit bunten Filzstiften in kurzen Sätzen auf. Heften Sie sie deutlich sichtbar an den Kühlschrank oder an einen anderen markanten Punkt in Ihrer Wohnung.

Kommen Sie sich auf die Schliche!

1. Welche Vorteile habe ich, übergewichtig oder dick zu sein?
(Vielleicht, weil Sie sich mit mehr Pfunden sicherer oder attraktiver fühlen?)

2. Welche Vorteile habe ich, schlank zu sein?
(Vielleicht, weil Sie nicht so aussehen wollen wie eine Ihnen bekannte Person, die Sie unattraktiv finden?)

3. Welche Vorteile sehe ich darin, mein altes Essverhalten zu verändern?
(Vielleicht, weil Sie sich nach dem bisherigen Essen immer so müde und schlapp gefühlt haben?)

4. Welche Vorteile bringt es mir, meinen Ernährungsstil auf die Set-Point-Küche umzustellen?
(Vielleicht, um auszuprobieren, wie schnell Sie damit abnehmen und auf Dauer schlank bleiben?)

5. Was könnte mir am neuen Set-Point-Ernährungsstil Spaß bringen?
(Vielleicht, um herauszufinden, ob Ihnen das Kochen auf diese Weise gefällt?)

Ziele setzen

Um erfolgreich die Fallstricke alter Gewohnheiten für immer zu umgehen, beschreiben Sie Ihr Vorhaben so detailliert wie möglich. Das bedeutet, allgemeine Beschreibungen wie „Mittags esse ich kein fettes Fleisch mehr" genügen nicht. Ihre Zielsetzungen sollten realistisch und gut nachvollziehbar sein. Beispiel: „Montag bis Mittwoch gibt es abends ausschließlich zwei Gläser Ingwerbier und dazu eine Handvoll Walnüsse. Meine Essenszeiten sind jeweils um ... Uhr."

Auf geht's!

Starttermin festlegen
Nutzen Sie dafür einige Urlaubstage oder ein Wochenende, an dem Sie Zeit für sich haben. Beginnen Sie mit den Mentalübungen wie den „Sieben Herzboten" (siehe Seite 34) und den Sensibilisierungsübungen. Welche Übungen Sie bevorzugen, bleibt natürlich Ihnen überlassen. Führen Sie sie aber bitte regelmäßig durch.

Negative Glaubenssätze verbannen
Grund: Sie untergraben die Selbstachtung. Statt „Ich esse nach der Set-Point-Küche, um abzunehmen" machen Sie daraus: „Ich esse

nach der Set-Point-Küche, weil es mir Spaß macht! Weil es gesund ist, weil es mir schmeckt und weil ich mich attraktiv fühlen will!"

Clever antworten

Überlegen Sie sich Antworten auf die Fragen Ihrer Kollegen, falls Sie mittags nicht mehr mit ihnen in die Kantine oder ins Restaurant gehen möchten. Und wenn doch, ordern Sie etwas Besonderes wie Jakobsmuscheln oder Garnelencocktail. Damit durchbrechen Sie das übliche Essschema von Pizza, Pasta & Co.

Die „richtigen" Leute finden

Wenn Sie mit Kollegen essen gehen, dann suchen Sie sich diejenigen aus, die schlank und gesundheitsbewusst sind. Drehen Sie den Spieß um: Bringen Sie etwas Selbstgemachtes aus der Set-Point-Küche mit ins Büro und bieten Sie es Ihren Kollegen an. Ich wette, sie fahren total auf Ihre Salate, Salsas oder Smoothies ab.

echten Lebensmitteln durchführen. Bedanken Sie sich bei Gott oder der Natur, dass Sie etwas so Gutes zu essen haben.

SENSIBILISIERUNG 2

Schauen Sie in Ihrer geistigen Vorstellung ein Regal voller süßer Backwaren mit Schokoladenkuchen, Mandelhörnchen, Kirschtorte und vielem mehr an, gerade was Ihnen in den Sinn kommt. Betrachten Sie die Dinge in aller Ruhe vor Ihrem geistigen Auge. Sie merken, wie Ihnen bereits das Wasser im Mund zusammenläuft? Machen Sie sich Ihren Appetit bewusst. Fragen Sie sich, ob Ihr Körper das jetzt wirklich braucht. Anschließend vergegenwärtigen Sie sich eines meiner Set-Point-Gerichte aus dem Rezeptteil oder was Sie zuletzt daraus gekocht haben. Überprüfen Sie, wie stark Ihr Hunger ist. Nehmen Sie das Aussehen, den Geschmack, den Geruch wahr und beobachten Sie, wie es Ihnen dabei geht. Verspüren Sie einen großen Hunger, geben Sie Ihrem Magen in aller Deutlichkeit den Hinweis, wann er etwas zu essen bekommt. Verspüren Sie keinen Hunger? Dann verlangt Ihr Körper offenbar nichts mehr. Auch gut.

SENSIBILISIERUNG 3

Versetzen Sie sich bitte mental in folgende Situation: Sie sitzen abends gemütlich vor dem Fernseher und verspüren einen dumpfen Appetit. Ihr Verlangen, irgendetwas zu knabbern oder zu essen, ist riesengroß, obwohl Sie nicht wirklich hungrig sind.
Vergegenwärtigen Sie sich die Situation sehr intensiv, indem Sie darauf achten, wie Sie sich fühlen, was Sie sehen und was Sie hören. Konzentrieren Sie sich jetzt auf sich selbst und stoppen Sie alle weiteren Gedanken. Atmen Sie in Ihr Herz, so lange, bis Sie sich ruhig fühlen. Gehen Sie dann nochmals mental in die Situation und nehmen Sie die innere Ruhe mit. Vergegenwärtigen Sie sich den eingeschalteten Fernseher, lehnen Sie sich zurück und lassen Sie sich von dem Sofa tragen. Bleiben Sie ganz bei sich und betrachten Sie all das Knabberzeug und was sich Ihnen noch so anbietet, mit Gelassenheit: Es interessiert Sie nicht mehr.

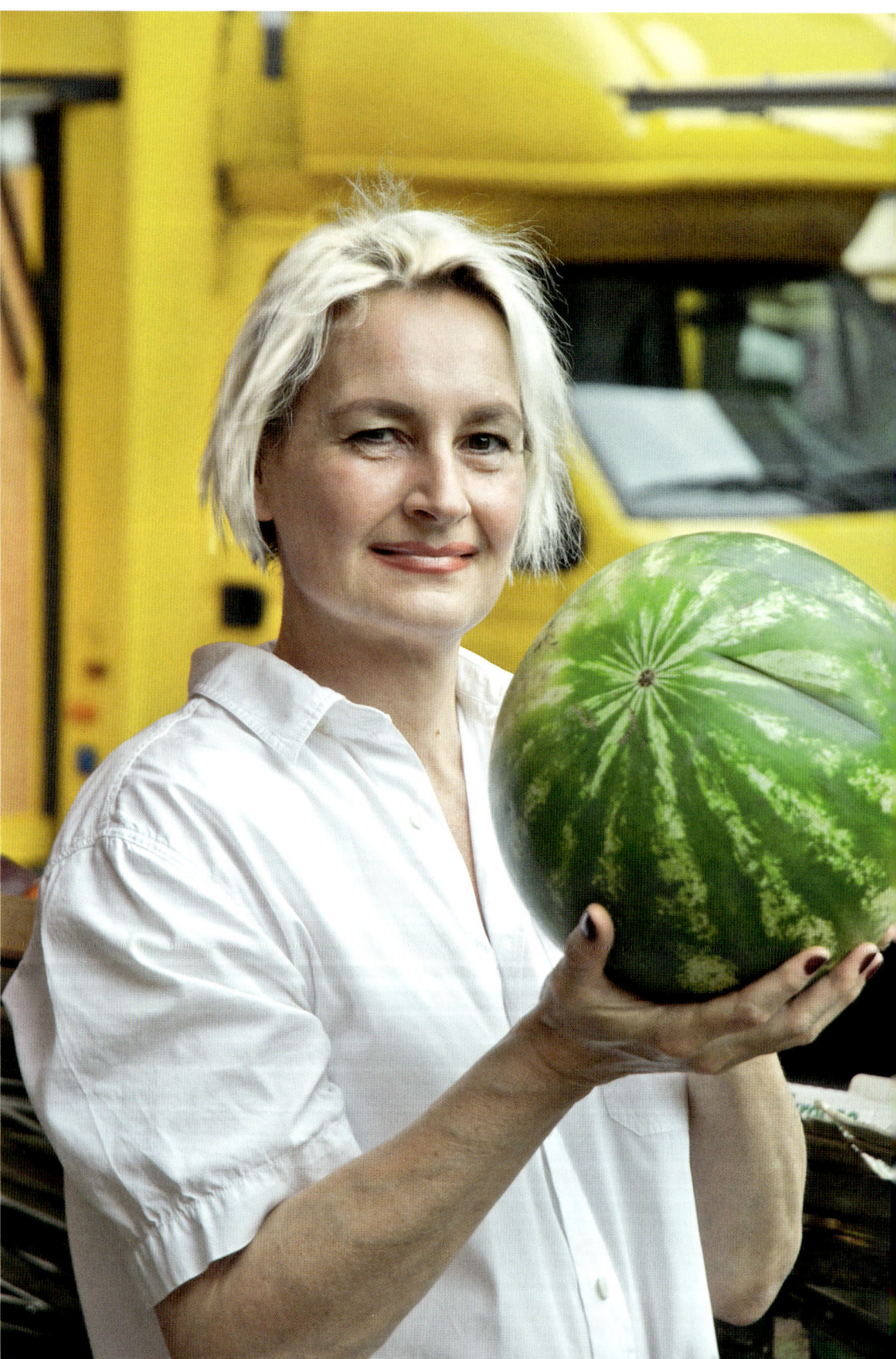

Schlank mit der Set-Point-Küche

Die Set-Point-Küche ist weit mehr als nur ein neuer Kochstil. Sie ist eigenständiges und ausgewogenes Ernährungsprogramm, das auf die Bedürfnisse figur- und fittnessbewusster Menschen abgestimmt ist. Sie spiegelt in der Auswahl, der Kombination und der Zubereitung die neuesten wissenschaftlichen Erkenntnisse des Set-Point-Prinzips wider und ist somit deren praktische Ergänzung. Vor allem aber ist die Set-Point-Küche eines: Sie ist eine fantastisch schmeckende, leichte und bunte Küche.

Die Set-Point-Küche

Mit der Set-Point-Küche eröffnet sich Ihnen eine neue Welt der Genüsse. Und das Beste daran: Sie müssen weder gut kochen können noch müssen Sie dafür viel Geld ausgeben. Denn in der Set-Point-Küche werden nur nährstoffreiche Lebensmittel verwendet. Obwohl ich wenig davon verbrauche, machen sie schnell satt und geben viel Energie. Deshalb ist meine Küche oft sogar kostengünstiger als eine Fastfood-Küche, die meist nur schlapp und hungrig macht. Dreh- und Angelpunkt der Set-Point-Küche sind meine Originalrezepte, die ich über Jahre hinweg entwickelt, ausprobiert und perfektioniert habe. So dürfte es Ihnen leichtfallen, Ihr Wunschgewicht zu erreichen oder Ihr Set-Point-Gewicht dauerhaft zu sta-

bilisieren. Um den Charakter und die Regeln der Set-Point-Küche schnell kennenzulernen, beginnen Sie am besten mit den „Blitzgerichten für Schnellkocher"auf Seite 76.

Vorteile der Set-Point-Küche

Der Hauptgrund, weshalb 80 Prozent aller Abnehmwilligen scheitern, besteht darin, dass sie das Gefühl haben, sie müssten auf lieb gewonnene Gewohnheiten verzichten. Das ist bei der Set-Point-Küche nicht der Fall. Nur in der Abnehmphase I müssen Sie einige wenige Dinge anfangs weglassen. Weitere Vorteile: Sie brauchen weder Kalorien zählen noch nachprüfen, ob Sie genügend Eiweiß oder Kohlenhydrate gegessen haben. Sie müssen weder den Fettgehalt in Ihrem Essen berücksichtigen noch müssen Sie irgendetwas trennen oder neu zusammenstellen wie bei der Trennkost. Sie essen weder nach Low-Carb- noch nach Low-Fat-Diätplänen. Sie müssen keinen glykämischen Index errechnen oder Punkte addieren – alles Methoden, die mit einem genussvollen Essen nichts zu tun haben. (Wo Zahlen und Tabellen im Spiel sind, hört für mich entspanntes Essen auf!)

Das Besondere daran

In meiner Küche wird (fast) alles frisch gekocht. Ausnahme sind einige Tiefkühlprodukte wie Frischfisch oder Meeresfrüchte. Ich kaufe Lebensmittel, denen man es ansieht, dass sie unserem Körper alle Vitalstoffe schenken, die er benötigt. Gehen Sie über einen Wochenmarkt, dann wissen Sie, was ich meine. Gesunde und frische Lebensmittel erkennen Sie an ihren leuchtenden Farben. Sie sehen prall, unversehrt und knackig aus – und vor allem: Sie duften fantastisch. Haben Sie einmal an einem frischen Kräutersträußchen geschnuppert? Das ist Natur pur! Darin steckt die volle Lebenskraft, wie ich sie in der Set-Point-Küche verwende!

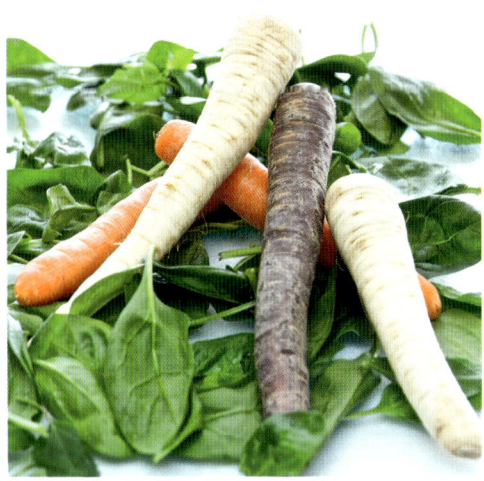

Die Set-Point-Küche ist eine Cross-Over-Küche. Sie vereinigt Produkte und Kochstile der heimischen Küche mit den gesündesten Küchen der Welt: aus Italien, Asien, Japan, Indien, Karibik und aus der Südsee. Alles ist erlaubt. Einzig die Kombination der Lebensmittel, die Art der Zubereitung und vor allem mit welchen einfachen Tricks aus einem ganz normalen Essen ein Set-Point-Schlankgericht entsteht, ist völlig neu. Sie werden es so in keinem anderen Ernährungsprogramm der Welt finden. Auch die gute alte Hausmannskost kommt nicht zu kurz. Was ist gegen einen Weißkrautsalat, einen lauwarmen Gurken-Kartoffel-Salat light oder ein Weidelammragout in Rotweinsauce zu sagen? Nichts! Außer: Guten Appetit!

Einfache Abnehmtricks

Beilagen sind in der deutschen Küche die Dickmacher Nummer eins. Dazu gehören vor allem solche, die in Fett ausgebacken werden. Zum Vergleich: Kartoffeln haben 75 Kilokalorien, Pommes 273 Kilokalorien und Chips ganze 538 Kilokalorien auf 100 Gramm! Warum? Weil sie vor Fett triefen. Dabei geht es auch anders: Statt Knödel, Spätzle und Country-Potatoes gibt es in der Set-Point-Küche Pürees aus Gemüse und Hülsenfrüchten, aromatische Tropenfruchtsalsas sowie die unterschiedlichsten Salate mit sättigenden Toppings aus Tofu-Croûtons, gerösteten Kürbiskernen oder Kurkumakartoffeln. Und auch auf kräftige Saucen brauchen Sie nicht zu verzichten. Die Set-Point-Saucen sind herrlich sämig, geschmackvoll und dennoch kalorienarm. Hinzu kommen köstliche „Eintaucher" wie Dips und Würzsaucen wie die mexikanische „Mojo." Sie passen gut zu kurz gebratenem Fisch oder Fleisch. Sie verleihen

Set-Point-Beilagen

Gemüse: gesund, günstig und schnell zuzubereiten. Das Besondere daran: Manchmal habe ich es mit Tropenfrüchten kombiniert oder in Kokosmilch gedünstet.
Beispiele: Kokosgemüse mit Mango, rotes Wokgemüse, Mangold mit Pinienkernen.

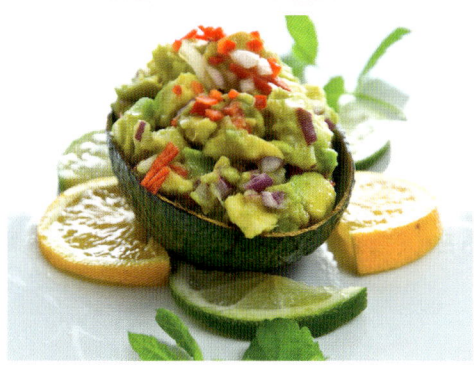

Gemüsepürees: aromatisch, frisch und einfach zuzubereiten. Das Besondere daran: Sie sind mit Olivenöl, frischen Kräutern, Limonensaft und vielen anderen Gewürz-Boostern (S. 54 T-Booster) angereichert.
Beispiele: Pastinakenpüree mit Chili, Kürbispüree mit Ingwer und Limette. Brokkolipüree mit Basilikum und Pinienkernen, Karottenpüree mit Kokos, Erbsenpüree mit Minze.

Pürees aus Hülsenfrüchten: nährstoffreich und sättigend. Brauchen etwas Zeit. Das Besondere daran: Angereichert mit roten Zwiebeln, Pestos, frischen Kräutern und (orientalischen) Gewürzen schmecken sie einfach fantastisch.

Beispiele: weißes Bohnenpüree mit Basilikum, Kichererbsenpüree mit Minze und Koriandergrün, gelbes Linsenpüree.

Salsas aus Tropenfrüchten: vitaminreich und erfrischend, sehr schnell gemacht. Das Besondere daran: Sie enthalten herrlich aromatische Vinaigrettes aus Zitrussaft und Zitronenabrieb, Chilis und Gourmetspeiseöle wie Walnuss- und Traubenkernöl.
Beispiele: Mango-Papaya-Salsa mit Frühlingszwiebeln und Limettensaft, Avocadosalsa mit Curry, Ananassalsa mit Chili.

Salate aus Gemüse und Früchten, Hülsenfrüchten, gegrilltem Gemüse und Fleisch: vitaminreich und sättigend. Sie sind im Nu zuzubereiten! Das Besondere daran: sättigende und vitalstoffreiche Toppings aus Tofu- und Süßkartoffel-Croûtons, Kurkumakartoffeln und gerösteten Kürbiskernen.
Beispiele: Flugentenbrustsalat mit Granatapfelsauce, Feldsalat mit Orangendressing.

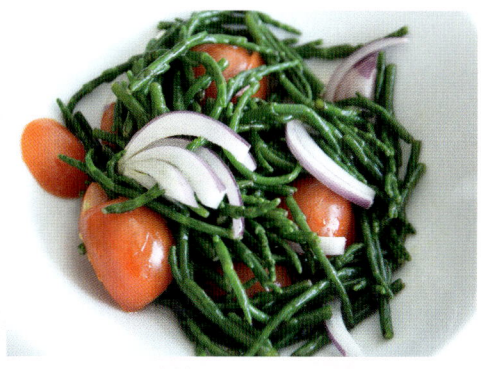

dem Essen Seele und Geschmack. Zum Trinken gibt es hausgemachte Smoothies, Shakes, Säfte und das Set-Point-Schlankwasser mit Ingwer und Limette. Auch grüner Tee ist ideal.

Meine Set-Point-Schlanktricks

- **So werden Saucen herrlich sämig:**
  Statt Weißmehl zum Andicken verwende ich Kichererbsen- oder Buchweizenmehl. Oder ich püriere einige Löffel Gemüse und rühre das so entstandene Gemüsepüree einfach in die fertige Sauce. Statt der üblichen mit Mehlschwitze angedickten Bratensauce gibt es weitaus Besseres: Kurkumasauce mit Kokos, Galgantsauce oder Rotweinsauce mit Kräutern.

Hält Saft schlank?

- Weit gefehlt, denn gerade die flüssigen Verführer haben es in sich. Sie sind nach Ansicht vieler Ernährungsexperten die Dickmacher Nummer eins! Zwei bis drei Gläser Vitamindrinks pro Tag beinhalten locker 300 bis 400 Kilokalorien. Wenn noch ein Cappuccino hinzukommt, sind Sie schon bei 1000 Kilokalorien. Lassen Sie die aromatisierten Säfte lieber ganz weg. Stilles Mineralwasser, der Abnehmklassiker der Models, aber auch ungesüßte Tees (Ingwertee!) und frisches Obst löschen den Durst nachhaltig. Und wenn schon Säfte, dann bitte hausgemacht

- **So können Sie Nudeln genießen:**
  Statt weißer Nudeln nehme ich japanische Buchweizennudeln oder Vollkornnudeln aus Hartweizengrieß.
  TIPP: In der Abnehmphase I können Sie sie eins zu eins mit weißen Nudeln mischen.

- **So brauchen Sie nicht auf „Kartoffeliges" zu verzichten:**
  Statt Kartoffeln nehme ich Süßkartoffeln (Bataten) oder Topinambur (der heimliche Star der Set-Point-Küche). In der Abnehmphase II können Sie einmal pro Woche Kartoffeln essen: Gut sind auch Pellkartoffeln oder der Kartoffelsalat light aus der Set-Point-Küche.

- **Reis gut und schlank:**
  Statt geschältem weißem Reis verwenden Sie besser Vollkornreis. Das ist der mit der Schale. Besonders gut: roter Naturreis aus dem Himalaja oder Butanreis. Auch gut: Parboiled Reis oder Basmatireis, gewürzt mit vielen aromatischen Schlank-Gewürz-Boostern.

- **So brauchen Sie nicht auf „Sahniges und Cremiges" zu verzichten:**
  Statt Sahne verwende ich Kokosmilch, Kokoscreme oder Sojasahne. In der Abnehmphase II können Sie gelegentlich Sahne verwenden. Gut für die schlanke Linie: stets 1/3 Sahne und 2/3 Gemüsebrühe oder Wein mischen.

- **So brauchen Sie nicht auf Süßes zu verzichten:**
  Statt raffiniertem Weißzucker besser Honig oder Dicksaft verwenden. Besonders gut: Ahornsirup oder hausgemachte Marmelade mit niedrigem Zuckergehalt.

Essenzielle Set-Point-Foods

In den essenziellen Set-Point-Foods stecken alle wesentlichen Bestandteile, die der Mensch zum Überleben braucht. Davon gibt es einige, die der menschliche Organismus nicht selbst herstellen kann, die er aber dringend benötigt. Deshalb muss er sie sich aus der Nahrung holen. Dazu gehören Mineralien, die meisten Vitamine, viele Aminosäuren, die für den Aufbau von Eiweiß benötigt werden, und einige ungesättigte Fettsäuren wie die Omega-3-Fettsäuren. Essenziell nenne ich auch Nährstofflieferanten wie beispielsweise Getreideprodukte, da sie für unsere Gesundheit und unser seelisches Wohlbefinden wesentlich sind. Denn schließlich kommt es darauf an, dass unser Fettprogramm nicht auf Hungersnot umschaltet und den Set-Point hochfährt.

Platz 1: Glücks-Foods

Jedes gute Essen ist ein Glücksbringer. Es bringt Spass und macht Freude. Bisweilen kann es uns sogar in rauschhafte Zustände versetzen. Das ist natürlich ein feiner Trick der Natur, denn auf diese Weise steuert unser Körper seinen Energiehaushalt. Hätten wir keine Lust zu essen, wären wir bald am Ende. Doch glücklicherweise ist unser Körper ganz und gar auf Genuss eingestellt. „Schuld" daran sind körpereigene Opiate wie Serotonin, Endorphine oder Dopamin. Sie sind der Glücksboten-Cocktail, der uns schon beim Anblick eines guten Essens selig werden lässt. Schon deshalb ist Essen mehr als nur reine Nahrung, die uns sättigen soll. Wir essen mit allen Sinnen. In solchen Momenten fehlt es unserem Körper weder an physischer noch an seelischer Nahrung. Damit ist für ihn klar: Ich bin gut versorgt und glücklich. Es besteht kein Anlass für ihn, sein Fettprogramm zu aktivieren. Und deshalb habe ich die Glücks-Foods auf den ersten Platz der essenziellen Set-Point-Foods gesetzt! Allerdings gibt es eine Einschränkung: Natürlich dürfen wir nicht schlemmen. Dann werden Glücks-Foods zu Dickmachern, was wir ja nicht wollen.

Endorphine: glücklich schlank

Endorphinen, opiatähnliche Substanzen, verschönern uns das Leben. Sie machen uns heiter und ausgelassen. Deshalb greifen wir zu einem Stück Schokolade oder trinken ein Glas Wein. Und wer besonders viele davon abbekommen will, sollte ein scharfes Gericht mit Chilis oder Peperoni essen. Aber auch schon der Anblick eines leckeren Essens kann bereits die Endorphine in uns erwecken. Sie sind das beste Beispiel dafür, wie unser Organismus Essen mit Lust und guter Stimmung verbindet. Die Set-Point-Küche hat den Vorzug, dass sie besonders Gewürze und Speisen verwendet, die das Lebensgefühl heben. Das macht tatsächlich süchtig, in dem Sinne, dass Sie

Holen Sie sich die Glücksboten

- Wenn Sie nur zwanzig Minuten täglich zügig losmarschieren, wird bereits Serotonin im Gehirn freigesetzt. Und wenn dann auch noch die Sonne scheint, habe Sie jede Menge Glückshormone im Blut. Natürlich können Sie auch tanzen oder schwimmen – hat alles den gleichen Effekt.

nichts anderes mehr wollen. Dann wirkt jeder fette Schweinsbraten, jede Kalbsroulade wie abgestanden. Wenn Sie dann auch noch Lust auf ein Gläschen Wein haben – warum nicht?

Serotonin: ein wahrer Glücksbringer

Was kann wohl das Fettprogramm besser auf Talfahrt schicken als Nahrungsmittel, die den Hunger nehmen, Ängste dämpfen und uns innerlich ruhig und ausgeglichen werden lassen? Die Rede ist von Produkten, das Hormon Serotonin freisetzen.
Das Hormon Serotonin wird aus Tryptophan

Je frischer, desto besser!

● Scheuen Sie weder Mühe, Zeit noch Geld, hochwertige Kräuter und Gewürze zu kaufen. Ich bevorzuge frische Kräuter statt der getrockneten Gewürze. Hierzu gehören auch die frischen Kräutermischungen aus Petersilie, Rosmarin, Thymian oder Salbei wie die Kräuter der Provence oder italienische Kräutermischungen.
TIPP: Baumärkte und Gärtnereien bieten günstig Kräutertöpfe an. Frischer geht's nicht! Bei Gewürzmischungen und gemahlenen Gewürzen besser „Bio" kaufen. Auch gut: indische Gewürze. Allerdings sollten sie nach ganzheitlichen, ayurvedischen Anbaumethoden gepflanzt sein. Chinesische Gewürze oder Gewürzpulver nicht biologischer Herkunft sind häufig stark schadstoffbelastet. Bei Ingwer, Kurkuma und Galgant verwende ich die frischen Knollen. Die gibt es im Asialaden.

hergestellt. Das ist die biochemische Vorstufe zum Serotonin. Tryptophan nehmen wir mit Milchprodukten, Erbsen, Nüssen, Eiern oder Zwiebeln auf. Weitere Top-Favoriten sind Lachs, Hähnchenbrust und Kakaopulver. Auch die gute, alte Banane liefert viel Tryptophan. So soll bereits eine Banane am Tag unsere Stressresistenz um 30 Prozent fördern! Und zwei Bananen sind diesbezüglich so gut wie eine halbe Tafel Schokolade. Nur sollten die notwendigen Kohlenhydrate, die das Tryptophan ins Gehirn schleusen, bitte nicht von Pommes, Snacks und Industriesäften stammen. Besser und gesünder sind Vollkornprodukte wie Vollkornnudeln und Vollkornreis. Damit wird die Wirkung vom Serotonin verstärkt.
Niacin, auch als Vitamin B3 bekannt, ist ein weiterer Stimmungsmacher. Deshalb sollten neben Fisch, Geflügel, Eier und Milchprodukte, auch Wild, Hülsenfrüchte, Champions und diverse Gemüsearten auf Ihrem Speiseplan stehen.
Keine Frage wie Sie an die Glücksbringer herankommen: Die Set-Point-Küche verwendet von Haus aus Produkte, die viel Tryptophan- und Serotonin enthalten. Und auch die Endorphine kommen nicht zu kurz, die in vielen Gewürzen stecken.

Platz 2: T- Booster

T-Booster sind keine Fantasiemonster, sie sind die heimlichen Stars der Set-Point-Küche. Sie verstärken (engl. = to boost) die sogenannte nahrungsinduzierte Thermogenese (=T). Das ist die Erzeugung von Körperwärme durch die Stoffwechselaktivitäten in unserem Körper, sobald wir etwas gegessen haben. Je mehr Verdauungsarbeit unser Körper leisten muss, umso mehr Nahrungsenergien verpuffen dabei zu Wärmeenergien. Vorteil: Sie kommen uns als Körperwärme zugute, statt dass sie als Fett in den Fettspeichern landen.

Fleisch, Fisch oder Tofu steigern die Thermogenese um bis zu 30 Prozent mehr, als wenn wir nur eine Scheibe Brot essen. Zu den T-Boostern gehören außer Eiweiß, Olivenöl, grünem Tee und kaltem Wasser vor allem die vielen wunderbaren Gewürze auf dem Speiseplan. Sie sind die Seele des Essens! Wer kennt das nicht? Ein gutes Essen mit viel Gewürzen lässt unsere Wangen glühen und die Füße schön warm werden. Abgesehen davon, dass sie den Fettabbau forcieren, beleben sie den Geschmack und machen selbst aus schlichten Gerichten ein kulinarisches Ereignis. Darüber hinaus sind sie die reinste Medizin. Denken Sie nur an die Me-

dizinmänner alter Naturvölker, die mit Gewürzen wunderbare Heilungserfolge erzielten. Mit jedem Gericht, das mit Gewürzen verfeinert ist, nehmen wir Gesundheit pur auf. Gewürze beinhalten Vitamine, Mineralien und Antioxidanzien, die die Eigenschaft besitzen, zellschädigende freie Radikale im Körper abzufangen. Außerdem haben Gewürze und Kräuter kaum Kalorien.

Kurkuma, Ingwer & Galgant

Alle drei Gewürze gehören zur Familie der Ingwergewächse. Sie sind wahre Top-Set-Point-Foods, denn sie verwandeln ein Gericht in schmackhaftes Vitalitätsessen. Wegen ihrer entzündungshemmenden, antibakteriellen Eigenschaften werden sie die Könige der ayurvedischen Medizin genannt. Sie machen gute

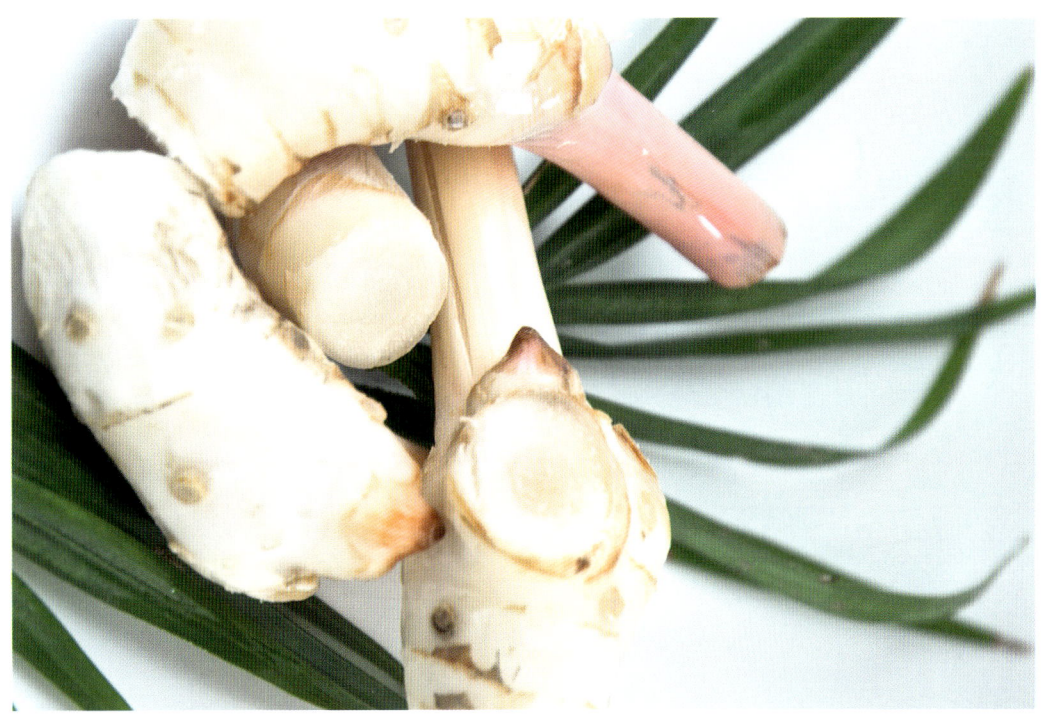

Laune und bremsen den Appetit. Unbestritten ist ihre reinigende, energiespendende Wirkung auf Leib und Seele. Sie regen die Gallebildung in der Leber an und sie senken den Blutcholesterinspiegel.

In meiner Set-Point-Küche verwende ich die Galgantknolle wie Ingwer, mit einem Unterschied: Während ich geriebenen Ingwer roh in Dips und Vinaigrettes gebe, koche ich den Galgant lieber, da er einen sehr intensiven, fast medizinischen Geruch hat. Die stärksten Booster in dieser Gruppe sind Galgant sowie die Kurkumaknolle. Übrigens: Kurkuma steigert die Gedächtnisleistung und soll angeblich vor Alzheimer und Krebs schützen. Außerdem wird bei regelmäßigem Genuss die Gesichtshaut deutlich straffer.

Peperoni, Chili & Pfeffer

Sie deaktivieren das Fettprogramm. Das liegt daran, dass sie Heisshungerattacken ausschalten und die Fettverbrennung anheizen. Allein

die scharfen Chilis boostern den Kalorienbrenner kurzfristig um 25 Prozent! Darüber hinaus sind sie echte Cholesterinsenker und halten das Blut fließfähig.

Keine Angst vor Schärfe! Denn nicht alles, was scharf aussieht, ist auch scharf. Zum Beispiel die Peperoni. Sie sind größer als die Chilis, etwa acht cm lang. Da man nie sicher sein kann, welchen Schärfegrad man sich mit den Chilis eingekauft hat, sollten Sie besser ein Stück vorsichtig mit der Zunge abschmecken, bevor Sie die Chili dem Essen hinzufügen.

Je länger Chilis gekocht werden, desto schärfer werden sie! Das gilt auch für die Peperoni. Um sie zu entschärfen, lösen Sie vorsichtig die Samen und die weißen Trennwände aus den Chilis. Sie enthalten das Capsaicin, den eigentlichen Scharfmacher.

Der schwarze Pfeffer, König der Gewürze, belebt fast alle Gerichte. Und wo Salz verwendet wird, kommt auch immer Pfeffer zum Einsatz. Das gibt Geschmack und fördert die Verdauung.

Platz 3: Proteine

Proteine, also Eiweiße, werden als ausgezeichnete Fatburner gepriesen. Sie heizen die Fettverbrennung um mehr als 30 Prozent an, vorausgesetzt, Sie verzehren zusätzlich keine oder nur wenige Kohlenhydrate. Außerdem machen sie satt. Zudem hält die Thermogenese nach einer eiweißhaltigen Mahlzeit doppelt so lange an wie nach einer kohlenhydratreichen Mahlzeit mit gleichem Kaloriengehalt.

Obwohl wir Weltmeister im Fleischverzehr sind, mangelt es uns trotzdem oft an Eiweiß! Warum? Nicht jedes Protein ist auch ein gutes Protein! Die Bausteine der Proteine, die Aminosäuren, gehen durch die industrielle Verarbeitung

Hilfe, ich vertrage keine Gewürze!

● Keine Frage: Bestimmte Gewürze wie Ingwer, Galgant, Chili oder Knoblauch können im Darm Unruhe stiften. Reagieren Sie mit Sodbrennen, Blähbauch oder starkem Schwitzen? Dann haben Sie wahrscheinlich zu viel davon genommen. Kein Problem. Sie sollten die Dosis reduzieren. Halten die Beschwerden an, ist es besser, auf einige Gewürze vorübergehend oder ganz zu verzichten.

und durch das Braten ebenso wie die zuvor erwähnten Fettsäuren kaputt. Wenn aber unser Körper nichts damit anfangen kann, verarbeitet er die Restbestandteile der Proteine zu Zucker, und der landet genau dort, wo er nicht hingehört, nämlich als Fett an Bauch und Hüften. Gerade die älteren Bewohner von Altenheimen und Krankenhäusern hungern regelrecht nach Eiweiß, weil sie damit unterversorgt sind. Deshalb greifen sie ersatzweise nach Kohlenhydraten! Kein Wunder also, wenn sie immer dicker werden. Was tun? Wer es sich leisten kann, sollte Fleisch von Tieren essen, die biologisch gefüttert werden. Noch besser: Fisch! Denn der enthält wie Kichererbsen und Nüsse viel Eiweiß. Einschränkung: Matjeshering, Räucheraal und Karpfen sind ausgesprochene Dickmacher.

Tofu, der aus der Sojabohne hergestellt wird, hilft nicht nur, den Blutzuckerspiegel zu senken, sondern er besitzt außer Eiweiß eine enorm hohe Nährstoffdichte an Vitaminen und Mineralien wie Zink und Kupfer, also praktisch alles, was unseren Körper erfreut. 100 Gramm Tofu, der sich übrigens äußerst schmackhaft zubereiten lässt, kann unseren täglichen Eiweißbedarf bis zu 40 Prozent decken.

Wurst oder Steak?

Mageres Fleisch ist ein hervorragendes Set-Point-Food. Die reichlich enthaltenen Proteine wirken sättigend, geben Muskelkraft und kurbeln die Hormonproduktion an.
Besonders empfehlenswert: Lamm- und Geflügelfleisch. Lamm enthält wenig Fett und fördert

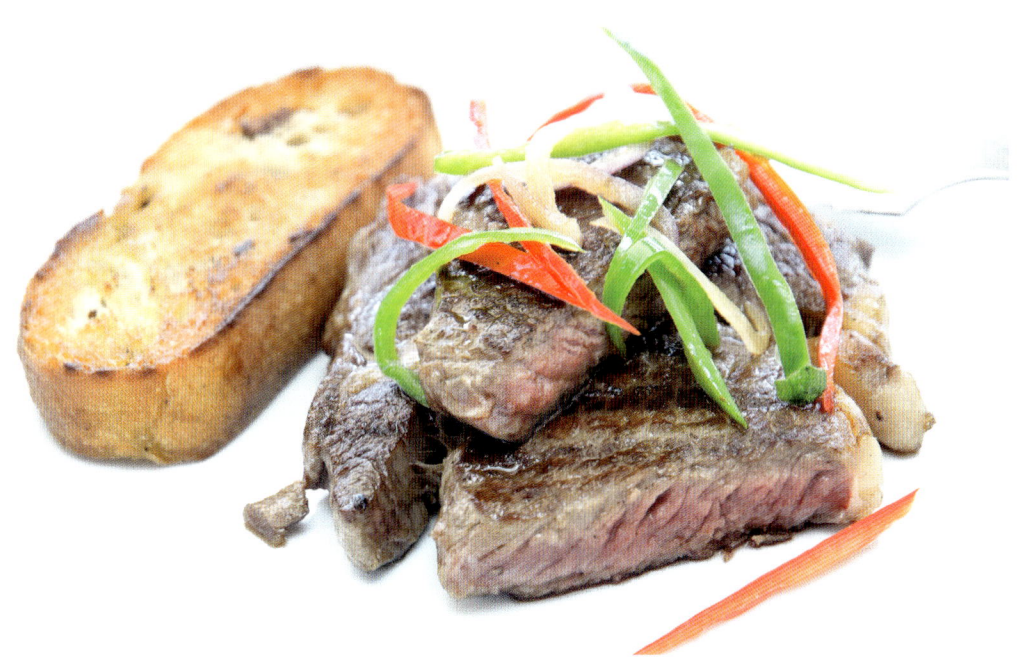

die Fettverbrennung. Geflügel ist ebenfalls fett-
arm. Daneben enthält es Niacin, ein B-Vitamin,
das den Energiestoffwechsel mobilisiert. Wenn
Sie vor der Entscheidung stehen: Wurst oder
Steak, dann bevorzugen Sie möglichst das
frische Stück Steak. Erwiesen ist: Es kommt weniger auf den Gehalt an tierischen Fetten, sondern auf die Zubereitungsart an, ob das Fleisch
für uns gesund oder schädlich ist. Bereits 50
Gramm Industriefleisch wie Schinken, Würst-
chen oder Salami erhöhen das Diabetesrisiko
um 19 Prozent und das Risiko für Herzerkran-

kungen um 42 Prozent! Die gleiche Menge Steak
führt im Gegensatz dazu zu keinem erhöhten
Risiko. Ursache: Das Räuchern und Salzen mit
Chemikalien während der industriellen Verarbeitung erhöhen den Nitritsalzgehalt beträcht-
lich, was wiederum den Blutdruck hochtreibt.
Außerdem veranlassen die Konservierungs-
stoffe die Körperzellen, dass sie sich verschließen und nur noch wenig Zucker aufnehmen,
was den Blutzuckerspiegel erhöht. Doch
letztendlich gilt auch hier: Es kommt immer auf
die Menge an, die wir vertilgen. Übrigens: Das
Schwein lass sein! Schweinefleisch ist sehr fett
und enthält oft jede Menge an Zusatzstoffen
wie Antibiotika.

Platz 4: Sekundäre Pflanzenstoffe

Sekundäre Pflanzenstoffe verleihen Pflanzen
ihre Farbenpracht, ihren Duft und ihre Formen.
Für uns Menschen haben sie, im Gegensatz zu
den primären Pflanzenstoffen wie Kohlenhydrate, Eiweiße oder Fette, keine wesentliche
Funktion als Nährstofflieferanten. Dennoch sind
sie für unseren Organismus auf unterschiedliche
Weise wichtig.
Sekundäre Pflanzenstoffe dienen der Pflanze,
damit sie sich vor zu starker Sonneneinstrah-
lung gegen Schädlinge oder Umweltgifte schützen kann. Sie schützen aber auch uns, denn sie
besitzen eine vielfältige pharmakologische Wirkung, die erst in den letzten 15 Jahren intensiv
erforscht wurde. Hierzu nur einige Beispiele,
die auf das Fettprogramm wirken: Das Lycopin
in den Tomaten senkt den Cholesterinspiegel.
Die Flavonoide der Kirschen und Zitrusfrüchte normalisieren den Blutzuckerspiegel. Die
sekundären Pflanzenstoffe der Melone oder der

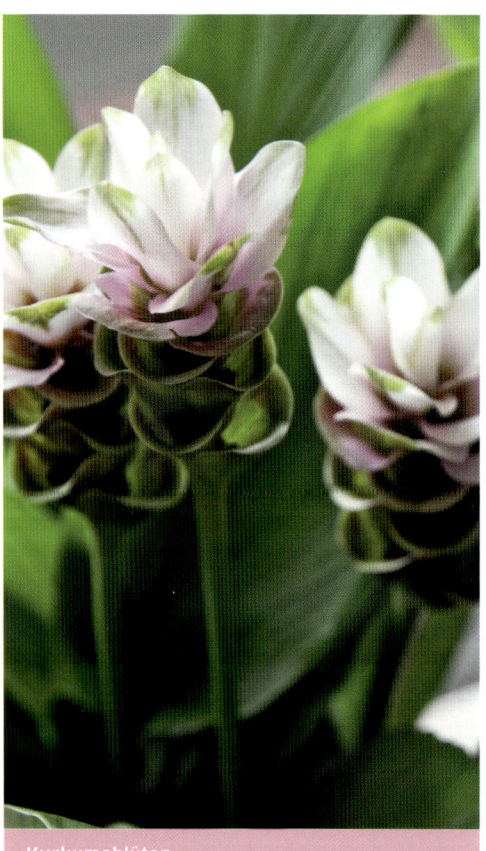
Kurkumablüten

Gurke unterstützen den Wasserhaushalt, und die Grapefruit regt die Fettverbrennung an.

Platz 5: Kohlenhydrate

Kohlenhydrate gehören für den Organismus neben Fett zu den Hauptenergielieferanten. Sie bestehen aus Einfach-, Zweifach- und Mehrfachzuckern. Sie sind vor allem in Brot, Reis, Nudeln, Kartoffeln und natürlich im Zucker enthalten. Unser weißer Haushaltszucker zum Beispiel besteht aus Zweifachzucker, der sofort den Blutzuckerspiegel hochschießen lässt. Zudem gerät der Körper wegen der Mangelerscheinungen an Nährstoffen im Zucker sofort unter Stress und schaltet daraufhin sein Fettprogramm ein.

Extra
Essen Sie Lebenskraft!

In jedem Essen stecken nicht nur Fette, Proteine, Kohlenhydrate, Mineralien und Vitamine, sondern eine physikalisch kaum nachweisbare Essenz von großer Bedeutung, und die heißt: Lebensenergie! In der indischen Medizin wird sie als Prana und in der ayurvedischen Medizin als Chi bezeichnet. Es ist die feinstoffliche Lebensenergie, die unseren Körper in Energiebahnen durchströmt und die Körperfunktionen steuert. Ist ihr Fluss ungebrochen, dann sind wir voller Lebensenergie und wir befinden uns auf der Höhe unserer Leistungsfähigkeit. Dagegen erlischt sie im Moment unseres Todes.

Bereits vor 2000 Jahren benutzten die Chinesen kleine, hauchdünne Steinnadeln, die sie an bestimmten Punkten in den Körper einstachen, um energetische Blockaden aufzuheben und den Menschen zu heilen. Auf diese Weise wurde die Akupunktur geboren.

Negative Emotionen, seelische Belastungen, aber auch chemisch verunreinigte Nahrungsmittel können die Energiebahnen blockieren, sodass unser Körper in Stress gerät. Wir fühlen uns müde, unausgeglichen und hungrig. Das hat zur Folge, dass der Körper sein Fettprogramm aktiviert. Mit frischen, biologisch einwandfreien Lebensmitteln dagegen tanken wir Lebenskraft pur.

Der Biochemiker spricht nicht von Lebenskraft und auch nicht von Chi, sondern vom Energiehaushalt der Pflanze. Damit meint er vor allem das Chlorophyll, das viele als Blattgrün kennen. Wir nehmen es mit frischem Gemüse und Obst zu uns. Und je grüner die Blätter, desto mehr Chlorophyll steckt drin.

Die Pflanze speichert mit dem Chlorophyll, ähnlich einer Solaranlage, auf direktem Weg Sonnenenergie. Daraus synthetisiert sie die organischen Nährstoffe, die sie zum Leben braucht, und den Sauerstoff, den wir zum Atmen benötigen. Wer viel frisches Obst und Gemüse verzehrt, nimmt diese Energiequellen aus den Kraftwerken der Blattzellen unmittelbar in sich auf; ein weiterer Grund dafür, dass das Fettprogramm deaktiviert bleibt.

Gute und böse Kohlenhydrate

Vollkornprodukte, Früchte oder Gemüsesorten wie Brokkoli, Kohl oder Kürbiskerne liefern „gute" Kohlenhydrate, dazu gehören die Ballaststoffe, wie die pflanzlichen Faserstoffe. Sie gehören schon allein deshalb zu den besten Set-Point-Foods, weil sie den Blutzuckergehalt regulieren und die Kommunikation zwischen den Zellen fördern. Überhaupt enthalten Obst und Gemüse die gesünderen komplexen Zuckerarten. Sie neutralisieren zu viel Säure im Blut, die vom übermäßigen Verzehr von Fleisch, Zucker, Pizza & Co. stammt. Zwar kann der Körper die überschüssigen Säuren mithilfe von Kalzium neutralisieren; verbraucht er aber zu viel davon, führt der dadurch entstandene Kalziummangel dazu, dass der Körper das Fettprogramm einschaltet.

Wenn wir zu viele „böse" Kohlenhydrate wie Weißzucker oder Weißmehlprodukte zu uns nehmen, die außer Kalorien keine lebensnotwendigen Nährstoffe mehr enthalten, wird der Überschuss in Fett umgewandelt und am Bauch oder an den Hüften eingelagert. (Deshalb bitte darauf achten: Der Kohlenhydratanteil sollte nur maximal 50 Prozent Ihres täglichen Nahrungsbedarfs decken!)

Vollkorn ist ideal

Langkettige Kohlenhydrate im Vollkorngetreide oder -reis sind für das Fettprogramm deshalb wesentlich, weil sie den Insulinspiegel niedrig halten und somit verhindern, dass der Körper Fett speichert. Hinzu kommt, dass ein gutes Stück Vollkornbrot mit ganzen Körnern außer

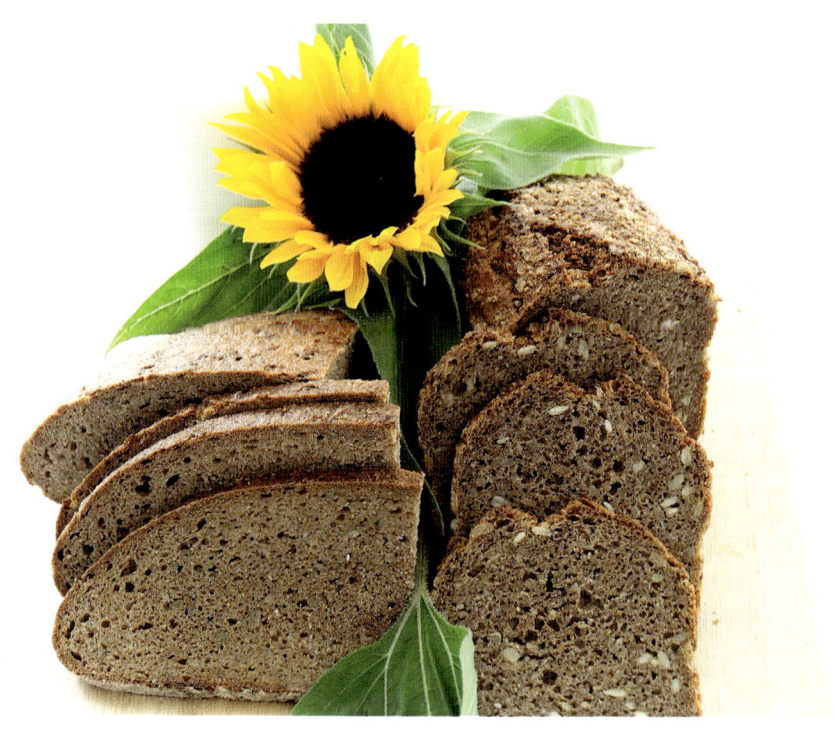

Ballaststoffen jede Menge Proteine und Mineralien enthält, ganz im Gegensatz zum hellen Feinbrot aus gemahlenem Weißmehl. Damit kann unser Körper kaum etwas anfangen und packt es sofort in seine Fettdepots.

TIPP: Weißbrot muss unbedingt sein? Dann bitte nicht gleichzeitig zur Hauptmahlzeit essen, sondern hinterher. Damit erreichen Sie, dass die Kohlenhydrate nur allmählich ins Blut gelangen und nicht gleich wie ein Zucker-Tsunami die Blutbahnen überschwemmen.

Vollkornreis, wie der rote Reis, schmeckt herrlich nussig und enthält noch alle wertvollen Inhaltsstoffe. Für die Set-Point-Abnehmphase II ist Reis ideal, da er leicht verträglich ist und die verschiedensten Booster-Gewürze perfekt aufnimmt.

Platz 6: Wasser

Ein wahres Abnehmgeheimnis ist Wasser! Wasser hat keine Kalorien, macht satt und spült die Pfunde weg! Das Beste daran: Es nimmt den Appetit. Außerdem muss der Körper einige Kalorien aufbringen, um das Wasser auf Körpertemperatur zu erwärmen. Das treibt den Stoffwechsel zusätzlich an. Acht Gläser kaltes Wasser, gut über den Tag verteilt und zügig getrunken, nicht geschlürft, kosten den Körper etwa 25 Kilokalorien pro Glas.

Warum Wassermangel dick macht

Leider trinken wir alle viel zu wenig Wasser. Chronischer Wassermangel macht aber müde und hungrig. Sie haben richtig verstanden: hungrig! Scheinbar ein Paradox. Was hat Wasser mit Essen zu tun? Menschen, die sich das Wassertrinken abgewöhnt haben, versuchen unbewusst über zusätzliche Nahrung ihren Flüssigkeits-

Kaffee gegen Zucker

● Allen Gerüchten zum Trotz: Kaffee ist gesund! Kaffee ist sogar zu einem echten Gesundheitsgetränk avanciert. Alte Geschichten, nach denen Kaffee dem Körper Wasser entzieht, sind längst passé. Deshalb muss auch niemand Angst vor Austrocknung haben. Kaffee regt lediglich den Harndrang an, was uns öfter zur Toilette treibt. Kaffee erhöht die Fettverbrennung und lässt den Blutdruck ansteigen. Das macht wach, und wir verbrauchen deshalb mehr Energien. Neueste Untersuchungen haben Folgendes ergeben: Wer etwa drei oder vier Tassen Kaffee täglich trinkt, senkt das Risiko, an Diabetes Typ 2 zu erkranken, um ein Viertel gegenüber Abstinenzlern. Das betrifft übrigens auch koffeinfreien Kaffee. Noch ein **TIPP:** Machen Sie es wie die Italiener und trinken Sie einen Espresso nach dem Essen! Morgens sind bis zu drei Tassen Kaffee erlaubt. Danach steigen Sie bitte auf Tee um, wenn Sie möchten.

bedarf abzudecken. Wenn sie zusätzlich auch noch Fast-Food wie Fischstäbchen und Chips verspeisen, die nicht einen Hauch von Wasser enthalten, dafür aber umso mehr Salz, trocknet der Körper aus.

Viele trinken statt Wasser unterkalorische Diätgetränke wie Cola oder Energie-Drinks, die Außerdem noch in dringendem Verdacht stehen, Krebs zu verursachen. Zudem treiben sie den Zuckerspiegel rasant in die Höhe.

Perfekte Hungerkiller

Mixen Sie sich Ihren persönlichen Schlankdrink. Fügen Sie Ihrem Mineralwasser frisch geriebenen Ingwer hinzu, der mobilisiert die Magen- und Darmfunktion. Einige Spritzer Limettensaft regen den Zellstoffwechsel an und fördern die Verdauung. Minze nimmt den Hunger und regt den Fettstoffwechsel über die Galle an. Oder machen Sie es wie die Models. Sie haben immer eine kleine Flasche mit sehr gut gekühltem stillem Wasser bei sich. Es beruhigt den Magen, spült die Nieren und macht die Haut zart und geschmeidig. Und Sie können damit Ihren Hunger auf moderate Weise im Zaum halten. Nutzen Sie diesen Effekt besonders abends beim Fernsehen. Und nachts? Es reicht schon ein Trinkglas, um nächtliche Hungerattacken zu vertreiben.

Platz 7: Essenzielle Fettsäuren

Damit das Fettprogramm fehlerfrei funktioniert, braucht der Mensch vor allem essenzielle Fettsäuren. Allein unser Gehirn besteht zu zwei Dritteln aus Fettsäuren! Ohne sie würde die Zelle keine Hülle haben. Ohne Hülle gäbe es keine Kommunikation zwischen den Nervenzellen. Und ohne sie gäbe es kein Denken, Empfinden oder bewusstes Handeln. Essenzielle Fettsäuren halten die Membran der Hirnzellen so biegsam und geschmeidig wie einen Luftballon. Dadurch bleibt die elektrische Leitfähigkeit in den Nervenzellen erhalten, mit positiven Auswirkungen auf unsere kognitiven Fähigkeiten. Dann denken wir wie geschmiert, und unsere Stimmung steigt. Bei überwiegendem Verzehr tierischer,

Extra Gute Öle, böse Öle?

Vorsicht! Industriell hergestellte Nahrungsmittel enthalten Öle mit minderwertigen Omega-6-Fettsäuren. Dazu gehören die Transfettsäuren, die bei der Härtung von Pflanzenölen entstehen. Sie haben eine verheerende Wirkung auf das Fettprogramm.

Besonders gefährdet sind die Liebhaber von Fast-Food-Produkten wie Backwaren, Chips, Pommes, Fertiggerichten, Süßigkeiten und Instantsuppen. Die Transfettsäuren verursachen Entzündungsreaktionen. Wer zu viel davon isst, riskiert, dass seine Gefäße mit „bösem" Cholesterin verstopft werden. Mögliche Folgen: Herz-Kreislauferkrankungen oder Gefäßverschluss. Wer also sein Fleisch in Olivenöl oder Rapsöl anbrät, muss damit rechnen, dass die Omega-3-Fettsäuren in Transfettsäuren übergehen. Ich empfehle deshalb schonende Garmethoden unter 130 Grad Celsius. So können Sie zum Beispiel Fischfilets im Dampftopf garen oder in gewürzter Flüssigkeit pochieren. Das bedeutet: Sie lassen sie bei etwa 90 Grad Celsius langsam gar ziehen.

TIPP: Sogenannte „High-Olec-Öle" aus Sonnenblumen- oder Distelöl eignen sich am besten zum Braten und Frittieren.

gesättigter Fettsäuren dagegen werden unsere Hirnzellen im Laufe der Zeit unelastisch wie Butter, die bei warmer Temperatur fest und ranzig wird. Folge: Die Zellen verschließen sich gegen Leptin und Insulin, und das Fettprogramm wird vom Körper hochgefahren.

Die Omega-3-Fettsäuren haben eine harmonisierende Wirkung auf das limbische System und somit auch auf die Amygdala. Sie erinnern sich? Ist die Amygdala beruhigt, wird auch das Fettprogramm nicht aktiviert. Man spricht den Omega-3-Fettsäuren sogar einen Schlankeffekt zu: Mäuse, die zusätzlich zum Futter Omega-3-Fettsäuren zu fressen bekamen, nahmen um 25 Prozent mehr ab als ihre Artgenossen, die ohne den täglichen Nahrungszusatz auskommen mussten. Dann wäre das doch für uns die beste Möglichkeit, um mit vielen ungesättigten Fettsäuren in kürzester Zeit abzunehmen? Wohl kaum, wie sich leider herausstellt.

Schlank mit Omega-3-Fettsäuren?

Da unser Körper die essenziellen Fettsäuren nicht selbst herstellen kann, müssen wir sie mit unserer Nahrung aufnehmen. Sie sind in den „guten" Ölen wie Lein-, Raps- und Walnussöl sowie in den Kaltwasserfischen aus dem Atlantik wie der Makrele enthalten. Daneben finden sie sich in Speiseölen, Walnüssen oder im Brokkoli.

Inzwischen werden Omega-3-Fettsäuren als wahres Wundermittel gepriesen. Nicht nur, dass sie schlank machen, sie sollen gegen Alzheimer, Herz-Kreislauferkrankungen und Depressionen wirken und unsere Verstandeskraft stärken. Außerdem versprechen sich manche Fachleute von ihnen eine heilende Wirkung gegen Tumore. Mittlerweile werden sie allen möglichen Nahrungsmitteln wie Fischstäb-

chen, Speiseölen oder sogar der Babynahrung künstlich zugesetzt. Und wem es immer noch nicht reicht, der kann sie zusätzlich als Kapsel einnehmen. Doch nicht überall, wo „gesund" draufsteht, muss auch „gesund" drin sein. Das Bundesinstitut für Risikobewertung hat inzwischen Höchstwerte für Omega-3-Fettsäuren aus Fischöl festgesetzt. Grund: Zu viel davon kann zur Schwächung des Immunsystems führen oder sogar innere Blutungen verursachen.

Bei Kindern könnte die Gefahr bestehen, dass sich ihr Blutdruck erhöht und sie im späteren Leben übergewichtig werden. Und was ist mit der angeblich positiven Wirkung der Omega-3-Fettsäuren auf unser Herz?

Furanfettsäuren putzen Gefäße

Warum bekommen die Inuits in Alaska so selten einen Herzinfarkt? Es liegt am täglichen Fischverzehr. Fische enthalten viel Omega-3-Fettsäuren. „Falsch!", sagt Prof. Spiteller von der Universität Bayreuth. Seiner Ansicht nach sind es nicht die Omega-3-Fettsäuren, die die Gefäße sauber halten, sondern die sogenannten Furanfettsäuren. Sie kommen im Leberfett der Fische wie Makrele, Thunfisch und Lachs in geringen Spuren vor. Allerdings bilden sie die Furanfettsäuren auch nicht selbst, sondern sie nehmen sie mit Algen wie Wakame und Kombu auf.

Die Verwirrung ist groß. Doch eines scheint sicher. Es kommt wieder einmal auf die Dosis an. Zu viele ungesättigte Omega-3-Fettsäuren sind schädlich. Am besten, Sie halten sich an die Set-Point-Küche: ein- bis zweimal wöchentlich Fisch, jeden Tag eine Handvoll Walnüsse, zwischendurch eine Mahlzeit mit Brokkoli, und Ihr täglicher Bedarf sowohl an Omega-3-Fettsäuren als auch an Furanfettsäuren ist abgedeckt.

Die Set-Point-Ab-nehmphasen I und II

In der Abnehmphase I stellen Sie Ihre Ernährung auf die Set-Point-Küche um und streben Ihr Wunschgewicht an. Das kann, je nach Ausgangsgewicht, unterschiedlich lange dauern. Haben Sie Ihr Zielgewicht erreicht, hat Ihr Körper aber noch längst nicht den neuen Set-Point verankert. Dazu müssen Sie ihm genügend Zeit lassen. Erst in der Abnehmphase II geben Sie Ihrem Körper die Möglichkeit, das erreichte Wunschgewicht als sein Idealgewicht zu „begreifen" und als neuen Set-Point zu etablieren. Ihr Körper bestimmt Ihr Gewicht und nicht Sie! Bringen Sie ihn dazu, es neu zu bestimmen!

Die Set-Point-Abnehmphase I

In der ersten Abnehmphase geht es zunächst darum, dass Sie Ihr Fettprogramm mit der neuen Ernährungs- und Lebensweise herunterfahren. Das sollte sich so weit auswirken, dass Sie vom Gewicht her den Tipping-Point unterschreiten. Erst dann können Sie davon ausgehen, dass Sie sicher aus der Gefahrenzone herauskommen, die ansonsten zur weiteren Gewichtszunahme führen könnte. – Sie erinnern sich? Der Tipping-Point ist der Kipppunkt, von dem an eine Rückkehr zum Normalgewicht immer schwieriger wird, sobald wir ihn überschritten haben. Die Geschwindigkeit, mit der wir in Richtung Übergewicht treiben, wird dann

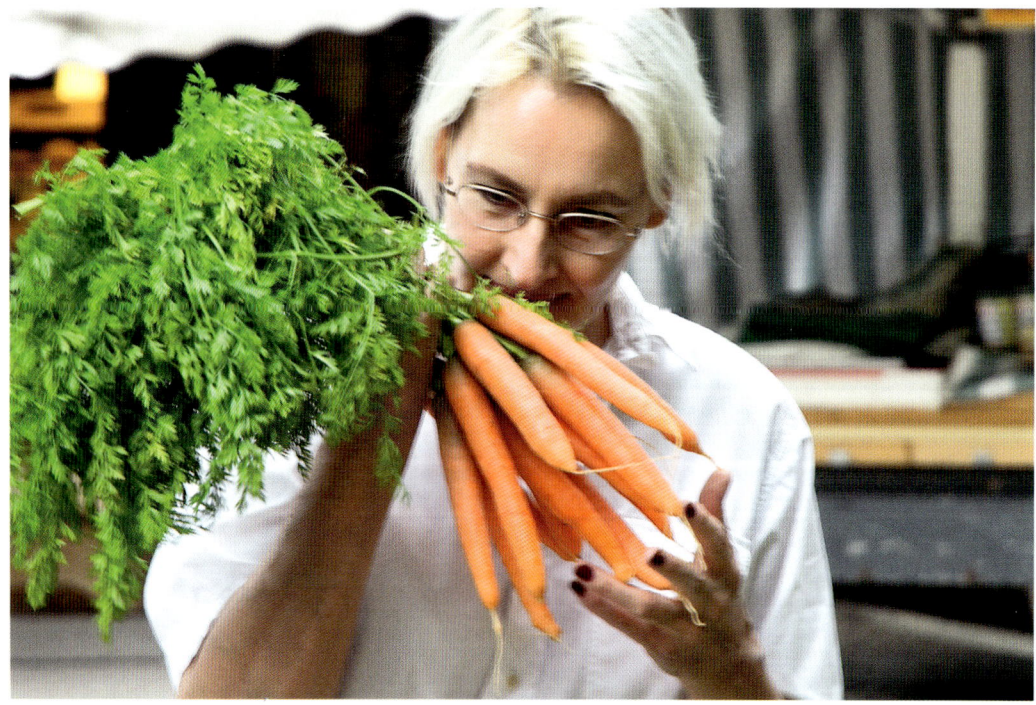

immer schneller. Dass Sie den Tipping-Point unterschritten haben, merken Sie an folgenden Veränderungen:

- Sie sind um einige Kilos erleichtert.
- Das Thema Essen beherrscht Sie nicht mehr. Sie können ganz entspannt damit umgehen.
- Es fällt Ihnen leicht, Gelüsten zu widerstehen.
- Sie bevorzugen immer öfter gesunde und leckere Gerichte aus der Set-Point-Küche, weil Ihr Körper danach verlangt.

Haben Sie Ihr Zielgewicht während der Abnehmphase I erreicht, gehen Sie über zur Abnehmphase II!

Bleiben Sie dynamisch!

Während der Set-Point-Abnehmphase I steuern Sie auf den Set-Point I zu, der entsprechend der BMI Tabelle (siehe Seite 17) bei Frauen zwischen 19 und 23 liegt und bei Männern zwischen 20 und 24. Sind Sie größer als 1,90 Meter oder sind Sie stark mit Muskeln bepackt? Dann dürfte Ihr Set-Point I bei einem BMI zwischen 20 und 25 liegen!

Wie schon oben erwähnt, ist der BMI nicht allesentscheidend! Er ist im Grunde nur eine Zahl, die aber nichts über Ihr persönliches Befinden aussagt. Entscheidend ist, dass Sie merken: „Aha, jetzt ist es soweit, dass ich in die Abnehmphase II übergehen kann. Ich habe mein Wunschgewicht erreicht. Und damit bin ich zufrieden." Und auch das ist kein eindeutiger Anhaltspunkt. „Schlank nach dem Set-Point-Prinzip" ist ein dynamisches Prinzip. Das heißt: Sie wissen, dass Ihr Gewicht immer Schwankungen unterliegen wird. Schon eine vorübergehende Periode mit Anspannung und Stress kann dazu beitragen, dass das Essen bei

Wann stellt das Fettprogramm den Set-Point neu ein?

- Durchhalten ist alles! Ihr Körper braucht Zeit, um sich auf den neuen Set-Point umzustellen! Geben Sie ihm dafür mindestens 6 bis 12 Monate! Erst dann wird er bereit sein, den neuen Set-Point als sein Idealgewicht fest zu verankern. (Ich möchte daran erinnern, ein Exraucher braucht 1 bis 2 Jahre, um von seiner Abhängigkeit endgültig loszukommen.) Ansonsten, sollten Sie vorzeitig die Set-Point-Küche abbrechen, müssen Sie davon ausgehen, dass der Körper schnell zu seinem Ausgangsgewicht zurückkehrt oder sogar noch mehr Pfunde zulegt als zuvor (Jo-Jo-Effekt!).

Ihnen ganz anders anschlägt als zu „normalen" Zeiten. Deshalb sollten Sie Ihr Gewicht alle 2 Tage kontrollieren. Damit trainieren Sie sich kein zwanghaftes Essverhalten an, sondern schärfen Ihre Aufmerksamkeit für Ihre Lebensweise. „Was hat mich bewogen, die letzten Tage über die Stränge zu schlagen? Warum habe ich ständig Appetit auf Süßes?" Mit solchen Fragen machen Sie sich Ihre kulinarischen Abhängigkeiten bewusst. Erst dann können Sie sich von ihnen lösen.

Kochen nach dem Baukastenprinzip

In der Abnehmphase I entwickeln Sie ein neues Essgefühl. Sie gehen langsam dazu über, von nährstoffarmen, hochkalorischen Industrieprodukten abzulassen, mit denen Sie Ihr Fettprogramm wie ein Backpulver in die Höhe getrieben haben. Sie werden entwöhnt von Süßigkeiten, Pizza, Spätzle & Co.

Sie lernen jetzt leicht zuzubereitende Gerichte mit einfachen, aber effektiven Kochtricks kennen. Um Ihnen den Einstieg in diese Ernährungsweise zu erleichtern, sind die Rezepte nach dem Baukastenprinzip zusammengestellt. Sie finden gesonderte Kapitel für Top-Beilagen sowie Extras für Saucen, Dips und Vinaigrettes. Danach können Sie sich ganz einfach Ihr Essen zusammenstellen, je nachdem, was Sie gerade im Kühlschrank vorfinden. Sollten Sie einmal einer Esssünde aus fremden Küchen erliegen – keine Angst! Deshalb werden Sie nicht gleich rückfällig. Kehren Sie danach ein-

fach wieder zu Ihrer Set-Point-Küche zurück. Veränderungen mögen auf den ersten Blick unbequem erscheinen, weil sie ungewohnt sind. Das ist bei der Set-Point-Küche nicht der Fall! Es gibt ganz simple Zubereitungsarten, die Ihnen das Kochleben ungemein erleichtern. Ich helfe Ihnen dabei!

Zucker – für immer tabu?

Zucker an sich ist in Ordnung. Deshalb soll die süße Lust keineswegs verteufelt werden. Nur zu viel davon ist schlecht. Ist die Nascherei zur Gewohnheit geworden, ist die damit erreichte gute Laune schnell mit einigen Pfunden zu viel bezahlt. Deshalb gehört zur Abnehmphase I eine 14-tägige Entzugsphase von süßem Junkfood, Eiscremes und Gebäck! Sie werden

Extra Ricardas Gelüste

Ricarda (44) war zu einer Entschlackungs- und Abnehmkur in Indien gewesen. Mit ayurvedischer Kost hatte sie in drei Wochen fünf Kilogramm abgenommen! Doch zurück in Deutschland hatte sie nach 17 Tagen bereits wieder drei Kilogramm zugenommen. Was war passiert?

Mit der Radikalumstellung auf ayurvedische Kost hatte Ricardas Körper das Fettprogramm heruntergefahren. Deshalb nahm sie ab. Zurück in Deutschland war sie aber noch nicht soweit, dass sie alten Gelüsten hätte widerstehen können. Ihr Set-Point II lag noch immer oberhalb vom Tipping-Point. Mit Schweinebraten & Co. heizte sie nun wieder ihr Fett-

programm an. Hinzu kommt, dass sie in ihren alten Lebensstil zurückfiel. Sie fühlte sich oft gestresst und einsam.

Wie hätte Ricarda, zurück in Deutschland, reagieren sollen? Zunächst hätte sie ihre Meditationsübungen oder Yoga fortsetzen können. Außerdem hätte Sie an der Ernährungsumstellung weiterhin festhalten müssen. Und da bekanntlich der Abnehmerfolg motiviert, hätte sie dann wahrscheinlich noch einen Tanzkurs besucht und jemanden kennengelernt. Alles in allem hätte sie ihrem Körper das Gefühl von innerer Sicherheit und Stärke gegeben, sodass er keinen Anlass gehabt hätte, aus vermeintlicher Hungersnot an den Kilos festzuhalten.

sehen, danach fühlen Sie sich frischer, entspannter und wacher als in den zuckersüßen Zeiten davor. Schalten Sie die Entzugsphase immer wieder ein, sobald Sie drohen, den Süßigkeiten zu verfallen.

Und so sollten Sie vorgehen:

- Früchte und Honig bitte in dieser Zeit komplett meiden! Sie heizen nur die Sucht nach Süßem an.
- Zuckerersatzstoffe sind grundsätzlich tabu! Sie verfälschen das Geschmacksempfinden, heizen den Appetit an und schüren die Zuckersucht. An der Purdue Universität in West Lafayette, USA, konnte man feststellen, dass Nagetiere, die süßstoffhaltigen Joghurt bekamen, stärker zunahmen als ihre Artgenossen, denen Joghurt mit normalem Zucker verabreicht wurde.
- Zum Süßen von Kaffee & Co. beschränken Sie sich auf ein Mindestmaß von ein bis zwei Päckchen Zuckeraustauschstoffen pro Tag. Noch besser, Sie lassen sie ganz weg.
- Diätgetränke: In den ersten 14 Tagen ganz darauf verzichten! Danach sind ein bis zwei normale Trinkgläser pro Tag erlaubt.
- Als ausgemachter Zuckerjunkie proben Sie am besten den „kalten Entzug": Alles Süße muss aus Ihrer Umgebung radikal verbannt werden. Nach 14 Tagen sollten Sie bereits in der Lage sein, freiwillig und ohne Mühe auf zuckerhaltige Nahrungsmittel zu verzichten.
- **TIPP:** Beachten Sie unbedingt die Kalorienzahl auf der Tafel Schokolade oder dem Müsliriegel und fragen Sie sich, ob Sie das, was Sie so hübsch bunt und lecker anlacht, auch wirklich essen möchten.

Was ist anders geworden?

- Sie haben mehrere Kilos abgenommen. Sie fühlen sich körperlich leicht und fit. Nichts schwabbelt mehr. Die Kleidung von früher passt wie angegossen. Sie verspüren wieder neue Kraft, weil Ihr Körper von altem Ballast befreit ist.

- Sie brauchen nicht mehr all das fette, süße Zeug, was dick macht. Sie haben Spaß an einer gesunden, farbenfrohen, frischen Ernährung.

- Sie steigen spürbar leichter die Treppen hoch, ohne dass Ihnen gleich die Puste ausgeht. Nach einer Anstrengung beruhigt sich Ihr Herz schnell wieder.

- Sie fühlen sich psychisch wohl, denn Sie haben ein Gefühl von Freiheit und Unabhängigkeit gewonnen. Sie bestimmen selbst, was, wann und wo Sie essen. Ihre Tatkraft und Motivation sind gestiegen.

- Sie haben Lust, selbst Neues auszuprobieren und kreativ zu sein. Überhaupt haben Sie einen gemächlicheren Gang in Ihrem neuen Leben eingelegt, ohne sich bei jeder Gelegenheit zu stressen.

- Sie haben Lust, sich körperlich zu bewegen. Sie unternehmen mehr als früher. Deshalb achten Sie nicht mehr darauf, ob Sie hungrig sind oder nicht. Andere Dinge sind wichtiger geworden, als immer nur zu essen.

- Ihr Aussehen hat sich verjüngt, Ihre Gesichtshaut ist deutlich straffer und glatter geworden.

Lebensmittel in der Abnehmphase I

Salate und Gemüse

Blattsalate
Sprossen
Algen
Grüne Bohnen
Karotten
Blumenkohl
Brokkoli
Chinakohl
Grünkohl
Weißkohl
Kürbis
Lauch
Mangold
Paprika
Petersilienwurzel
Spargel
Spinat
Staudensellerie
Tomaten
Topinambur
Pilze
Zucchini
Zwiebeln

Früchte

Äpfel
Ananas
Aprikosen
Birnen
Feigen
Grapefruit
Granatapfel
Mandarinen

Melonen
Limetten
Mandarinen
Mango
Mirabellen
Kirschen
Orangen
Pampelmuse
Papaya
Pfirsiche
Zitronen
Brombeeren
Himbeeren
Johannisbeeren
Erdbeeren
Fliederbeeren
Cranberries

Fisch

Alaskaseelachs
Dorade
Lachsforelle
Heilbutt
Wildlachs
Makrele
Rotbarsch
Rotbarbe
Sardinen
Tilapiafilet
Viktoriabarsch
Wells
Wolfsbarsch
Zander

Meeresfrüchte

Jakobsmuscheln
Garnelen
Krabben
Krebse
Tintenfische
Langusten
Hummer

Fleisch

Huhn
Pute
Kaninchenfilet
Lammsteak
Lammlende
Lammrücken
Lammfilet
Rindersteak
Rinderfilet
Roastbeef

Schinken: mager
Tartar
Schweinefilet
Flugentenbrust: mager

Milch- & Eiweißprodukte

Butter
Buttermilch
Eier
Hartkäse
Feta
Kefir
Sojamilch
Joghurt
(hausgemacht)
Sojajoghurt
Quark
Tofu, klassisch
Seidentofu

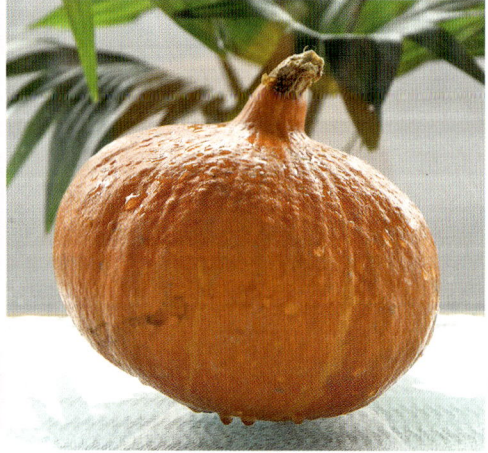

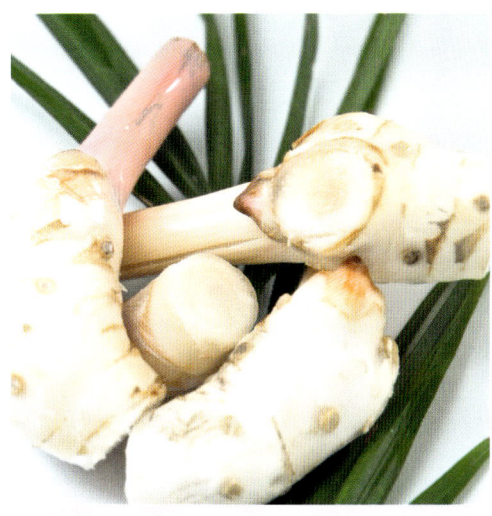

Wein
Sojasauce
Zitrusfrüchte

Ahornsirup
Honig
Rohrzucker

Außerdem

Oliven
Sardellen
Tomaten
Kürbiskerne
Pinienkerne
Walnüsse
Kichererbsenmehl
Buchweizenmehl

Durstlöscher

Lassi
Mineralwasser
Säfte: gepresst
Smoothies,
hausgemacht
Tee
Ingwertee
Kräutertees

Brotsortiment

Vollkornknäckebrot
Pumpernickel
Vollkornbrot
Vollkornbrötchen
Vollkorntoast
Ciabatta

Kräuter, Gewürz-knollen & Gewürze

Basilikum
Bärlauch
Cayennepfeffer
Chilis
Curry
Galgant
Ingwer, frisch
Kaffirlimettenblätter
Koriander
Kreuzkümmel
Kümmel
Meersalz
Minze: frisch
Oregano
Pfeffer
Peperonis: frisch
Petersilie
Rosmarin
Salbei

Schnittlauch
Thymian
Zitronengras
Zimt

Speiseöle & Essig

Olivenöl, kaltgepresst
Walnussöl
Haselnussöl
Kürbiskernöl
Traubenkernöl
Leinöl
Rapsöl
Fruchtessig
Weinessig
Balsamicoessig

Zum Aromatisieren

Kapern
Kokosmilch

Wie oft?

● **Fisch vom Wildfang**	(2-3 x pro Woche)
● **Weißes Fleisch**	(2-3 x pro Woche)
● **Rotes Fleisch**	(1 x pro Monat)
● **Feta**	(1 x pro Woche)
● **Butter: dünn**	(nur zum Frühstück)
● **Vollkorntoast**	(nur zum Frühstück)
● **Ciabatta**	(1 x pro Woche)

Die Set-Point-Abnehmphase II

Jetzt geht es darum, dass Ihr Körper das erreichte Zielgewicht akzeptiert und es aufgrund Ihrer Ernährungs- und Lebensweise dauerhaft als neues Set-Point-Gewicht festlegt. Die Set-Point-Abnehmphase II sollte ein Leben lang anhalten! Das klingt zwar paradox, denn eine Phase, als ein zeitlich begrenzter Abschnitt, sollte irgendwann beendet sein. Doch Sie sollten sich stets bewusst sein, dass diese Phase jederzeit beendet sein kann, sobald Sie in alte Essgewohnheiten zurückfallen. Der Erfolg der Abnehmphase II hängt allein von Ihrer Lebenseinstellung und Ihrer Lebensweise ab. Aus diesem Grunde wird die Set-Point-Abnehmphase II dauerhaft zu Ihrem Lebensstil dazugehören.

Wann habe ich die Abnehmphase II erreicht?

Typisch für die Abnehmphase II ist, sobald Sie feststellen: „Ich werde schon total ungeduldig, wenn ich merke, dass mir etwas fehlt. Ich brauche einfach mein frisches Gemüse, mein Powersüppchen am Abend, toll gewürzte Saucen und ein- oder zweimal frischen Fisch in der Woche. Das muss einfach sein!" Jetzt sind Sie soweit, dass Sie nur noch äußerst selten das Gefühl haben, auf Liebgewonnenes verzichten zu müssen. Ein Exraucher vermisst auch irgendwann seine Zigaretten nicht mehr. Er will sie nicht mehr und er braucht sie nicht mehr. Er weiß, es gibt Besseres. Ihnen ergeht es jetzt mit Ihren alten Gewohnheiten genauso! Sie wissen, es gibt Besseres! Deshalb ist das Abnehmen auch für Sie als Hauptziel in den Hintergrund getreten. Ab jetzt essen Sie nämlich so und nie mehr anders, weil Sie Lust an der leckeren Set-Point- Küche haben. Sie sind für die Stimme Ihres Körpers sensibel geworden und hören deshalb immer öfter auf sie. Und das ist gut so, denn Ihr Körper ist äußerst intelligent. Er weiß sehr wohl, Gutes von weniger Gutem zu unterscheiden. Deshalb freut er sich über das, was er jetzt bekommt, und Sie auch.

Sie werden zudem feststellen, dass Sie für andere Menschen zum Vorbild geworden sind. Sie werden bewundert, weil Sie mit Ihrer neuen Lebensweise und Ihrer tollen Figur demonstrieren, dass Sie kritisch mit dem Lebensmittelangebot umgehen und Sie sich nur das heraussuchen, von dem Sie wissen, dass es für Sie von Vorteil ist. Sie sind zum Genießer geworden, und das merken Ihre Mitmenschen. Da fragt jeder gleich nach: „Was hast du dir denn da Tolles zubereitet?"

Wohlfühlen und genießen

Sie werden sich einige mehr oder weniger unauffällige positive Gewohnheiten zugelegt haben. Aber es sind gerade die kleinen Veränderungen, die den Wandel erkennbar werden lassen. Wahrscheinlich stehen Sie morgens eine halbe Stunde früher auf, um Ihr Frühstück in Ruhe genießen zu können, oder Sie schalten den Fernseher beim Abendessen ganz selbstverständlich ab, um Ihrer Kreativität und dem Spaß am Kochen freien Lauf zu lassen. Sie werden schon bald auf Säfte aus dem Supermarktregal verzichten und sie stattdessen lieber selbst herstellen. Das Zauberwort heißt ab jetzt: Wohlfühlgefühl. Genießen Sie es! Sie wissen jetzt selbst, was das Beste für Sie ist und dass Sie es sich verdient haben. Bleiben Sie dran!

Sie sind stolz auf sich, weil Sie verkünden können, dass Ihr BMI gesunken ist. Denn er liegt jetzt für Sie zwischen 19 und 23 (Frau) und zwischen 20 bis 24 (Mann). Aber bitte, starren Sie nicht unentwegt auf Ihren BMI. Achten Sie zuallererst darauf, wie zufrieden Sie mit sich selbst sind. Da kann ein BMI von 25 schon ein riesiges Erfolgserlebnis sein.

In der Auswahl und Zusammenstellung Ihrer Speisen werden Sie kreativer und bewusster werden als zuvor. Sie wissen jetzt, welche Gerichte Sie wann bevorzugen. Vielleicht sind Sie der Typ, der am Abend lieber eine geschmackvolle Powersuppe genießen möchte anstelle von einem deftigen Salat. Vielleicht wollen Sie morgens lieber einen starken Pfefferminztee mit einem Schuss Zitrone statt Kaffee. Mit der Set-Point- Küche haben Sie die Auswahl. Und ist sie Ihnen erst einmal in „Fleisch und Blut" übergegangen, wird sie sich auch im Epigenom Ihrer Körperzellen verankern. Dann wird Ihr Set-Point ganz schnell sinken, sodass Sie ihn leicht dort halten können, wo er hingehört – bei Ihrem Idealgewicht!

Lebensmittel der Abnehmphase II

Abnehmphase I zuzüglich:

Obst & Gemüse

Avocados

Bananen

Süßkartoffeln

Kartoffeln
(2 x pro Monat)

Reis und Nudeln

Basmati
(1 x pro Woche)

Buchweizennudeln (Soba)

Vollkornnudeln

Nudeln aus Hartweizengrieß
(1x pro Monat)

Couscous

Hülsenfrüchte

Hülsenfrüchte
(2 x pro Woche)

frisch zubereitet – nicht aus der Dose!

getrocknete Bohnenkerne

Linsen

Kichererbsen

Naschereien (gelegentlich!)

Schwarze Schokolade (70%)

Vollkorngebäck

Eiscreme (2 Kugeln)

Trockenobst

Joghurt-Kokosmilch-Shake

Quarkdesserts

Rezepte der Abnehmphase I

Rezepte der Abnehmphase II*

* Die Rezepte der Abnehmphase II beinhalten auch die Rezepte der Abnehmphase I.

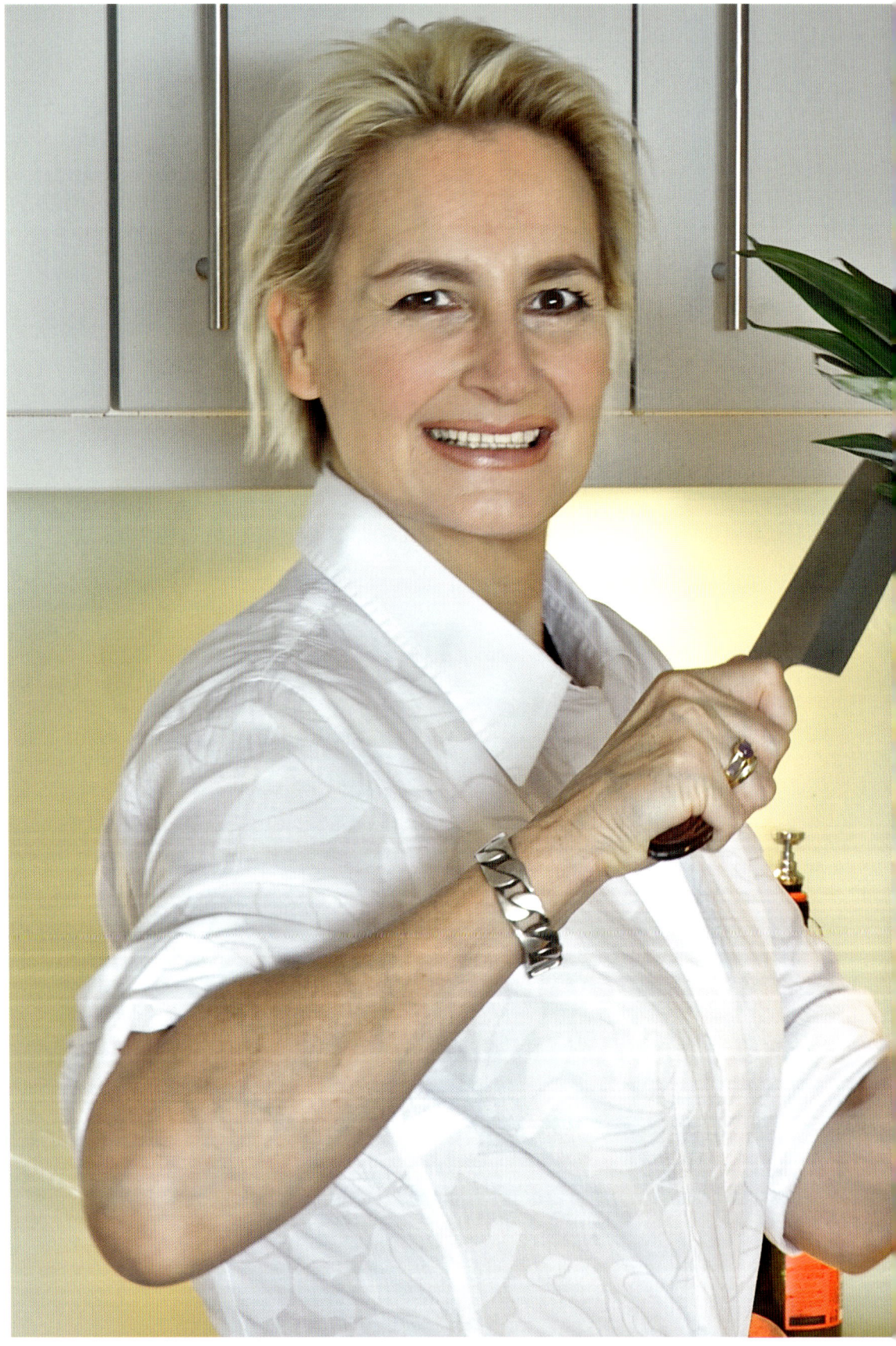

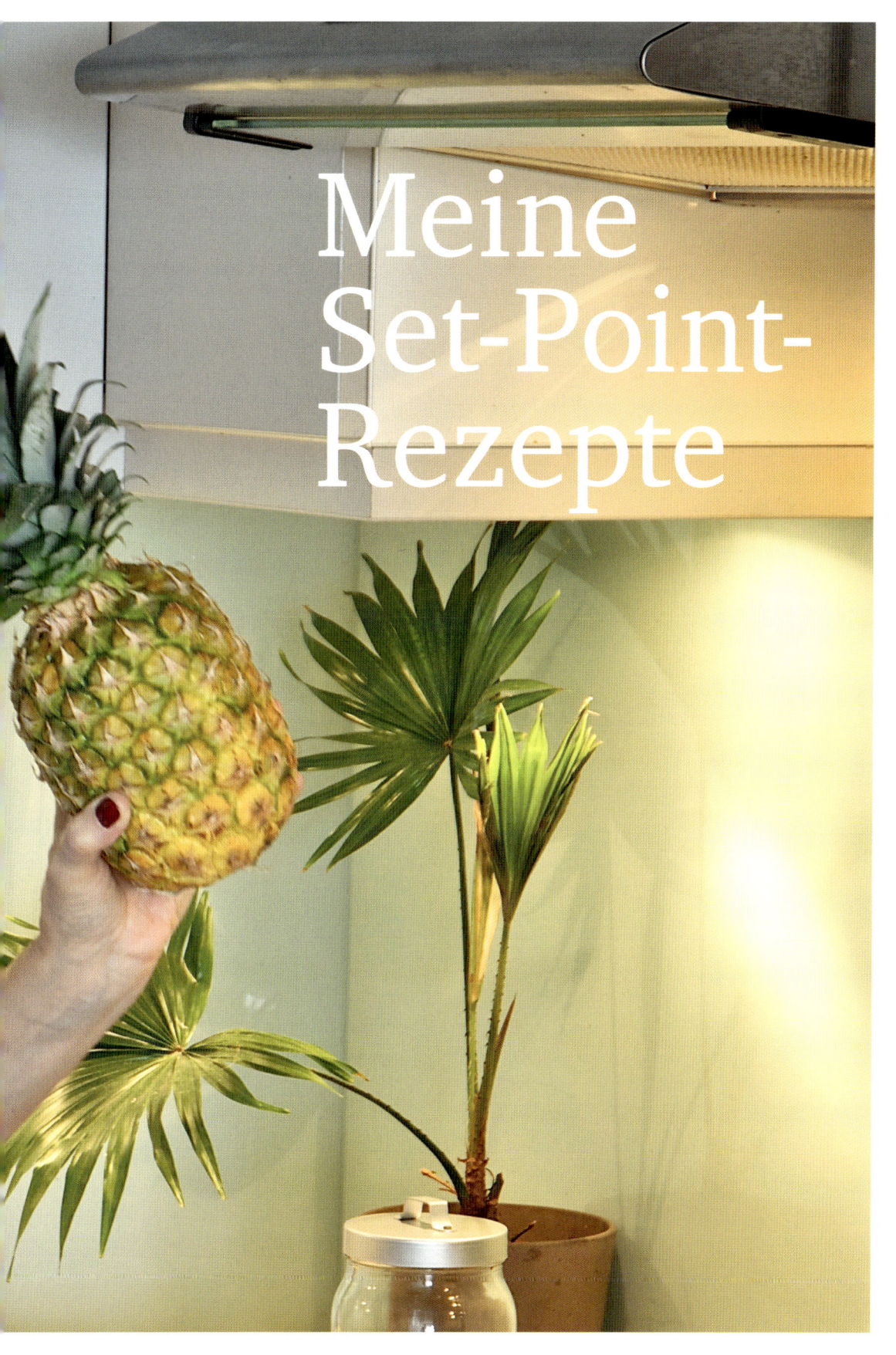

Meine Set-Point-Rezepte

Blitz-

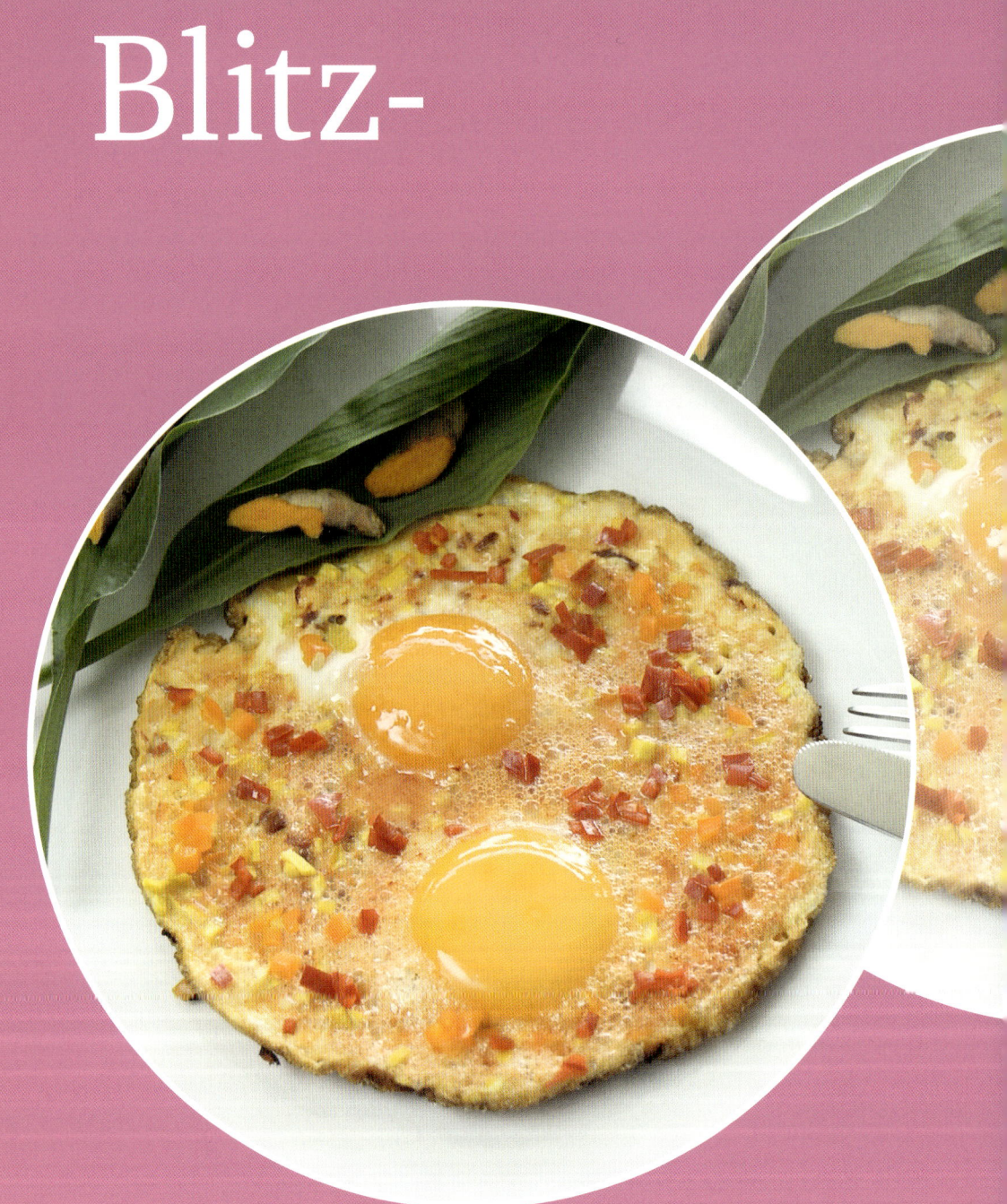

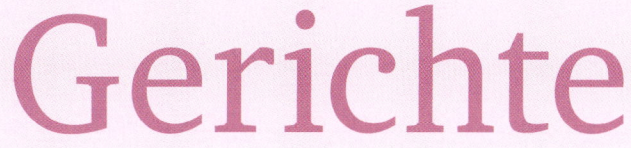

Gerichte

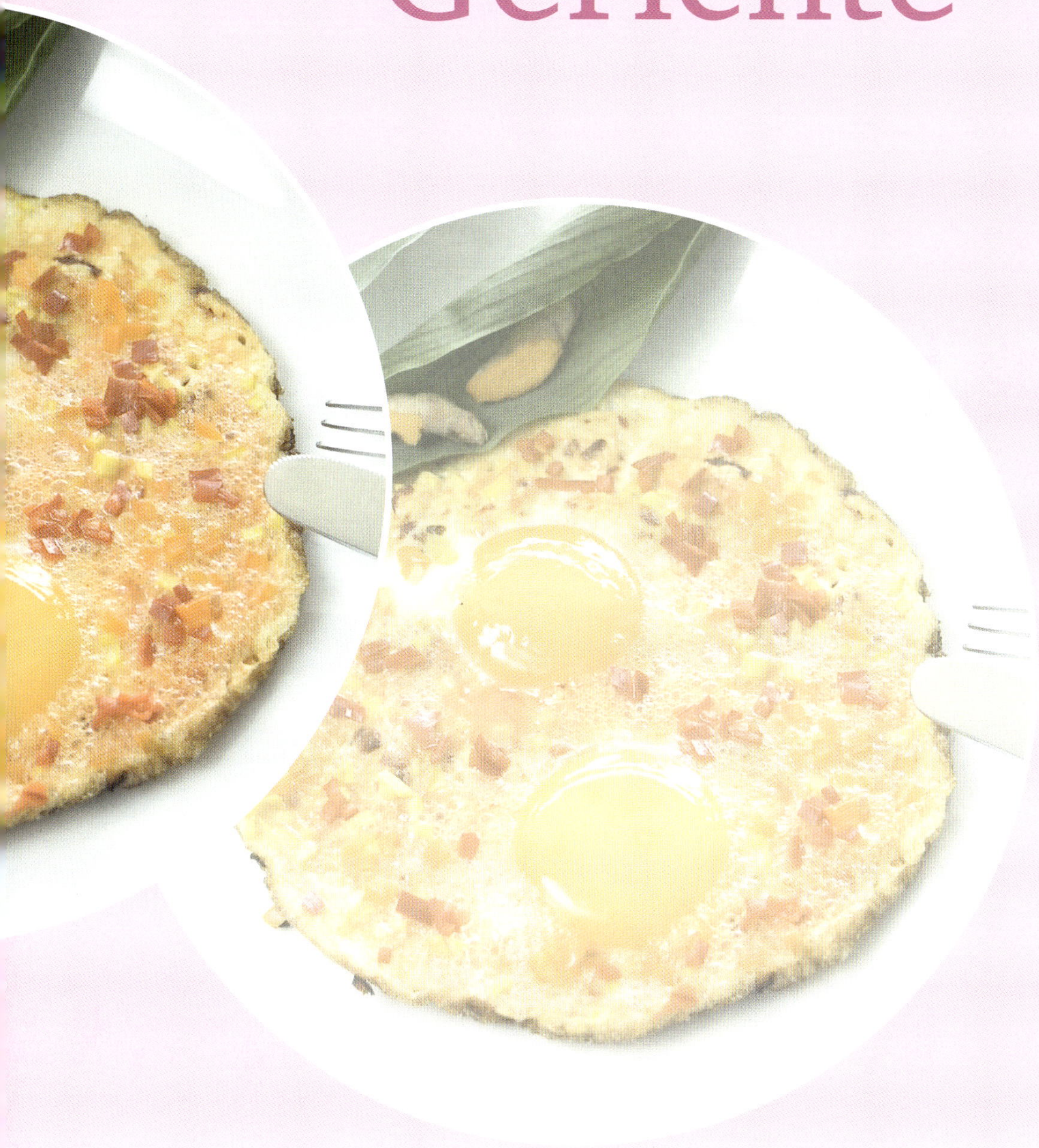

Frühstück & Snacks

Müsli mit Erdbeeren

12 frische Erdbeeren
1 EL Zucker
1/2 Apfel
3–4 EL 5-Korn-Müsli
1 EL Leinsamen
150 g Naturjoghurt
(3,8 % Fettgehalt)
2 EL Ahornsirup

1 Erdbeeren kalt abbrausen, den Blütenansatz entfernen und das Fruchtfleisch in feine Scheibchen schneiden. In eine Schüssel füllen und mit Zucker bestreuen. 10 Minuten marinieren lassen oder so lange, bis sich dieser süße großartige Beerensaft gebildet hat. In der Zwischenzeit den Apfel vierteln und das Kerngehäuse entfernen. Den halben Apfel sehr klein würfeln.

2 **Zum Fertigstellen:** Müsli, Leinsamen, Apfelwürfel und Joghurt in einer Schüssel mischen. Zum Servieren das fertige Müsli in kleine Schalen füllen. Mit den marinierten Erdbeeren bedecken und mit Ahornsirup beträufeln. Schmeckt herrlich!

Mein Tipp

Achten Sie beim Fertigmüsli darauf, dass es keine Zusätze von Schokolade oder Zucker enthält. Ich kaufe das Müsli im Bioladen. Es besteht aus Hafer, Weizen, Gerstenflocken, Roggen und Dinkel.

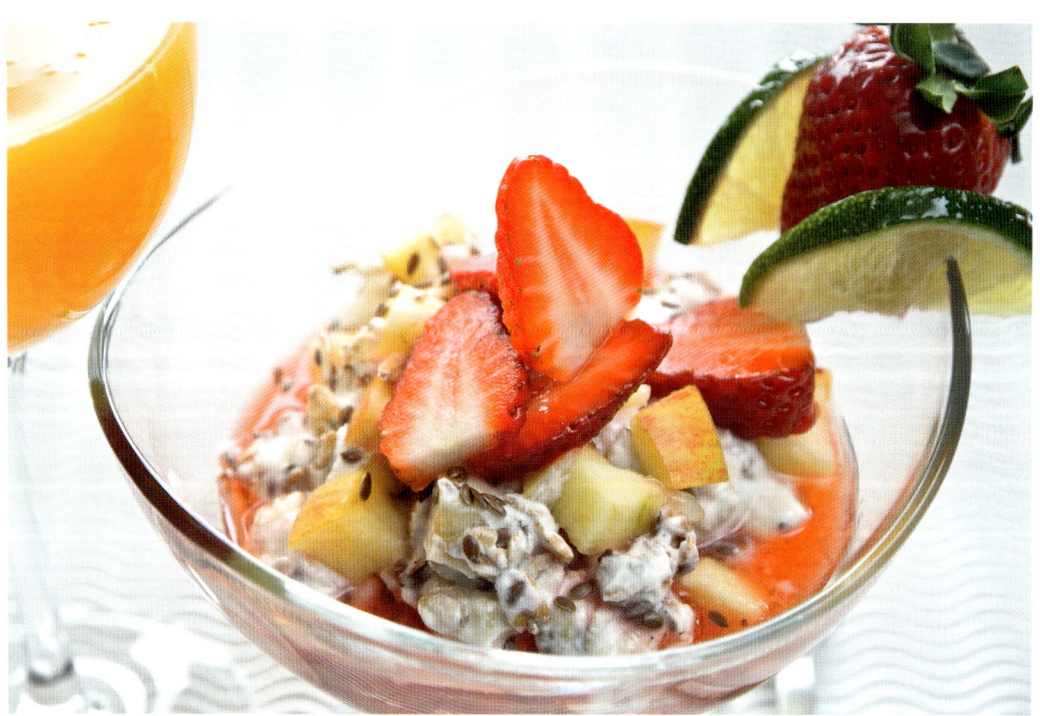

Eiersalat mit Mango und Currydressing

3 Eier (L)
1 Frühlingszwiebel
1 reife Mango
1/2 TL frisch geriebener Ingwer
1 Bio-Limette
100 g griechischer Joghurt
1/2 TL Curry, english style
Salz, weißer Pfeffer

1 Die Eier hart kochen, abschrecken, schälen und klein würfeln. Frühlingszwiebel ohne Wurzelbüschel in feine Ringe schneiden. Die Mango schälen – eine Scheibe davon entfernen. Mango auf die Schnittfläche legen und das Fruchtfleisch um den Steinkern herum abschneiden. Mango klein würfeln. Geschälten Ingwer sehr fein reiben. Limette heiß abspülen und sorgfältig trocknen.

2 **Für das Currydressing:** In einer Salatschüssel Joghurt und Ingwer mit dem Schneebesen cremig schlagen. Nun mit 1 Spritzer Limettensaft, etwas Limettenabrieb, Curry, Salz und Pfeffer behutsam würzen.

3 **Zum Fertigstellen:** Eier- und Mangowürfel dem Dressing hinzugeben. Das Ganze vorsichtig mischen. Nochmals abschmecken.

Pumpernickel mit Basilikumquark

1 Schalotte
1/4 TL frisch geriebener Ingwer
1 Handvoll Basilikumblätter
1 Zitrone
240 g Quark (20 % Fettgehalt)
1 TL Olivenöl, kaltgepresst
Salz, weißer Pfeffer
12 Party-Pumpernickel

1 Schalotte schälen und sehr fein hacken. Geschälten Ingwer fein reiben. Basilikumblätter vom Stock schneiden. Zitrone halbieren.

2 **Für den Basilikumquark:** Quark, Olivenöl, Ingwer und die Basilikumblätter in ein hohes Gefäß geben und mit dem Stabmixer aufmixen. Salzen und pfeffern. Den so entstandenen Basilikumquark in eine kleine Schüssel umfüllen.

3 **Zum Fertigstellen:** Die Schalottenwürfel hinzufügen. Salzen, pfeffern und mit einigen Spritzern Zitronensaft würzen. Dann die Party-Pumpernickel damit bestreichen. Auch jedes andere Vollkornbrot passt gut.

Mein Tipp

Beim Basilikum steckt das meiste Aroma in den Stängeln. Deshalb verarbeite ich sie in jedem Rezept mit, in dem Basilikum gemixt oder püriert wird. Das eignet sich besonders gut für Pestos und für Basilikumquark.

Kurkumaspiegelei mit Chili

2 Eier (L)
1 frische rote Peperoni, mild
1 frische gelbe Peperoni, mild
1/4 TL frisch geriebener Ingwer
1 Msp. gem. Kurkuma
Salz, weißer Pfeffer
1 Stich Butter zum Braten

1 Eine kleine und eine mittelgroße Schüssel zurechtstellen. Die beiden Eier trennen. Die Eidotter in die kleine Schüssel geben und das Eiweiß in die größere. Peperoni längs halbieren, entkernen und fein würfeln. Ingwer schälen und sehr fein reiben.

2 Für das Kurkumaei Peperoniwürfel, Ingwer, Kurkuma, Salz und Pfeffer zu dem Eiweiß in die Schüssel geben und mit dem Schneebesen aufschlagen.

3 Zum Fertigstellen Gewürztes Eiweiß in der Butter anbraten und die 2 Eidotter auf die Eimasse geben. Spiegeleier braten, bis die Flüssigkeit gestockt ist und sich ein knuspriger, hellbrauner Rand bildet.

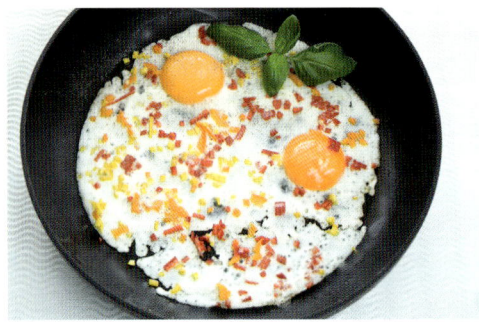

Die Set-Point-Himbeermarmelade

1 Schraubglas (300 ml)
1 Zitrone
300 g TK-Himbeeren
100 g Gelierzucker 3:1

1 Das Schraubglas mit heißem Wasser füllen. Die Zitrone halbieren und den Saft auspressen. 150 g Himbeeren in eine Schüssel geben.

2 Für die Himbeermarmelade 150 g Himbeeren, 1 EL Zitronensaft und Gelierzucker in einem Topf mischen. Das Ganze unter ständigem Rühren zum Kochen bringen. Nach 6 Minuten die restlichen Himbeeren zufügen. Diese etwa 1 Minute mitköcheln lassen.

3 Das Wasser im Schraubglas ausschütten und die Marmelade einfüllen. Den Deckel aufschrauben und das Glas 5 Minuten auf den Kopf stellen. Danach die Marmelade zum Gelieren in den Kühlschrank stellen.

Mein Tipp

So vermeiden Sie, dass alle Himbeeren zerkochen: 1/3 der angegebenen Fruchtmenge erst zum Schluss in die Marmelade geben und nur so lange köcheln, bis sie gerade aufgetaut, aber noch nicht zerfallen ist.

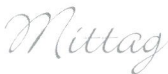

Rumpsteak
mit Erbsenpüree

1 Frühlingszwiebel
1 Bio-Zitrone
50 ml Gemüsebrühe
200 g TK-Erbsen
3 EL Olivenöl, kaltgepresst
Salz, weißer Pfeffer
200 g Rumpsteak

1 Frühlingszwiebel ohne Wurzelbüschel längs in dünne Streifen schneiden, dann fein würfeln. Die Zitrone heiß abspülen, gut trocknen und auf einer Zitrusreibe etwas Schale abreiben.

2 Für das Erbsenpüree Gemüsebrühe und Erbsen in einem Topf köcheln lassen, bis die Erbsen weich sind. 1 EL Olivenöl hinzufügen und mit dem Stabmixer cremig pürieren. Frühlingszwiebel unterheben. Mit Salz, Pfeffer, etwas Zitronenabrieb und einigen Spritzern Zitronensaft würzen.

3 Für das Steak: Eine beschichtete Pfanne 30 Sekunden trocken erhitzen. 2 EL Olivenöl zugießen und das Steak pro Seite 2 bis 3 Minuten scharf braten. Es sollte innen je nach gewünschtem Garpunkt blutig bis rosa sein. Salzen und pfeffern. Vor dem Anrichten das Erbsenpüree noch einmal erwärmen und zusammen mit dem Rumpsteak genießen.

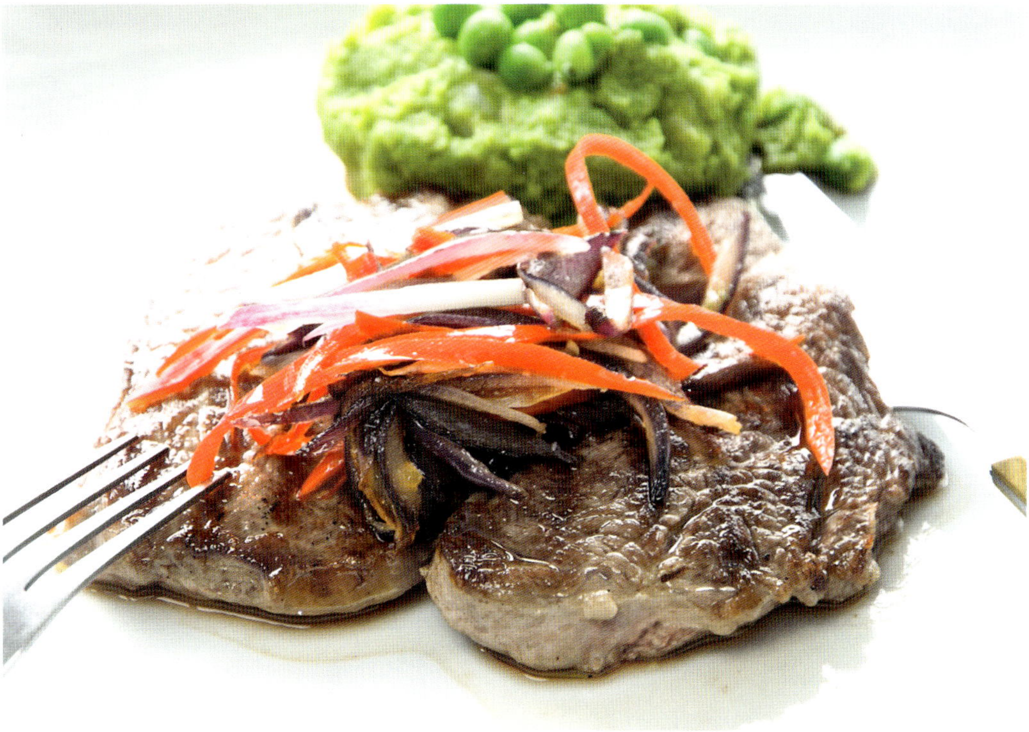

Kabeljau in Basilikumsauce

140 g Kabeljaufilet ohne Haut
3 EL Buchweizenmehl
5 schwarze Oliven ohne Stein
1 Bio-Zitrone
100 ml Sojacreme zum Kochen
1 Handvoll Basilikumblätter
1 Msp. gekörnte Gemüsebrühe
Meersalz, Pfeffer
3 EL Olivenöl, kaltgepresst

1 Den Kabeljau kalt abspülen, mit Küchenpapier trocken tupfen und dünn in Buchweizenmehl wenden. Oliven halbieren. Die Zitrone heiß abspülen, sorgfältig trocknen.

2 Für die Basilikumsauce: In ein hohes Gefäß Sojacreme und Basilikum samt Stängel hineingeben und das Ganze cremig mixen. Die so entstandene Basilikumsauce in einen Topf gießen und erwärmen. Mit Gemüsebrühe, Salz, Pfeffer, etwas Zitronenabrieb und -saft würzen.

3 Für das Fischfilet eine beschichtete Pfanne trocken erhitzen. Olivenöl zugießen. Das Fischfilet einlegen und 3 Minuten beidseitig goldbraun braten. Salzen und pfeffern.

Mein Tipp

Das beste Stück beim Kabeljau ist das Schwanzstück. Optimal gegart ist der Fisch, wenn das Fleisch innen leicht blättrig zerfällt.

Rosa Schweinefilet mit Pilzen

160 g Schweinefilet
180 g Egerlinge
1 Schalotte
2 Kirschtomaten
1 Zitrone
3-4 EL Olivenöl, kaltgepresst
Salz, weißer Pfeffer

1 Schweinefilet in 2 bis 3 Stücke schneiden. Egerlinge trocken säubern und die Stielenden entfernen. Große Pilze vierteln, kleine halbieren. Schalotte schälen und grob würfeln. Kirschtomaten vierteln. Zitrone halbieren.

2 Für das Pilzragout: 2 EL Olivenöl in eine beschichtete Pfanne träufeln. Zuerst die Schalotte glasig dünsten, dann die Pilze 6 Minuten sanft mitbraten. Sobald das Gemüse bissfest ist, die Kischtomaten dazugeben und anschmelzen lassen. Mit Salz, Pfeffer und etwas Zitronensaft würzen.

3 Für das Schweinefilet: Eine Grillpfanne trocken erhitzen, 1 bis 2 EL Olivenöl hineingießen und das Schweinefilet auf mittlerer Stufe etwa 2 Minuten pro Seite braten. Es sollte innen noch etwas rosa sein. Zum Schluss vorsichtig salzen und pfeffern.

Gebratene Sardinen

4–6 Sardinen (küchenfertig)
1 Zucchini
1 Zitrone
3 EL Olivenöl, kaltgepresst
Meersalz, Pfeffer
6 Kalamata-Oliven

1 Sardinen innen und außen kalt abspülen und mit Küchenpapier trocknen. Von der Zucchini mit einem Sparschäler der Länge nach dünne Streifchen abziehen. Die Zitrone mit dem Handballen rollen und halbieren.

2 **Für die gegrillten Zucchini:** Eine Grillpfanne trocken erhitzen und 1 EL Olivenöl darin verteilen. Nach und nach die Zucchinistreifen einlegen und pro Seite 30 Sekunden braten. Aus der Pfanne holen und beiseite stellen.

3 **Für die Sardinen** eine beschichtete Pfanne trocken erhitzen. 2 EL Olivenöl hineingießen und die Sardinen pro Seite 2 Minuten scharf anbraten. Salzen und pfeffern. Zucchinistreifchen mit den Oliven garnieren und die Sardinen dazusetzen.

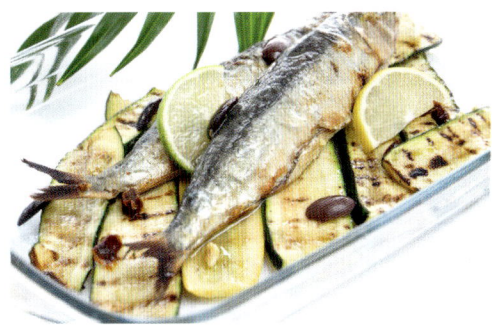

Chicken mit Gurken-Chili-Gemüse

1/2 Hähnchenbrust
1/2 Salatgurke
1/2 frische rote Peperoni, mild
2 cm Ingwerknolle
1 Bio-Limette
3 EL Olivenöl, kaltgepresst
3 EL Kokosmilch, ungesüßt
Meersalz, Pfeffer

1 Hähnchenbrust abspülen und trocken tupfen. Geschälte Salatgurke längs halbieren und mit einem Teelöffel entkernen. Gurke schräg in dünne Scheiben zerkleinern. Peperoni längs halbieren und entkernen, Ingwer schälen; beides in Streifchen schneiden. Limette heiß abspülen, sorgfältig trocknen.

2 **Für das Gurken-Chili-Gemüse:** Peperoni und Ingwer in 1 EL Olivenöl kurz dünsten, dann die Gurke dazugeben. Sobald das Gurkengemüse weich ist, die Kokosmilch dazugießen. Mit Salz, Pfeffer und einigen Spritzern Limettensaft sowie -abrieb würzen.

3 **Für die Hähnchenbrust:** Eine Grillpfanne trocken erhitzen, dann 2 EL Olivenöl zugießen. Die Hähnchenbrust quer zu den Eisenrippen einlegen. Bei mittlerer Hitze, etwa 3 Minuten pro Seite, knusprig braten. Salzen und pfeffern.

Abend

Graved Lachs auf Mango-Carpaccio

1/2 reife Mango
1/2 Frühlingszwiebel
1 Limette
2 EL Olivenöl, kaltgepresst
100 g Graved Lachs
Meersalz, weißer Pfeffer

1 Mango schälen, 1 Scheibe entfernen. Mango auf die Schnittfläche legen. Am Steinkern entlang das Fruchtfleisch abschneiden. Mango in dünne Scheibchen schneiden. Frühnlingszwiebel ohne Wurzelbüschel in Röllchen schneiden. Limette halbieren.

2 **Für die Limettenvinaigrette:** Olivenöl und 3 EL Limettensaft mit einem Schneebesen cremig vermischen.

3 Mangoscheibchen kreisrund auf einem Teller verteilen. Lachs in die Mitte setzen. Das Mango-Carpaccio mit Frühlingszwiebel bestreuen und mit Vinaigrette begießen. Salzen und pfeffern.

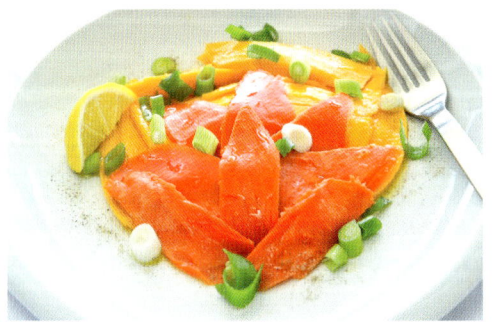

Flusskrebscocktail mit Papaya

1/2 Papaya
1/2 Frühlingszwiebel
1 Bio-Limette
150 g Naturjoghurt (3,8 % Fettgehalt)
1/4–1/2 TL Curry, english style
Salz, weißer Pfeffer
100 g Flusskrebse (geschält, gekocht)

1 Papaya halbieren, die schwarzen Kerne entfernen, das Fruchtfleisch schälen und klein würfeln. Von der Frühlingszwiebel das Wurzelbüschel entfernen, dann in feine Röllchen schneiden. Die Limette heiß abspülen und gut trocknen.

2 **Für das Dressing:** Joghurt in einem Schälchen cremig mischen. Mit Limettenabrieb und -saft, Curry, Salz und Pfeffer würzen.

3 **Zum Fertigstellen:** Flusskrebse, Frühlingszwiebel und die Papaya in eine Schüssel füllen und mit dem Dressing vorsichtig mischen. Noch einmal abschmecken.

Mein Tipp

Ich bevorzuge diejenigen Produkte, bei denen auf der Verpackung „Wildfang" steht. Das gilt natürlich auch für den Kauf von Garnelen.

Süße Leckereien

Himbeer-Kokos-Smoothie

125 g frische Himbeeren
1 Limette
2–3 EL Rohrzucker
200 ml Kokosmilch, ungesüßt
150 g Naturjoghurt (3,5 % Fettgehalt)

1 Die Himbeeren kalt abbrausen und verlesen. Limette mit dem Handballen rollen und halbieren.

2 Himbeeren in ein hohes Gefäß füllen und mit dem Stabmixer cremig aufmixen. So entsteht ein tiefrotes Himbeermark. 3 EL davon abnehmen und in einer kleinen Schale beiseite stellen. Das restliche Himbeermark mit einigen Spritzern Limettensaft und Rohrzucker veredeln. Kokosmilch zu dem Himbeerpüree in das hohe Gefäß gießen und das Ganze mit dem Stabmixer ein zweites Mal aufmixen. Dann den Joghurt einrühren.

3 **Zum Fertigstellen:** Himbeer-Kokos-Smoothie in 2 Gläser füllen und mit dem zurückgestellten Himbeerpüree belöffeln. Haben Sie zufällig frische Minze im Haus? Falls ja, garnieren Sie den Smoothie mit jeweils 1 Minzeblatt.

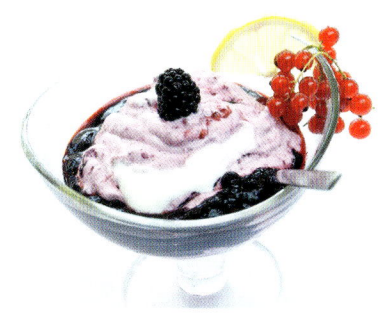

Geeister Waldfruchtquark

1 Zitrone
4 frische Minzeblätter
140 g TK-Waldbeeren
250 g Quark (20 % Fettgehalt)
2 EL Puderzucker
2 EL Ahornsirup
1 Msp. gem. Zimt

1 Die Zitrone rollen, damit sie beim Pressen viel Saft hergibt. Dann halbieren. Die Minzeblätter vom Stängel zupfen.

2 Waldbeeren im tiefgefrorenen Zustand in ein hohes Gefäß füllen. Quark, Puderzucker, Ahornsirup und Zimt hinzufügen. Dann auf höchster Stufe cremig aufmixen. Mit Zitronensaft abschmecken.

3 **Zum Fertigstellen:** Waldfruchtquark in 2 Dessertgläser füllen, mit Minzeblättern garnieren und sofort servieren. Falls Sie Zimtstangen zur Verfügung haben, können Sie sie an den Rand stecken.

Suppen

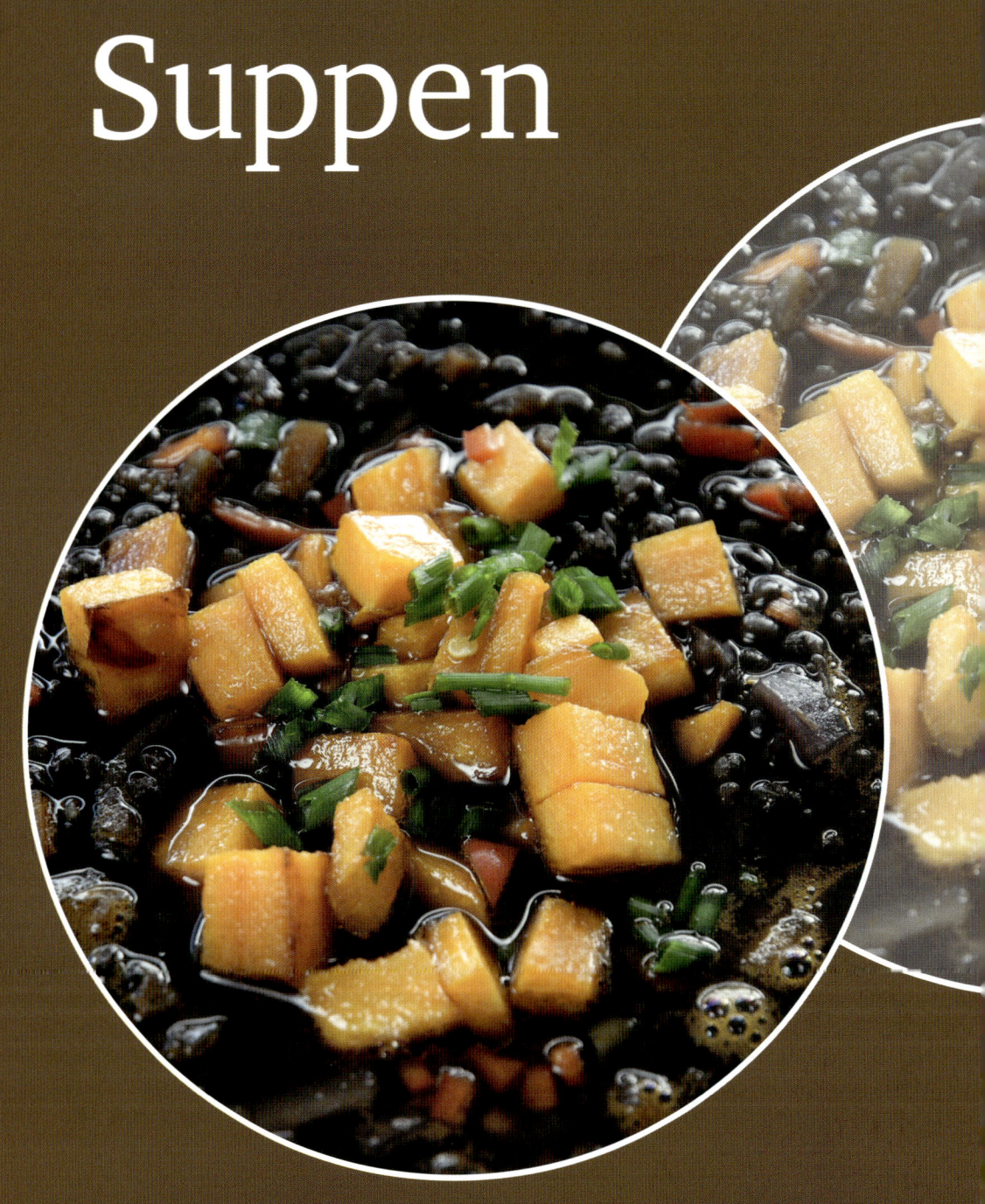

& Eintöpfe

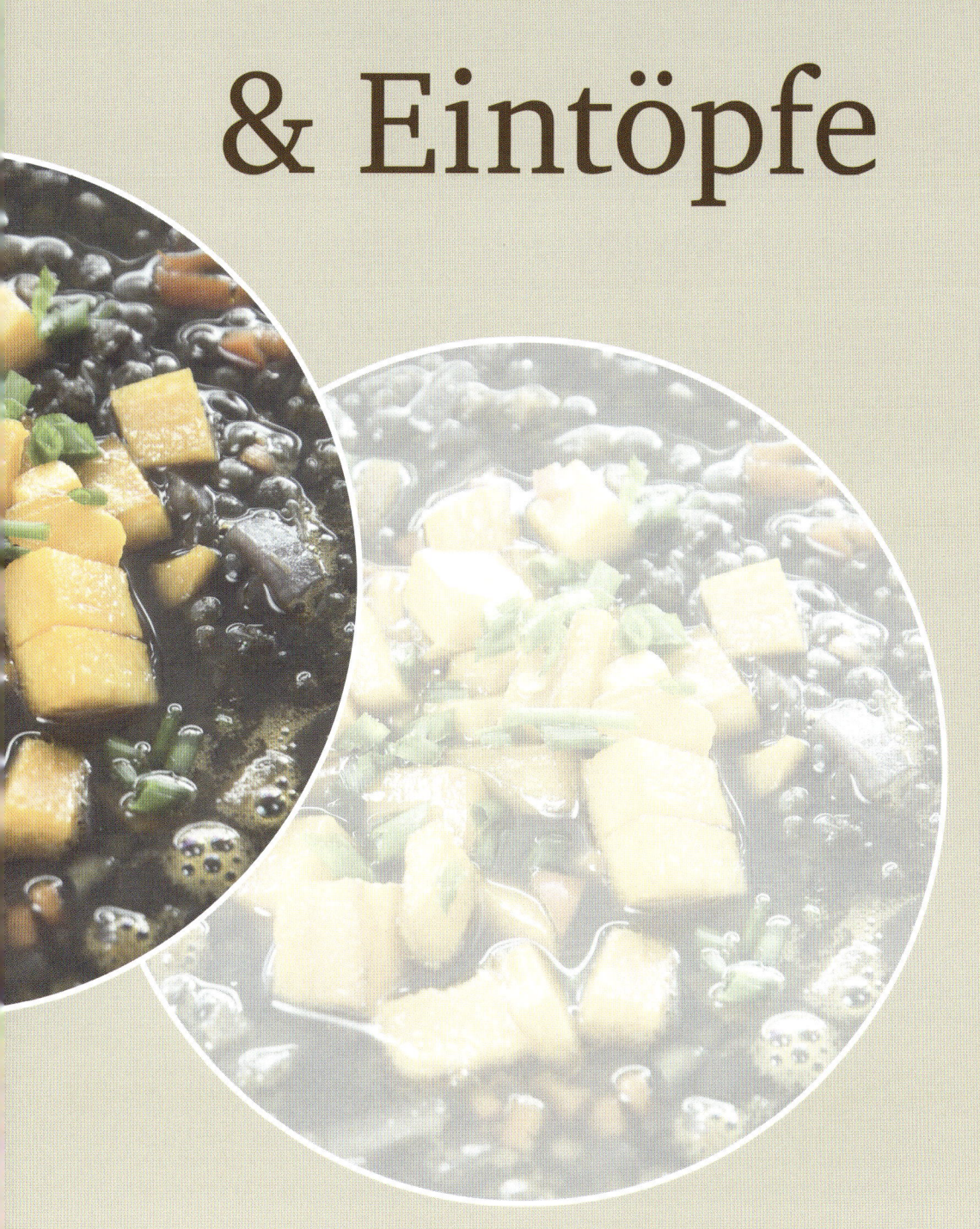

Gelbe Linsensuppe

mit gebratenen Shiitake

1 Die Linsen in einer Schüssel mit kaltem Wasser waschen, bis das Wasser klar ist. Wasser abgießen. Zwiebel und Karotte schälen und ebenso wie den Staudensellerie klein würfeln. Ingwer schälen und sehr fein reiben. Von den Shiitake die harten Stiele entfernen und entsorgen. Die Kappen in dünne Streifchen schneiden. Die Limette halbieren.

2 Für die Suppe: In einem Topf in 2 EL Olivenöl Zwiebel, Karotte und Staudensellerie 3 Minuten hell andünsten. Mit Gemüsebrühe ablöschen. Linsen hinzufügen und 5 bis 8 Minuten sanft köcheln lassen. Zwischendurch kosten, denn die Linsen zerkochen schnell! Sind sie okay? Dann den Stabmixer zur Hand nehmen. Geben Sie jetzt 3 EL Gemüse aus der Suppe in ein hohes Gefäß und mixen Sie es mit 4 EL Brühe oder Wasser cremig auf. Das so entstandene Püree in die Suppe einrühren. Das Ganze noch mal kurz aufkochen. Mit Salz, Pfeffer und Limettensaft würzen.

3 Für die gebratenen Shiitake 2 EL Olivenöl in eine beschichtete Minipfanne träufeln und die Shiitake 1 Minute braten. Vorsichtig salzen und pfeffern. 1 Spritzer Limettensaft nicht vergessen. In der Zwischenzeit die Suppe in 2 Schalen füllen und als Topping die gebratenen Shiitake darauf verteilen. Lassen Sie es sich schmecken!

150 g gelbe Linsen, geschält
1 rote Zwiebel
1 kleine Karotte
1 Stange Staudensellerie
1/2 TL frisch geriebener Ingwer
100 g frische Shiitakepilze
1 Limette
4 EL Olivenöl, kaltgepresst
3/4–1 l Gemüsebrühe
Salz, weißer Pfeffer

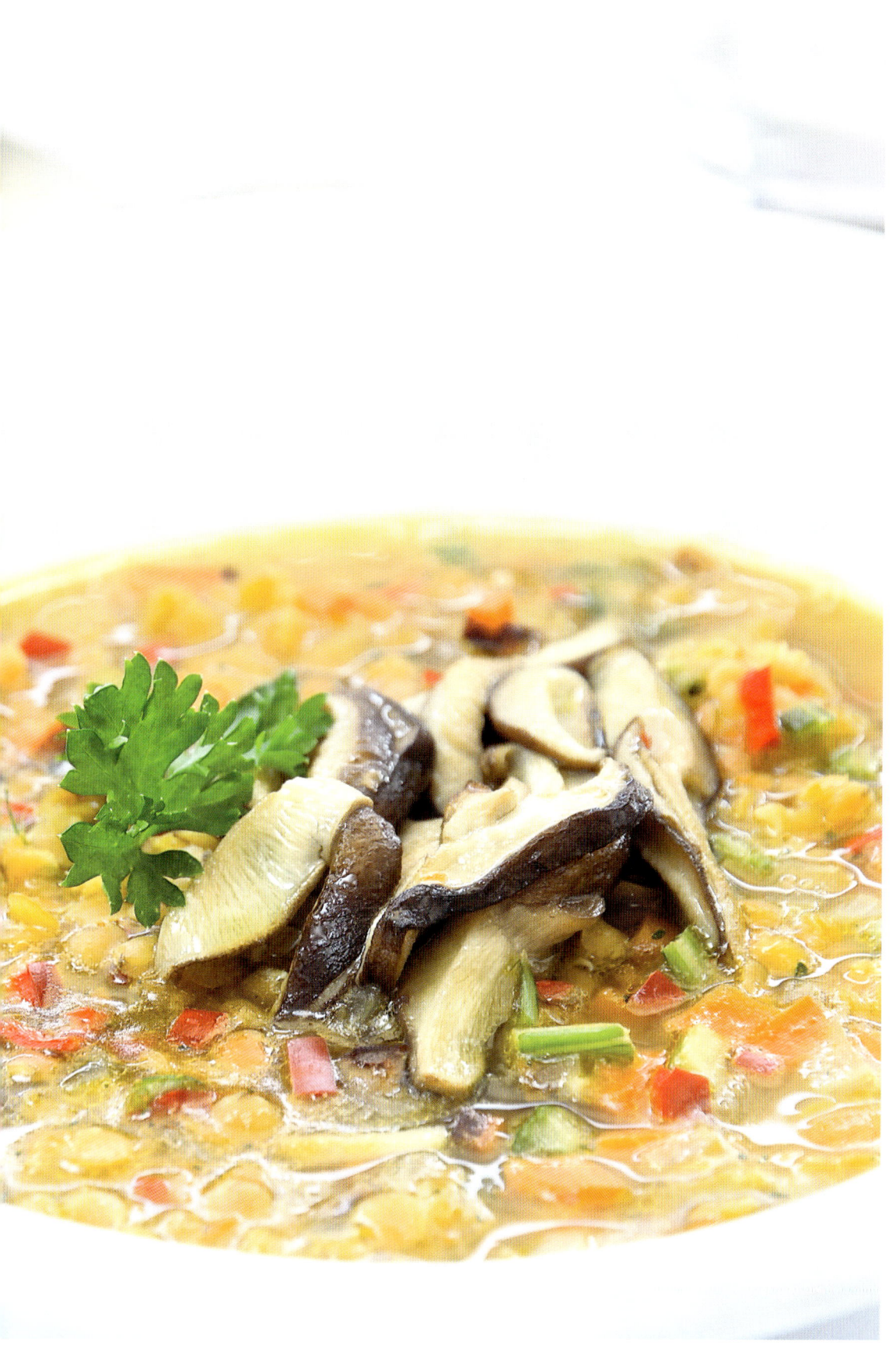

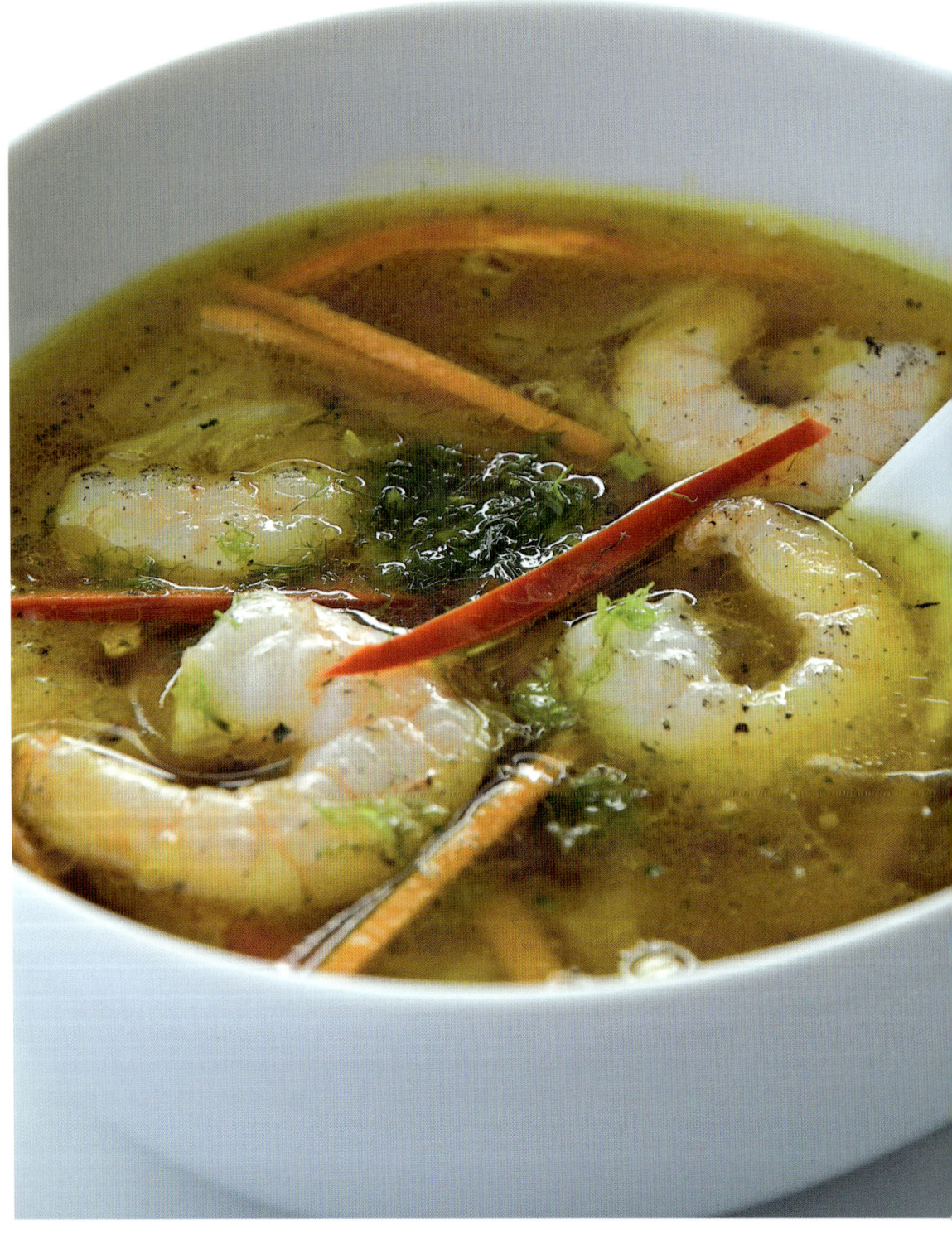

Garnelensuppe

mit Fenchel, Karotte und Safran

8 TK-Riesengarnelen (geschält, entdarmt)
1 kleine rote Zwiebel
1 kleine Karotte
1 kleiner Fenchel
1 frische rote Peperoni, mild
1/2 TL frisch geriebener Ingwer
1 Zitrone
3 EL Olivenöl, kaltgepresst
3/4–1 l Gemüsebrühe
1 Msp. gem. Safran
Salz, weißer Pfeffer

1 Aufgetaute Garnelen abspülen und mit Küchenpapier trocknen. Zwiebel schälen und fein würfeln. Karotte schälen und in Streifen schneiden. Das Fenchelgrün entfernen und fein hacken. Die Fenchelknolle rundherum bis zum Strunk auf einem Gurkenhobel abhobeln – Vorsicht mit den Fingern! Fenchelscheiben in dünne Streifen schneiden. Peperoni längs halbieren, entkernen und fein würfeln. Geschälten Ingwer fein reiben. Zitrone halbieren.

2 **Für die Suppe** Olivenöl in einen mittelgroßen Topf gießen und die Zwiebel darin hell andünsten. Gemüsebrühe, Ingwer und Fenchel hinzufügen und das Ganze 4 Minuten simmern lassen. Peperoni und Karotte folgen lassen. Den Deckel aufsetzen. Die Suppe so lange köcheln, bis das Gemüse bissfest ist. Safran und Garnelen hinzufügen. Dann 2 bis 3 Minuten, je nach Größe, gar ziehen lassen. Salzen, pfeffern und mit einigen Spritzern Zitronensaft ganz nach Ihrem Gusto würzen.

3 **Zum Anrichten** die Suppe in 2 Suppenschalen schöpfen und mit dem geschnittenen Fenchelgrün bestreuen. Unbedingt heiß dampfend an den Tisch bringen und schnell essen. Herrlich, ein absolutes Gourmetsüppchen!

Mein Tipp

Geben Sie den Safran, ob für Suppen, Eintöpfe oder Saucen, stets zum Ende der Garzeit in Ihre Gerichte. Nur so behält er sein fantastisches Aroma.

Kichererbsensuppe
mit Chili und Ingwer

1 Für die Kichererbsen: Diese in eine Schüssel mit Wasser füllen, etwa 8 cm Überstand, und über Nacht einweichen. Einweichwasser weg-schütten und die Kichererbsen mit viel frischem Wasser aufkochen. Schaum, der sich jetzt even-tuell auf der Oberfläche bildet, abschöpfen. Die Temperatur reduzieren und die Kichererbsen 40 bis 60 Minuten sanft köcheln lassen. Hin und wieder kosten. Sie sind fertig, wenn sie zwar weich sind, aber innerlich noch etwas Biss ha-ben. Dann abseihen und beiseite stellen.

2 In der Zwischenzeit die Zwiebel schälen und fein hacken. Knoblauch schälen und in Scheib-chen schneiden. Karotte und Petersilienwurzel schälen, Peperoni längs halbieren und entker-nen, alles fein würfeln. Geschälten Ingwer fein reiben. Die Zitrone halbieren.

3 Für die Suppe Zwiebel, Knoblauch, Karotte und Petersilienwurzel im Olivenöl andünsten Mit 3/4 l Gemüsebrühe auffüllen und den Rest bei Bedarf nachgießen. Nach 5 Minuten die Kichererbsen und den Ingwer hinzufügen. Für das Gemüsepüree 4 EL von dem Gemüse, es sollte inzwischen weich sein, mit 8 EL Wasser in ein hohes Gefäß füllen und mit dem Stabmixer cremig pürieren. Dann das Gemüsepüree in die Suppe rühren. Dadurch wird sie herrlich sämig. Die Suppe noch einmal erhitzen. Mit Kreuz-kümmel, Koriander, Salz, Pfeffer und 1 Spritzer Zitronensaft würzen.

120 g getrocknete Kichererbsen
1 rote Zwiebel
1 Knoblauchzehe
1 Karotte
1 Petersilienwurzel (60 g)
1 frische rote Peperoni, mild
1/2 TL frisch geriebener Ingwer
1 Zitrone
3 EL Olivenöl, kaltgepresst
3/4-1 l Gemüsebrühe
je 1 Msp. gem. Kreuzkümmel
und gem. Koriander
Salz, weißer Pfeffer

Mein Tipp

Tiefgekühlt haben Sie Kichererbsen und Bohnen ohne lange Garzeit schneller zur Verfügung.

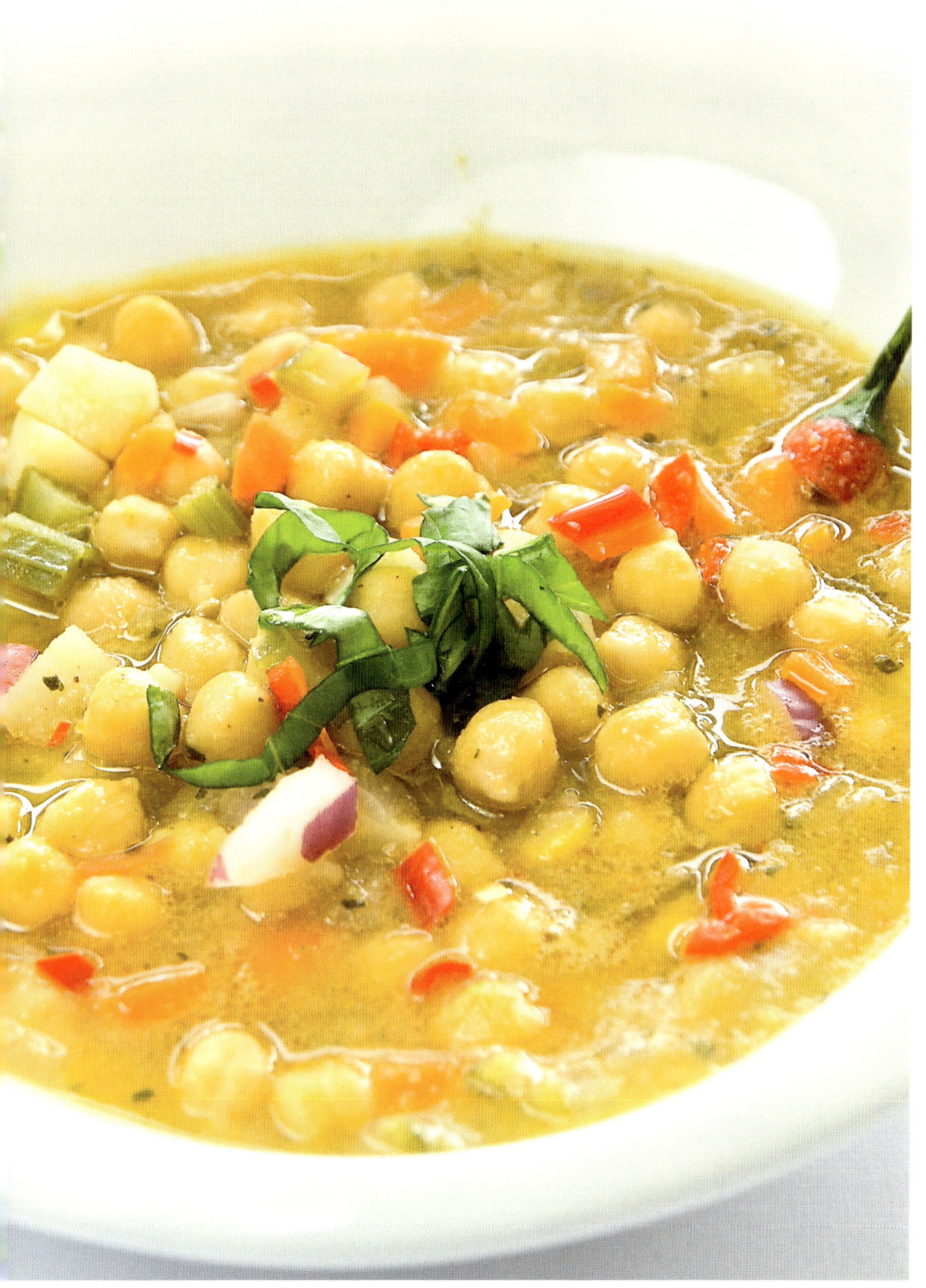

Karotten-Kokos-Suppe

mit Chili

1 Karotten und Zwiebel schälen, beides klein würfeln. Peperoni längs halbieren, Kerne und Trennwände entfernen. Ingwerknolle mit einem Messer schälen und fein reiben. Limette heiß abspülen und mit Küchenpapier sorgfältig trocknen.

2 **Für die Suppe** benötigen Sie einen mittelgroßen Topf mit Deckel. Olivenöl hineingießen, dann die Karotten und die Zwiebel 3 Minuten sanft andünsten. Mit Gemüsebrühe auffüllen. Ingwer und Peperoni in die Suppe geben. Achtung: Zwischendurch die Suppe kosten, ob sie nicht zu scharf ist. In diesem Fall die Peperoni sofort wieder herausfischen. Anschließend die Suppe so lange köcheln lassen, bis das Gemüse ganz weich ist.

3 **Zum Fertigstellen:** Die Suppe mit dem Stabmixer cremig pürieren. Die Kokosmilch einrühren und 1 Minute weiterköcheln lassen. Gegen Ende mit Limettensaft und -abrieb würzen. Etwas salzen und pfeffern. Fertig.

300 g Karotten
1 große rote Zwiebel
1 frische rote Peperoni, mild
1/2 TL frisch geriebener Ingwer
1 Bio-Limette
3 EL Olivenöl, kaltgepresst
600 ml Gemüsebrühe
2–3 EL Kokosmilch, ungesüßt
Salz, weißer Pfeffer

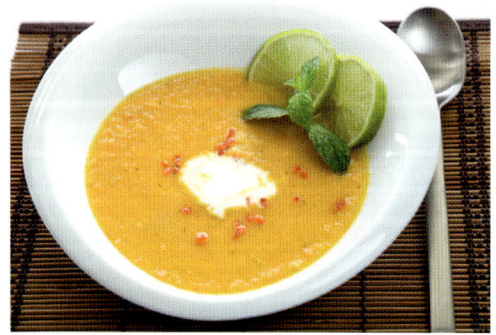

Geeistes Gurkensüppchen

mit Kokos und Lachs

1 Die Salatgurken 30 Minuten zum Kühlen ins Kühlfach stecken. Die Enden entfernen, längs halbieren und mit einem Teelöffel die Kerne herauskratzen. Anschließend die Gurken in grobe Stücke zerkleinern. Geschälten Ingwer fein reiben. Zitrone halbieren. 6 Scheiben Lachs aufrollen und auf die Partyspieße stecken.

2 Für die Suppe benötigen Sie ein hohes Gefäß und einen Stabmixer. Gurken, Ingwer, Olivenöl und 4 EL Kokosmilch hineingeben und auf höchster Stufe cremig aufmixen. Falls der Stabmixer nicht gleich fasst, weil Flüssigkeit fehlt, mit dem Löffel kurz umrühren. Aber bitte kein Wasser hinzufügen. Behutsam salzen und pfeffern und mit einem Hauch Zitronensaft abschmecken.

3 Zum Anrichten: Hübsch sieht es aus, wenn Sie das Gurkensüppchen in 2 Gläser füllen und mit jeweils 1 TL Kokosmilch kreisrund beträufeln. Falls verfügbar, mit frischen Minze- oder Basilikumblättern garnieren.

1 1/2 Salatgurken
1/2–1 EL frisch geriebener Ingwer
1 Zitrone
100 g Räucherlachs
2 hölzerne Partyspieße
1 TL Olivenöl, kaltgepresst
5 EL Kokosmilch, ungesüßt
Salz, weißer Pfeffer

Mein Tipp

Perfekt für heiße Tage: Dieses leckere Süppchen können Sie für unterwegs in eine Flasche abfüllen und wie einen Gurken-Smoothie genießen. In diesem Fall den Räucherlachs weglassen.

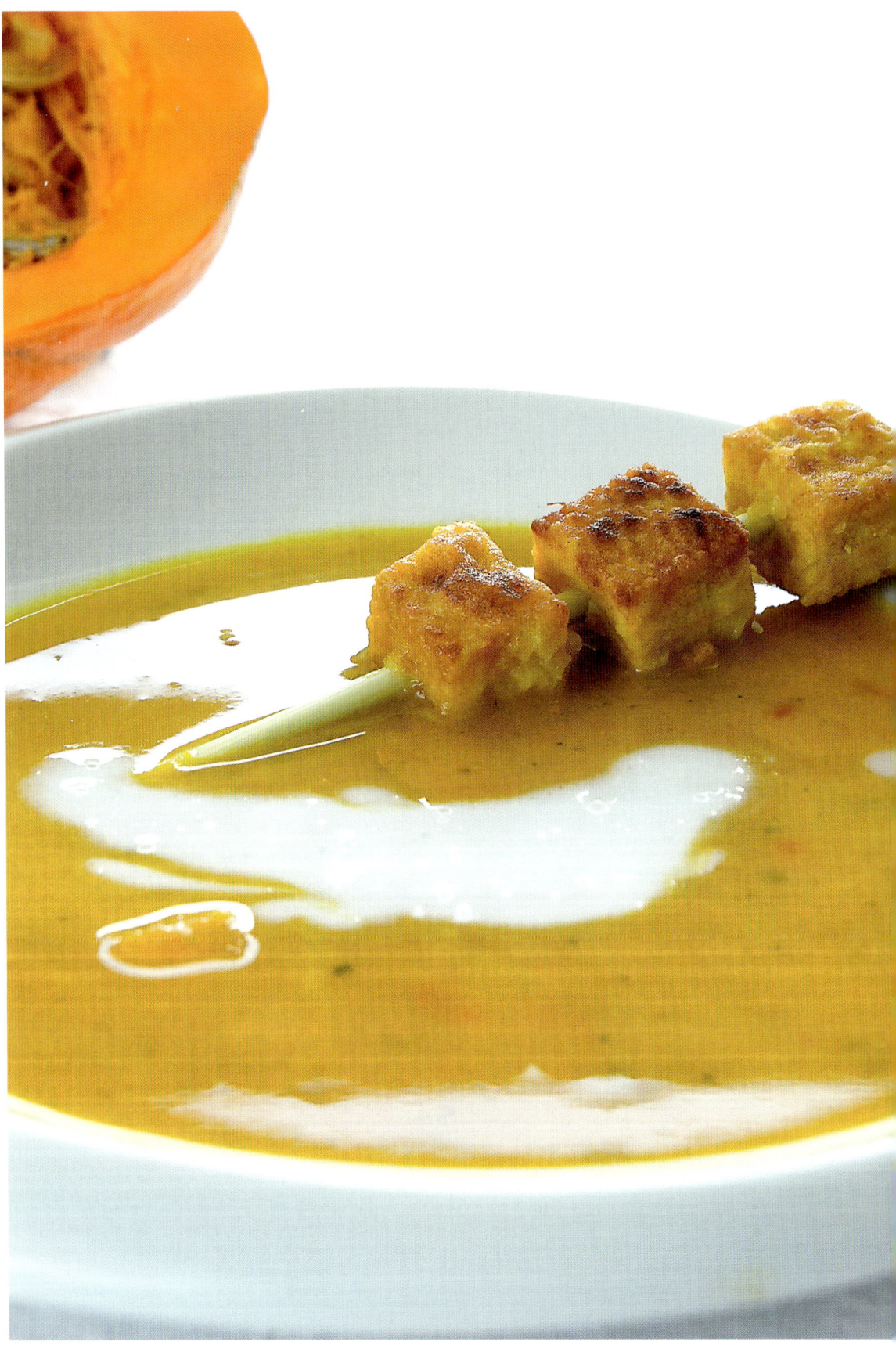

Kürbis-Cremesuppe
mit Galgant

280 g Muskatkürbis, nur das Fleisch
1 Karotte (40 g)
1 kleine rote Zwiebel
1 frische rote Peperoni, mild
1/2 TL frisch geriebener Galgant
1 Zitrone
5 Stängel Zitronengras
120 g klassischer, fester Tofu
4 EL Olivenöl, kaltgepresst
3/4 l Gemüsebrühe
3 EL Kokosmilch, ungesüßt
Salz, Pfeffer

1 Vom Kürbis das wattige Innere entfernen, schälen und das Kürbisfleisch klein würfeln. Karotte schälen; klein würfeln. Zwiebel schälen, Peperoni längs halbieren und entkernen; beides fein hacken. Galgant schälen. Nun benötigen Sie zum Abreiben eine sehr scharfe Reibe. Die Zitrone halbieren.

2 **Für die Tofuspieße** 2 Stängel Zitronengras zurücklegen. Die verbleibenden 3 Stängel sind für die Suppe. Diese von der äußeren Hülle befreien und mit dem Messerrücken bearbeiten, bis die Fasern aufspringen. Tofu in 2 cm große Würfel schneiden und – falls vorrätig – in Kichererbsen- oder in Stärkemehl wenden.

3 **Für die Kürbis-Cremesuppe:** 2 EL Olivenöl in einen mittelgroßen Topf gießen und die Zwiebel darin hell andünsten. Gemüsebrühe, Karotte, Kürbis, Galgant, Peperoni und Zitronengras hinzufügen. Anschließend köcheln lassen, bis das Gemüse sehr weich ist. Auf geht`s! Zitronengras aus der Suppe fischen und sie mit dem Stabmixer cremig aufmixen. Kokosmilch einrühren und mit Salz, Pfeffer und etwas Zitronensaft würzen.

4 **In der Zwischenzeit** die Tofuspieße braten: 2 EL Olivenöl erhitzen und die Tofuwürfel goldbraun braten. Salzen und pfeffern. Nun die gebratenen Tofuwürfel auf die beiden zurückgelegten Zitronengrasstängel stecken.

Rote Paprika-Cremesuppe

mit Chili und Basilikum

1 Die Paprikaschoten sorgfältig vom Kerngehäuse befreien. Schalotten und Karotte schälen; beides fein würfeln. Ingwerknolle schälen und fein reiben. Die Zitrone rollen und halbieren.

2 **Für die Paprika-Cremesuppe** wählen Sie bitte einen Topf mit Deckel. Olivenöl einträufeln und die Schalotten glasig andünsten, aber nicht bräunen. Karotte und Paprikaschoten hinzufügen und 4 Minuten sanft mitbraten. Rühren nicht vergessen! Mit Gemüsebrühe ablöschen. Das Lorbeerblatt brechen, damit die ätherischen Öle besser austreten können, und anschließend in die Suppe geben. Den Ingwer ebenso. Jetzt den Deckel aufsetzen und die Suppe so lange sanft köcheln lassen, bis das Gemüse butterweich ist – dauert etwa 15 Minuten.

3 **Zum Fertigstellen** das Lorbeerblatt aus der Suppe holen. Einen Stabmixer zur Hand nehmen und die Suppe im Topf cremig aufmixen. Vorsichtig mit etwas Zitronensaft, Salz und Pfeffer abschmecken. Weitere 2 Minuten köcheln lassen. Falls Sie Ihre Suppe besonders cremig wünschen, rücken Sie ihr noch einmal mit dem Stabmixer zu Leibe. Die Suppe mit Basilikumblättern bestreut servieren.

2 große rote Paprikaschoten
2 Schalotten (à 40 g)
1 Karotte (60 g)
1/2 TL frisch geriebener Ingwer
1 Zitrone
3 EL Olivenöl, kaltgepresst
700 ml Gemüsebrühe
1 Lorbeerblatt
Salz, weißer Pfeffer
einige Basilikumblätter

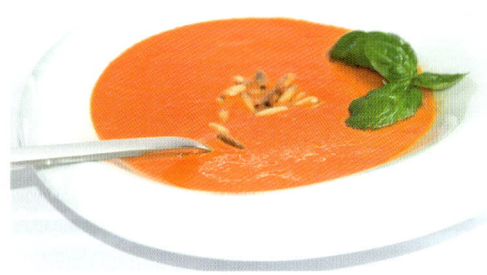

Mein Tipp

Kaufen Sie reife, dunkelrote Bio-Paprika! Nur so bekommen Sie eine Suppe, die herrlich intensiv schmeckt und von orange leuchtender Farbe ist.

Misosuppe

mit Kürbis und Garnelen

1 Die aufgetauten Garnelen kalt abspülen. Kürbis von Fasern und Kernen befreien, schälen und in kleine Würfel schneiden. Schalotte schälen und fein hacken. Und nun zum Tofu: Kurz abspülen und über dem Waschbecken leicht pressen, damit er Feuchtigkeit verliert. Mit Küchenpapier trocknen und 2 cm groß würfeln. In einer kleinen Schale Mehl mit Salz mischen und die Tofuwürfel darin wenden.

2 **Für die Tofuspieße:** Nun benötigen Sie eine beschichtete Minipfanne. 1 EL Olivenöl erhitzen und die Tofuwürfel von allen Seiten knusprig braten. Auf einen Teller legen und nun der Reihe nach auf die Partyspieße stecken.

3 **Für die Misosuppe** 2 EL Olivenöl in einen Topf träufeln und die Schalotte darin sanft andünsten. Mit 600 ml Wasser auffüllen und die Misopaste einrühren. Kürbiswürfel hinzufügen. Dann die Suppe so lange köcheln lassen, bis der Kürbis bissfest ist. Zum Schluss die Garnelen hinzufügen. Je nach Größe benötigen sie 1 bis 2 Minuten. Die Suppe in 2 Suppenschalen schöpfen und die Tofuspieße quer darüber legen.

8 TK-Riesengarnelen (geschält, entdarmt)
130 g Muskatkürbis, nur das Fleisch
1 Schalotte
120 g klassischer, fester Tofu
Mehl oder Stärke zum Wenden
1 Msp. Meersalz
3 EL Olivenöl, kaltgepresst
2 hölzerne Partyspieße
2 Päckchen Miso (à 18 g)

Mein Tipp

Misopäckchen bekommen Sie im Asialaden. Es gibt sie in verschiedenen Geschmacksrichtungen, zum Beispiel mit Algen.

Asiatische Rindfleisch-Nudelsuppe

1 Das Entrecote quer zur Faser in Streifchen schneiden, dann 2 cm groß würfeln. Geschälte Schalotten fein hacken. Karotte schälen und in Streifchen schneiden. Geschälten Ingwer fein reiben.

2 Auf geht's! Schalotten in 2 EL Olivenöl hell andünsten und mit Gemüsebrühe auffüllen. Lorbeerblatt brechen und in die Suppe geben. Petersilie samt Stängel, Ingwer und Sojasauce ebenso. 5 Minuten sanft köcheln lassen, dann die Karotte darin bissfest köcheln. Zum Schluss die Petersilie wieder herausfischen.

3 **Für die Reisvermicelli** Wasser mit 1 Msp. Salz sprudelnd aufkochen. Dann die Nudeln bis zur gewünschten Konsistenz sanft köcheln lassen, abseihen und beiseite stellen.

4 **Für die Rindfleischstreifchen** eine beschichtete Minipfanne trocken erhitzen. 2 EL Olivenöl hineingießen und die Rindfleischstreifen etwa 30 Sekunden pro Seite scharf anbraten. Etwas pfeffern und salzen.

5 **Zum Fertigstellen** die Rindfleischstreifen in die Suppe geben. Den Bratensatz in der Pfanne mit etwas Wasser lösen und dazugießen. Abschmecken und bei Bedarf noch einmal aufkochen. Die Reisvermicelli in 2 Suppenschalen füllen und mit heißer Suppe beschöpfen.

200 g Entrecote
2 Schalotten
1 Karotte
1/2 TL frisch geriebener Ingwer
4 EL Olivenöl, kaltgepresst
3/4 l Gemüsebrühe
1 Lorbeerblatt
4 Stängel glatte Petersilie
1–2 TL japanische Sojasauce, hell
50 g Reisvermicelli (aus dem Asialaden)
Salz, weißer Pfeffer

Mein Tipp

Wenn Sie möchten, können Sie statt des Entrecotes 1 Lammsteak oder 200 g ausgelösten Lammrücken verwenden.

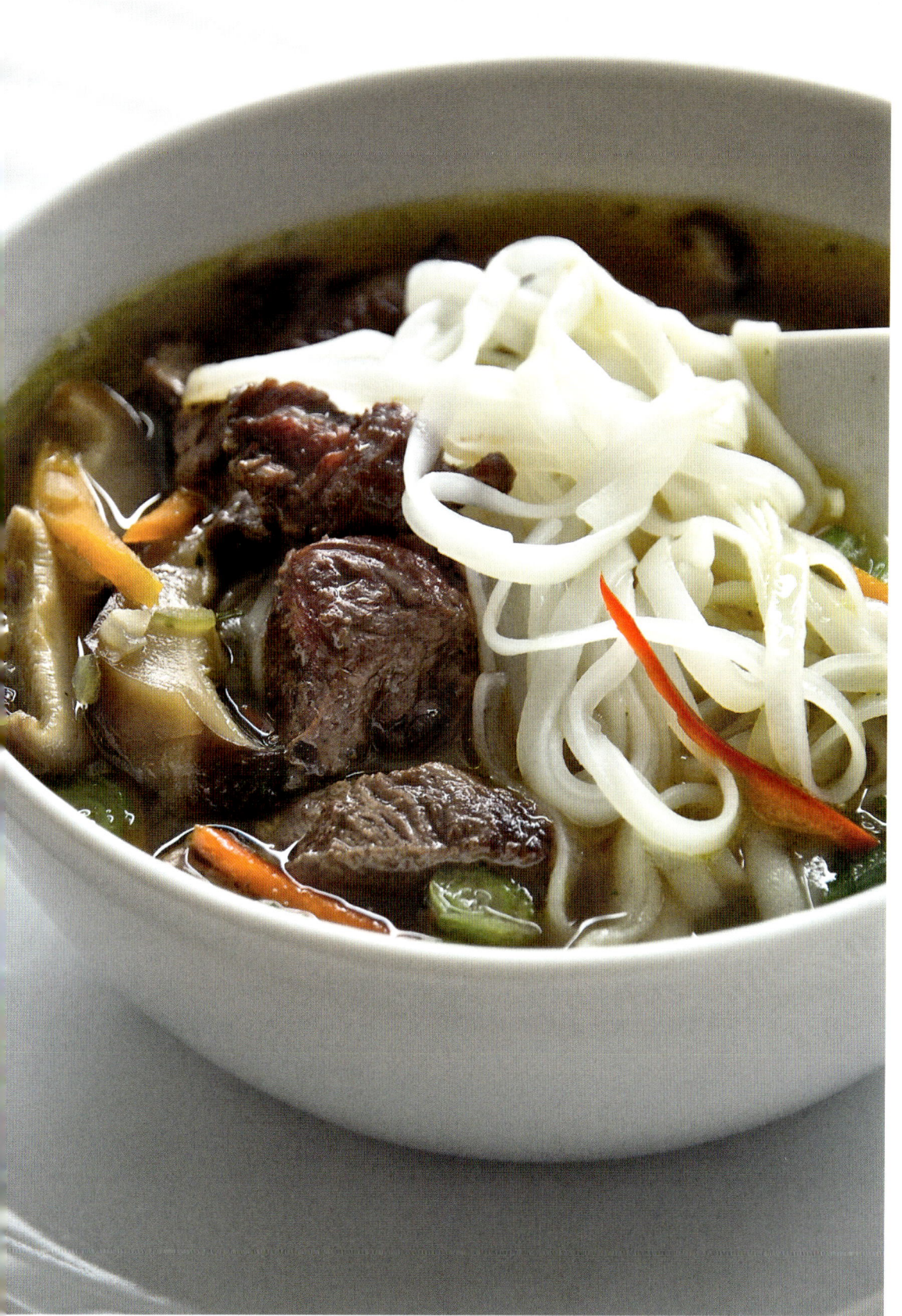

Salate

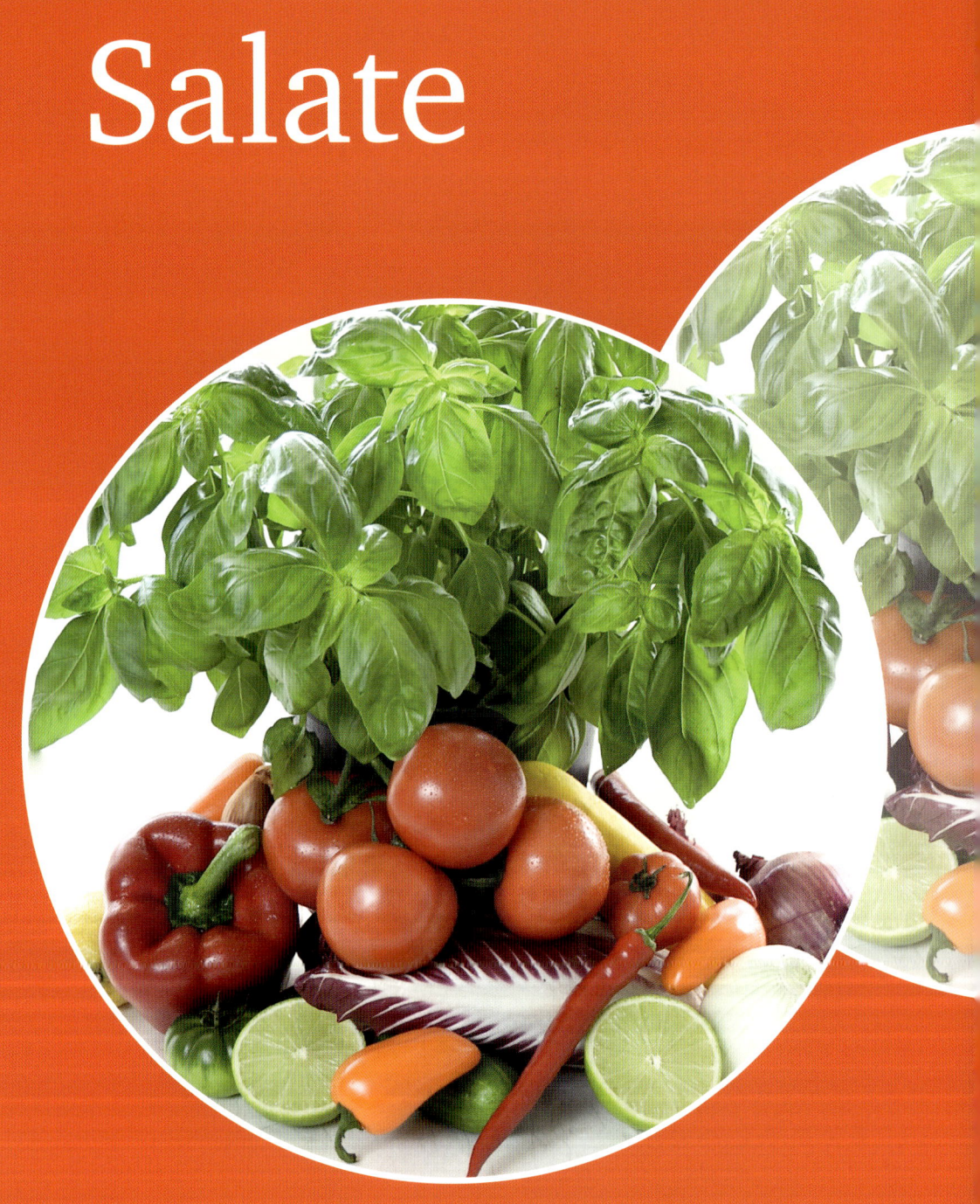

& Salsas

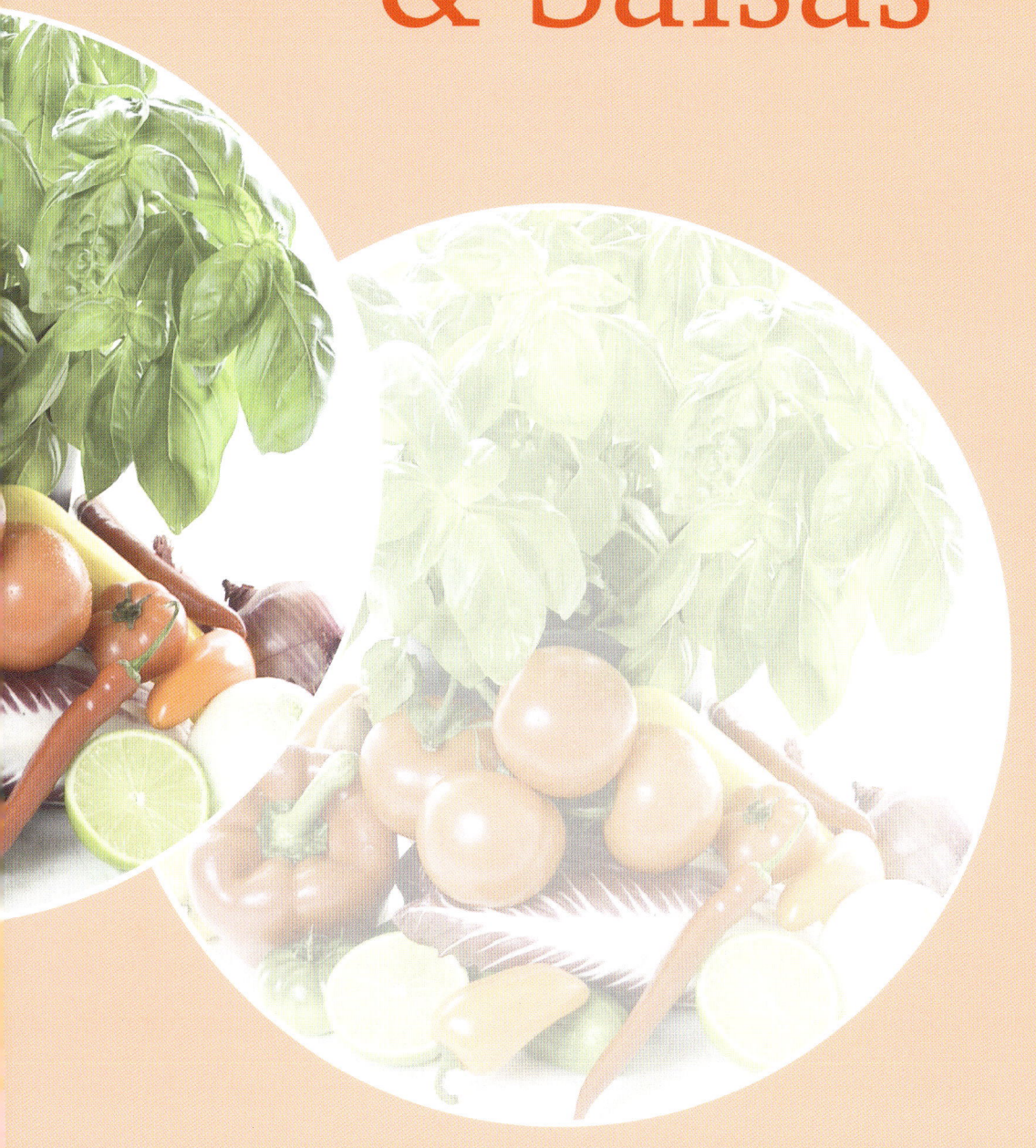

Glasnudelsalat

mit Mango und Kokos

1 Mango schälen und 1 dünne Scheibe davon entfernen. Mango auf die Schnittfläche legen und das Fruchtfleisch am Steinkern entlang in großen Scheiben entfernen. Mangoscheiben in dünne Streifen schneiden. Chicorée längs halbieren und ohne Strunk in Streifchen bringen. Frühlingszwiebel in feine Röllchen schneiden. Mango, Chicorée und Frühlingszwiebel in eine Salatschüssel füllen; beiseite stellen. Ingwer schälen und fein reiben. Entkernte Peperoni grob zerkleinern. Limette halbieren.

2 Für das Kokosdressing die Kokosmilch, Walnussöl, Ingwer, Peperoni und 1–2 EL Limettensaft in ein hohes Gefäß füllen und mit dem Stabmixer kurz aufmixen. Mit etwas Salz und Pfeffer würzen.

3 Für die Glasnudeln zunächst das Wasser, gewürzt mit Kurkuma und 1 Msp. Salz, aufkochen. Glasnudeln 6 Minuten darin ziehen lassen. Nach 5 Minuten schon mal kosten. Die Glasnudeln sollten noch etwas Biss haben. Sind sie okay? Dann abseihen, mit der Küchenschere in 6 cm lange Stücke schneiden und noch heiß in die Salatschüssel mit den Mangostreifen und den anderen herrlichen Zutaten füllen. Mit Kokosdressing begießen und vorsichtig mischen. Abschmecken. Falls Sie haben, frische Minzeblätter darüber zerpflücken, fertig.

1 Mango
1 Chicorée
1 Frühlingszwiebel
1/2 TL frisch geriebener Ingwer
1 frische rote Peperoni, mild
1 Limette
6 EL Kokosmilch, ungesüßt
2 EL Walnussöl
Salz, weißer Pfeffer
1 Msp. gem. Kurkuma
100 g Glasnudeln

Mein Tipp

Als Rezeptvariante können Sie statt der Glasnudeln auch dünne Reisvermicelli verwenden. Die gibt es günstig im Asialaden zu kaufen.

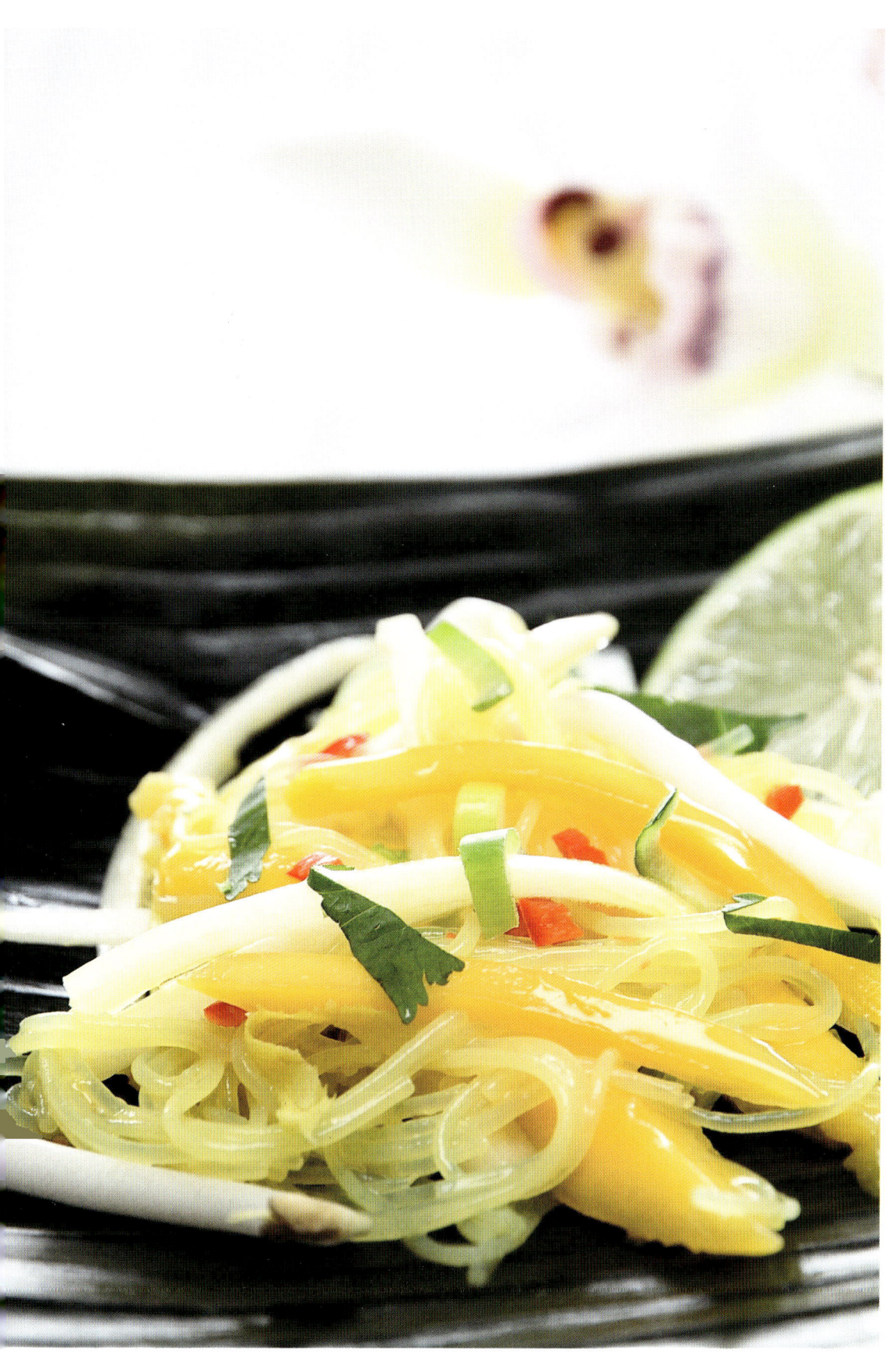

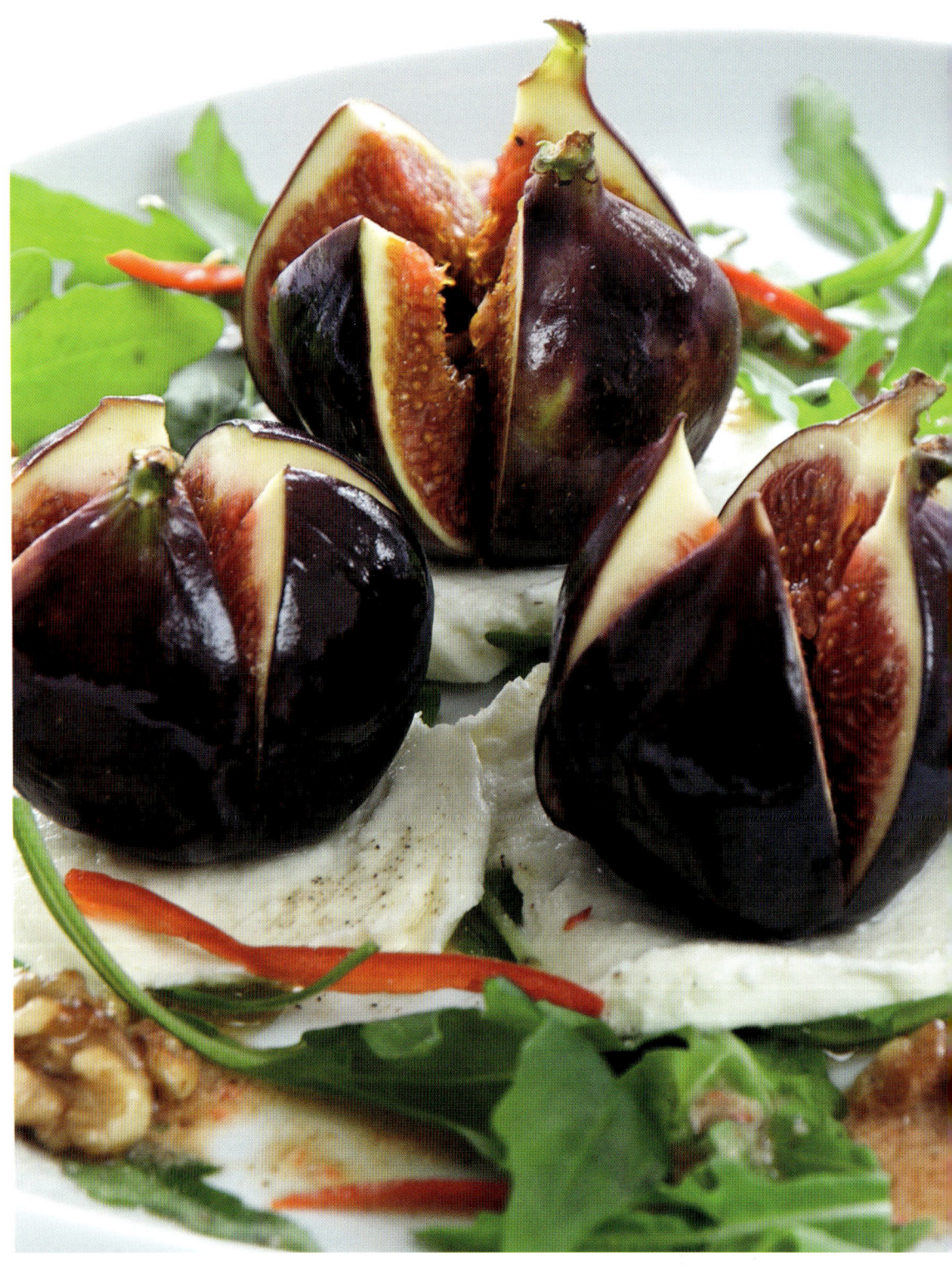

Feigensalat

mit süß-scharfem Walnussdressing

1 Kugel Büffelmozzarella (150 g)
1 frische rote Peperoni, mild
20 g Walnusshälften
2 reife Feigen
10 EL Walnussöl
Salz, weißer Pfeffer
4 Scheiben Parmaschinken
8 schwarze Oliven

1 Mozzarellakugel aus der Tüte nehmen und sehr dünn aufschneiden. Peperoni der Länge nach halbieren, entkernen und grob zerkleinern. Die Walnüsse in eine Tüte füllen und mit einem Plattiereisen oder einem anderen harten Gegenstand zertrümmern. Die Feigen kreuzweise einritzen und mit sachtem Druck das Fruchtfleisch von unten nach oben drücken, sodass sie sich wie eine Blüte öffnen.

2 **Für das Walnussdressing** Peperoni, Walnüsse und das Walnussöl in ein hohes Gefäß füllen und mit dem Stabmixer cremig mixen. Mit Salz und Pfeffer vorsichtig abschmecken.

3 **Zum Anrichten** den Parmaschinken kreisrund auf 2 Teller legen. Dann die Mozzarellascheiben folgen lassen. Die schwarzen Oliven verteilen und in die Mitte der Teller jeweils 1 Feige setzen. Nun das Walnussdressing in die Feigenöffnungen träufeln und auch den restlichen Salat damit begießen.

Mein Tipp

Reich an Mineralien sind Feigen wahre Nährstoffbomben. Besonders gut als Alternative zu süßen Leckereien: getrocknete Feigen.

Papaya-Salsa

mit Chili-Limetten-Vinaigrette

1 Papaya zunächst schälen, dann längs halbieren und mit einem Löffel die Kerne herauslösen. Die Papayahälften mit den Schnittflächen nach unten auf ein Glasbrett legen. Längs in 1 cm breite Streifen schneiden, diese dann quer würfeln. Papayawürfel in eine Salatschüssel füllen. Zwiebel schälen und fein würfeln. Peperoni längs halbieren, entkernen und sehr fein hacken. Beides zur Papaya geben. Limette heiß abspülen, gut trocknen und auf einer Zitrusreibe etwas Schale abreiben. Ingwer schälen und fein reiben. Kräuter in Streifchen schneiden.

2 **Für die Chili-Limetten-Vinaigrette** Olivenöl, Peperoni, Ingwer und 3 EL Limettensaft mit einem Schneebesen cremig schlagen und über die Zutaten in der Salatschüssel gießen. Mit Limettenabrieb und frischen Kräutern bestreuen, salzen und pfeffern, alles gut mischen. 5 Minuten ziehen lassen, damit sich die herrlichen Aromen vollkommen entfalten können. Vor dem Servieren noch einmal die Geschmacksprobe machen.

1 reife Papaya
1 kleine rote Zwiebel
2 frische rote Peperoni, mild
1 Bio-Limette
1/2 TL frisch geriebener Ingwer
8 frische Minzeblätter
Wer mag: einige Stängel Koriandergrün
3 EL Olivenöl, kaltgepresst
Salz, weißer Pfeffer

Mein Tipp

Der Begriff Salsa bezeichnet nicht nur Saucen, sondern auch Salate, die meist aus tropischen Früchten und Zwiebeln bestehen, oft mit einer echt scharfen Booster-Vinaigrette. Wir essen sie gern als Beilage zu Fisch und Meeresfrüchten.

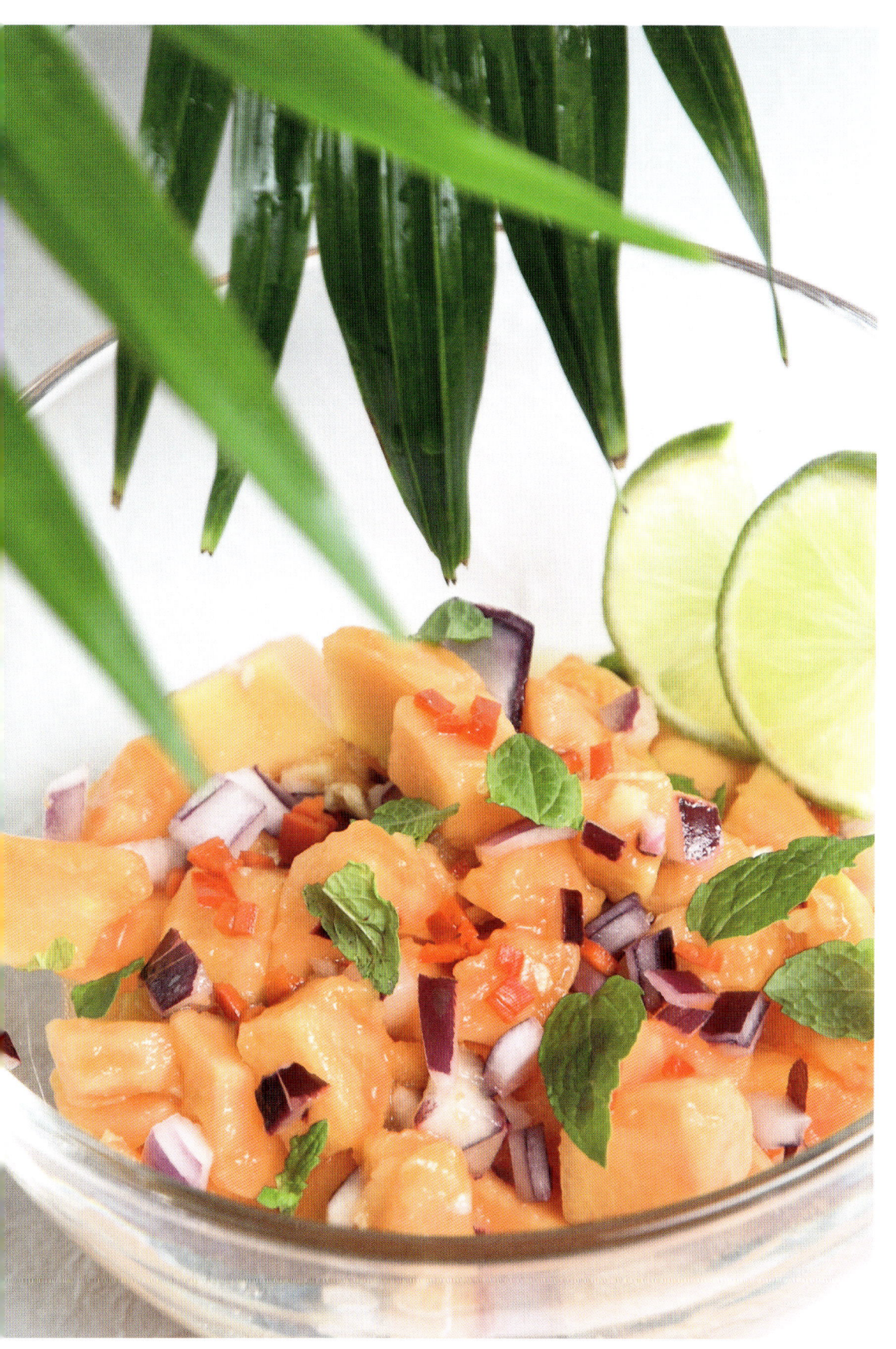

Roter Matjessalat

mit Ingwerdressing

1 Zunächst benötigen Sie eine Salatschüssel. Matjes unter fließendem Wasser kalt abspülen, mit Küchenpapier trocken tupfen und klein würfeln. Zwiebel schälen, Apfel vierteln, Kerngehäuse entfernen, Zwiebel und Apfel fein würfeln. 1 1/2 Knollen Rote Bete fein würfeln. Das Kleingewürfelte in die Salatschüssel füllen. Ingwer schälen und sehr fein reiben.

2 **Für das Rote-Bete-Dressing** Joghurt, Ingwer, 1/2 Knolle Rote Bete, 2 EL Olivenöl, Weißweinessig, Salz, Pfeffer und einige Spritzer Zitronensaft in ein hohes Gefäß geben und mit dem Stabmixer cremig aufmixen. Sofort entsteht ein herrlich rosafarbenes Dressing. Nun das Dressing mit dem Salat in der Salatschüssel mischen. Abschmecken und bei Bedarf nachwürzen.

3 **Zum Anrichten:** Es ist zwar nicht Bestandteil des Rezepts. Aber wenn Sie ein paar Salatblätter zur Verfügung haben, legen Sie sie kreisrund auf 2 Teller. Mit etwas Olivenöl und Zitronensaft besprenkeln und den Matjessalat in die Mitte setzen.

125 g Matjesfilets
1 kleine rote Zwiebel
1/4 grüner Apfel
2 Knollen Rote Bete, gekocht
1/2 TL frisch geriebener Ingwer
2 EL Naturjoghurt (3,8 % Fettgehalt)
2–3 EL Olivenöl, kaltgepresst
1 TL Weißweinessig
Meersalz, weißer Pfeffer
1 Zitrone

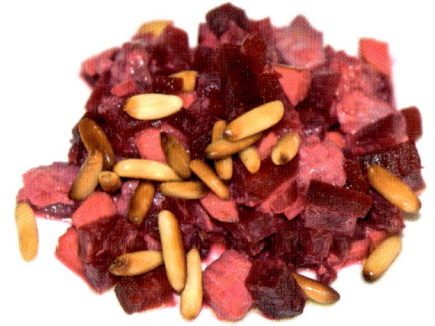

Mein Tipp

Und so machen Sie aus diesem Roten Matjessalat schnell ein fantastisches Hauptgericht: kleine Kartoffeln samt Schale in stark gesalzenem Wasser gar köcheln und dazu essen.

Kartoffelsalat „light"

mit Dijonsenf und Weißweinessig

1 Geschälte Kartoffeln in dünne Scheibchen schneiden und in einem Dampftopf weich dämpfen. Dauer: etwa 6 Minuten. Nach 5 Minuten die Garprobe machen. In der Zwischenzeit die Gurke schälen, längs halbieren und mit einem Teelöffel entkernen. Die Gurkenhälften in dünne Scheiben schneiden. Zwiebel schälen und fein hacken. Beides in eine Salatschüssel füllen. Ingwer schälen und sehr fein reiben.

2 **Für die Dijonsenfvinaigrette:** In einem Schälchen Olivenöl, Weißweinessig, Dijonsenf und Ingwer mit einem Schneebesen cremig aufschlagen. In einem Minitopf 50 ml Wasser aufkochen und die Gemüsebrühe einrühren – 1 Minute köcheln lassen.

3 **Zum Fertigstellen** die fertig gegarten Kartoffelscheiben in die Salatschüssel zu der Gurke und der Zwiebel füllen. Zuerst mit heißer Gemüsebrühe und dann mit der Dijonsenfvinaigrette begießen. Behutsam mischen und abschmecken. Vielleicht fehlen Ihnen noch etwas Salz und Pfeffer? Anschließend 10 Minuten ziehen lassen.

180 g kleine festkochende Kartoffeln
6 cm Salatgurke
1 kleine rote Zwiebel
1/2 TL frisch geriebener Ingwer
2 EL Olivenöl, kaltgepresst
1–2 EL Weißweinessig
1/2 TL Dijonsenf – „der klassische"
1 TL gekörnte Gemüsebrühe
Salz, schwarzer Pfeffer

Mein Tipp

Sie sollten die Kartoffeln unbedingt heiß mit der Gemüsebrühe und der Vinaigrette begießen, denn nur so können sie sich während des Abkühlprozesses mit den herrlichen Würzaromen vollsaugen.

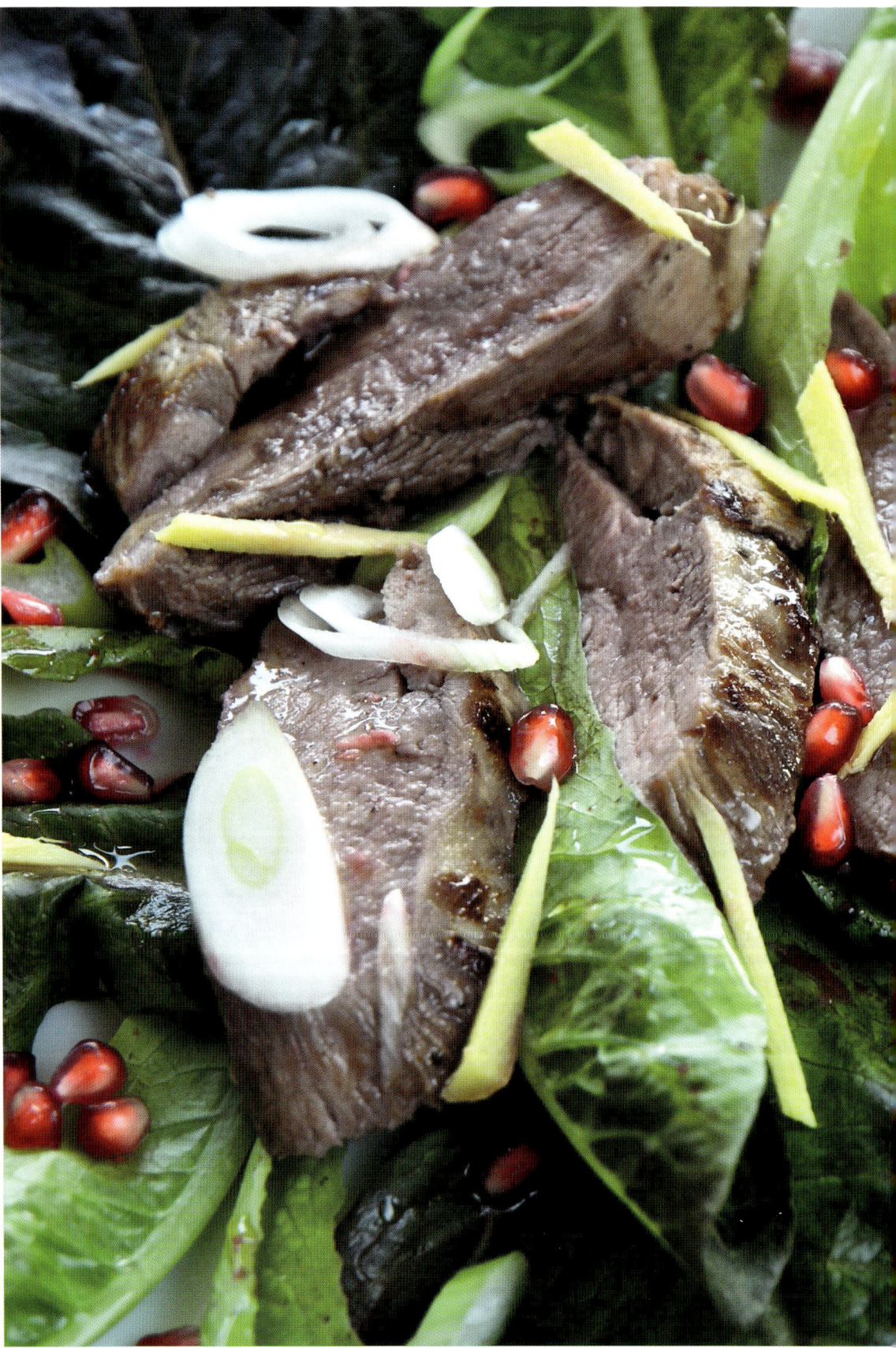

Warmer Flugentenbrustsalat
mit Granatapfel-Ingwer-Vinaigrette

1 Barbarrie-Flugentenbrust
3 EL Olivenöl, kaltgepresst
100 g Feldsalat, knackig frisch
1/2 TL frisch geriebener Ingwer
1 Granatapfel
1 Zitrone
1 EL Walnussöl
Salz, schwarzer Pfeffer

1 Für die Flugentenbrust den Ofen auf 200 Grad vorheizen. Flugentenbrust von der Hautschicht befreien (beherzt abziehen und den Rest mit einem scharfen Messer lösen.) Nun die Flugentenbrust in 2 EL Olivenöl 1 Minute rundherum scharf anbraten. In eine Auflaufform setzen und mit dem Bratfett aus der Pfanne begießen. Dann für 20 bis 25 Minuten auf der mittleren Schiene in den Ofen schieben. Nach 20 Minuten den Garzustand überprüfen. Die Flugentenbrust sollte bei Druck leicht nachgeben.

2 In der Zwischenzeit gewaschenen Feldsalat in eine Salatschüssel füllen, Ingwer schälen und fein reiben. Und nun zum Granatapfel: kräftig mit dem Handballen rollen, halbieren und die Kerne über einer tiefen Schüssel mit einem Teelöffel herauslösen. Den Saft in die Schüssel pressen. Die Zitrone halbieren.

3 Für die Vinaigrette 1 EL Olivenöl, Walnussöl, 4 EL Granatapfelsaft, Ingwer und 1 Spritzer Zitronensaft mit einem Schneebesen kräftig aufschlagen, salzen und pfeffern.

4 Zum Anrichten den Feldsalat als Salatbeet auf 2 Teller verteilen. Flugentenbrust auf einem Teller schräg in Tranchen schneiden. Dabei eventuell austretenden Fleischsaft in die Vinaigrette mischen. Flugentenbrust auf dem Salat verteilen und mit der Vinaigrettte beträufeln. Beliebig mit Granatapfelkernen bestreuen. Großartig!

Mein Tipp

Ich wickle die Flugentenbrust nach dem Garen in Alufolie und lasse sie etwa 5 Minuten ruhen. Dadurch verteilt sich der Fleischsaft gleichmäßig im Gewebe und macht es supersaftig!

Gegrillter Meeresfrüchtesalat

mit Chilivinaigrette

1 Garnelen auftauen. Aus den Tintenfischtuben die Fangarme und das durchsichtige Fischbein herausziehen. Falls die Haut nicht weiß, sondern gesprenkelt ist, diese abziehen. Nun die Tuben innen und außen kalt abspülen und mit Küchenpapier trocknen. Dann die Tuben rautenförmig einschneiden, aber nicht zu tief. Peperoni längs halbieren, entkernen und sehr fein würfeln. Knoblauch und Ingwer schälen, beides auf einer Küchenreibe fein reiben. Die Bio-Zitrone heiß abspülen, gut trocknen, dann etwas Abrieb herstellen. Basilikum in Streifchen schneiden.

2 Für die Chilivinaigrette: In einer kleinen Schale 4 EL Olivenöl, 2 bis 3 EL Zitronensaft und Ingwer mit einem Schneebesen cremig aufschlagen. Zum Schluss Peperoni, Salz und Pfeffer hinzufügen.

3 Für die Meeresfrüchte: Eine Grillpfanne trocken erhitzen, 2 EL Olivenöl einträufeln. Zuerst die Kalmare pro Seite 30 Sekunden braten. Dann die Garnelen etwa 30 Sekunden pro Seite mitbraten. Aber bitte nicht länger! Alles in eine Salatschüssel füllen und noch heiß mit der Chilivinaigrette begießen. Nun die Geschmacksprobe machen. Sind sie okay? Dann mit Basilikum bestreuen.

100 g TK-Riesengarnelen
(geschält, entdarmt)
500 g kleine Kalmare
1 frische rote Peperoni, mild
1 Knoblauchzehe
1/2 TL frisch geriebener Ingwer
1 Bio-Zitrone
6 Basilikumblätter
6 EL Olivenöl, kaltgepresst
Meersalz, weißer Pfeffer

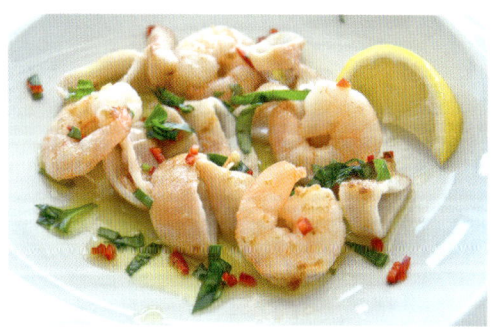

Mein Tipp

Wenn Sie es besonders eilig haben, können Sie die Garnelen bereits im gefrorenen Zustand braten oder in eine heiße Suppe geben.

Avocado-Salsa

mit Minze und Limette

1 Limette heiß abspülen und sorgfältig trocknen. Ingwer schälen und fein reiben. Peperoni längs halbieren, entkernen und möglichst fein hacken. Zwiebel schälen und fein würfeln. Avocado halbieren und den Kern herauslösen. Das Fruchtfleisch aus den Schalen lösen und die Avodadoschalen beiseite legen. Avocadofleisch in kleine Würfel zerkleinern. Minzeblätter übereinander legen und in Streifchen schneiden.

2 **Für die Vinaigrette** Olivenöl und 2 EL Limettensaft in eine kleine Schüssel gießen. Ingwer und – ganz nach Ihrem Geschmack – auch etwas Limettenabrieb hinzufügen. Nun alles mit einem kleinen Schneebesen cremig verquirlen.

3 **Für die Salsa:** Nun benötigen Sie eine Salatschüssel. Peperoni, Zwiebel und Avocado hineinfüllen und schnell mit der Vinaigrette begießen, bevor die Avocado sich dunkel verfärbt. Etwas salzen und pfeffern. Vorsichtig mischen und noch einmal kosten. Zum Anrichten die fertige Avocado-Salsa in die Avocadoschalen füllen. Sieht toll aus! Und nun mit frischen Minzestreifchen bestreut servieren.

1 Bio-Limette
1/4–1/2 TL frisch geriebener Ingwer
1 frische rote Peperoni, mild
1 rote Zwiebel
1 reife Avocado
6 frische Minzeblätter
3 EL Olivenöl, kaltgepresst
Salz, schwarzer Pfeffer

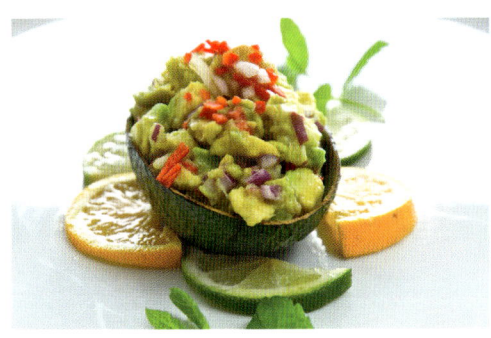

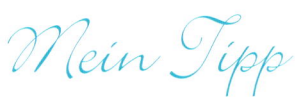

Avocados sind reif, wenn sie auf Druck leicht nachgeben (außer bei der Sorte „Hass") – Ihren Reifestatus können Sie aufgrund ihrer harten Schale nur an der dunkelvioletten Farbe erkennen.

Mozzarella

mit italienischer Salsa

1 **Für die Salsa** die Peperoni längs halbieren, entkernen und wie die getrockneten Tomaten sehr fein würfeln. Kirschtomaten vierteln, entkernen und in Streifchen schneiden. Das Olivenfleisch vom Stein schneiden und fein hacken. Alles in eine Salatschüssel füllen. Vom Rucola die Stängel entfernen und entsorgen. 1 Hälfte quer in feine Streifchen schneiden, diese in die Salatschüssel geben. Die andere Hälfte beiseite legen. Nun zum Mozzarella: Die Kugel, je nach Dicke, in 6 bis 8 Scheiben schneiden. Die Zitrone halbieren.

2 **Für die Vinaigrette** Olivenöl und 2 EL Zitronensaft in eine kleine Schüssel gießen. Und jetzt entscheiden Sie bitte selbst, ob und wie viel Sie von der Knoblauchzehe dazureiben wollen. Dann mit einem Schneebesen das Ganze schön cremig aufschlagen und über die italienische Salsa in der Salatschüssel gießen. Salzen und pfeffern. Noch einmal gut mischen, dann 10 Minuten ziehen lassen.

3 **Zum Anrichten:** Den Rucola, den Sie zurückgelegt haben, als Beet auf 2 Teller legen und die Mozzarellascheiben darauf verteilen. Jede Mozzarellascheibe mit Salsa belöffeln. Bei Bedarf etwas Olivenöl über den Rucola gießen. Dazu passen pro Portion 2 geröstete Ciabattascheiben. Ein klassischer Genuss!

1 frische rote Peperoni, mild
6 Scheiben getrocknete Tomaten
8 Kirschtomaten
6 Kalamata-Oliven
60 g Rucola
1 Kugel Mozzarella (150 g)
1 Zitrone
4 EL Olivenöl, kaltgepresst
1 Knoblauchzehe
Salz, schwarzer Pfeffer

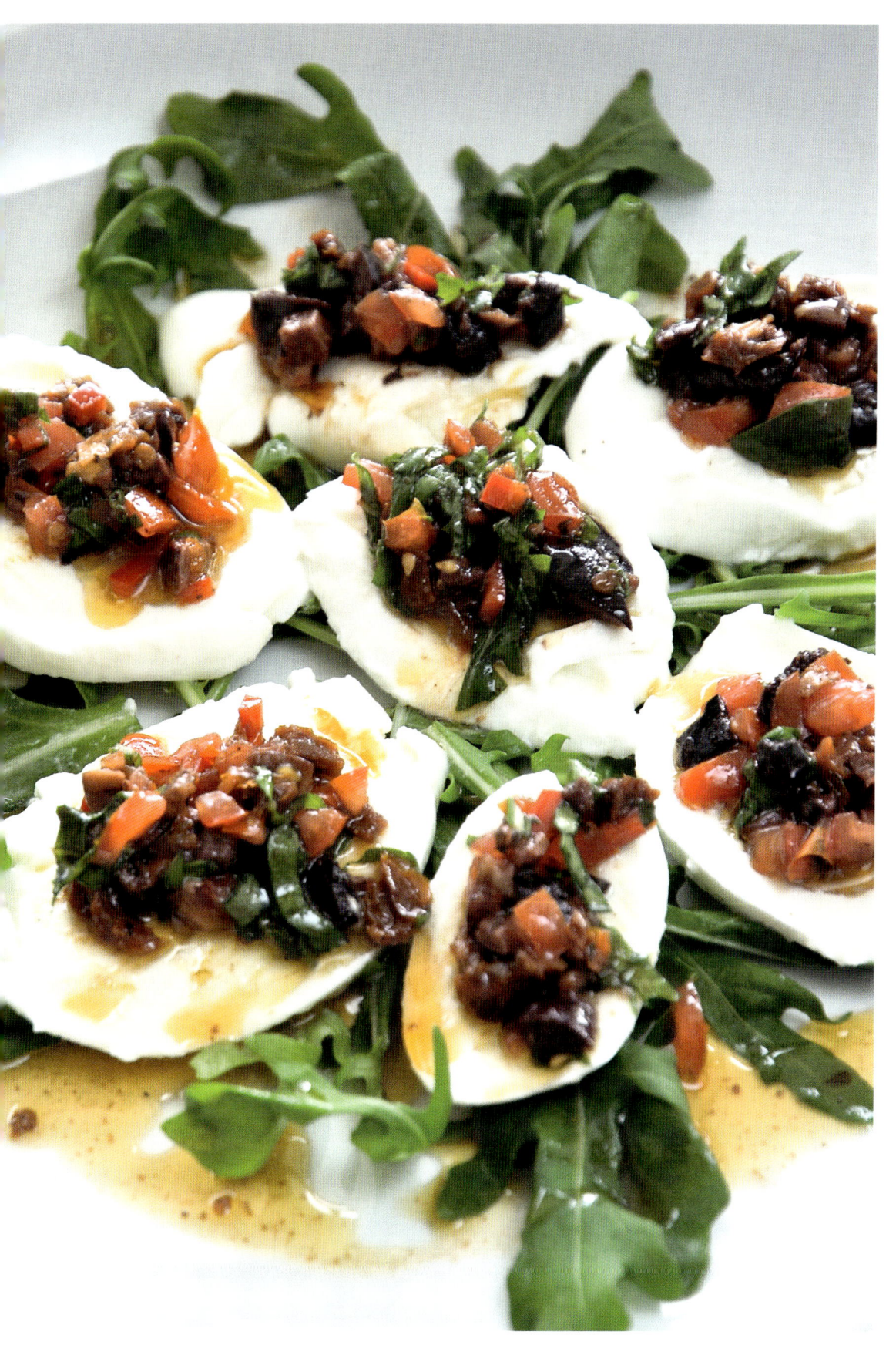

Feldsalat

mit Orangenfilets in Haselnussvinaigrette

1 Feldsalat kurz in eiskaltem Wasser waschen und in einem Sieb gut abtropfen lassen. Peperoni längs halbieren, entkernen und fein würfeln. Geschälte Zwiebel längs in feine Streifchen schneiden. Mandarine mit dem Handballen rollen, anschließend halbieren und den Saft auspressen. Von der Orange mit einer Zitrusreibe 1/4 TL Abrieb herstellen.

2 Für die Orangenfilets benötigen Sie eine mittelgroße Schüssel. Die Orange auf ein Brett legen und mit einem scharfen Messer die Schale komplett bis zum Fruchtfleisch entfernen. Aus der Orange über der Schüssel mit einem scharfen glatten Messer jeweils zwischen den weißen Trennhäuten schmale Filets herausschneiden.

3 Für die Haselnussvinaigrette Haselnussöl, Mandarinen- und Zitronensaft, Cayennepfeffer, Salz und Pfeffer in eine kleine Schüssel geben. Den aufgefangenen Saft von der filetierten Orange sowie den Orangenabrieb hinzufügen. Dann das Ganze cremig aufschlagen. Etwas salzen und pfeffern.

4 Zum Fertigstellen: Feldsalat, Peperoni, Zwiebel und die Orangenfilets in eine Salatschüssel füllen. Mit Haselnussvinaigrette begießen und behutsam mischen. Abschmecken und schnell essen, bevor der Feldsalat zusammenfällt. Ein absoluter Hochgenuss!

80 g Feldsalat, knackig frisch
1/2 frische rote Peperoni, mild
1/2 rote Zwiebel
1 Mandarine
1 Bio-Orange
3 EL Haselnussöl
einige Spritzer Zitronensaft
1 Prise Cayennepfeffer
Salz, weißer Pfeffer

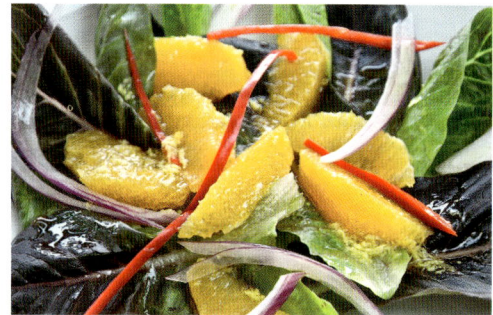

Babyspinatsalat

mit Oliven und gerösteten Kürbiskernen

1 Babyspinat verlesen, lange Stängel entfernen und kurz in einer Schüssel mit kaltem Wasser waschen. In einem Sieb gut abtropfen lassen. Vom Salat die Blätter lösen, waschen und quer in Streifchen schneiden. Getrocknete Tomaten fein würfeln. Alles in eine Salatschüssel füllen.

2 Für die Kürbiskernvinaigrette: 1 EL Olivenöl in einer Minipfanne erhitzen und die Kürbiskerne 30 Sekunden anrösten. 4 EL Olivenöl, Balsamico und Zitronensaft cremig verquirlen und über den Salat in der Salatschüssel gießen. Oliven hinzufügen. Salzen, pfeffern, mit Kürbiskernen bestreuen und noch einmal behutsam mischen.

100 g Babyspinat
4–6 Blätter Trevisano oder Radicchio
5 Scheiben getrocknete Tomaten
5 EL Olivenöl, kaltgepresst
1 EL Kürbiskerne
2 EL Aceto Balsamico
1 EL Zitronensaft
60 g Oliven eigener Wahl
Salz, schwarzer Pfeffer

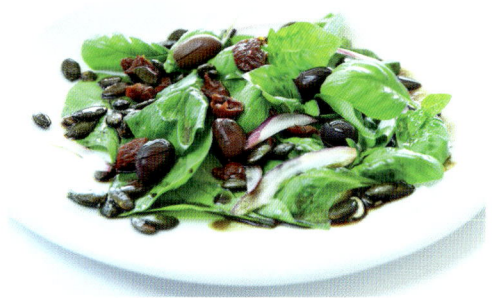

Mein Tipp

Wenn Sie diesen Salat als Hauptgericht genießen wollen: einfach Fetawürfel hineinschneiden und mit dünnen roten Zwiebelringen bestreuen. Auch zu kurz gebratenem Lamm schmeckt dieser Salat köstlich.

119

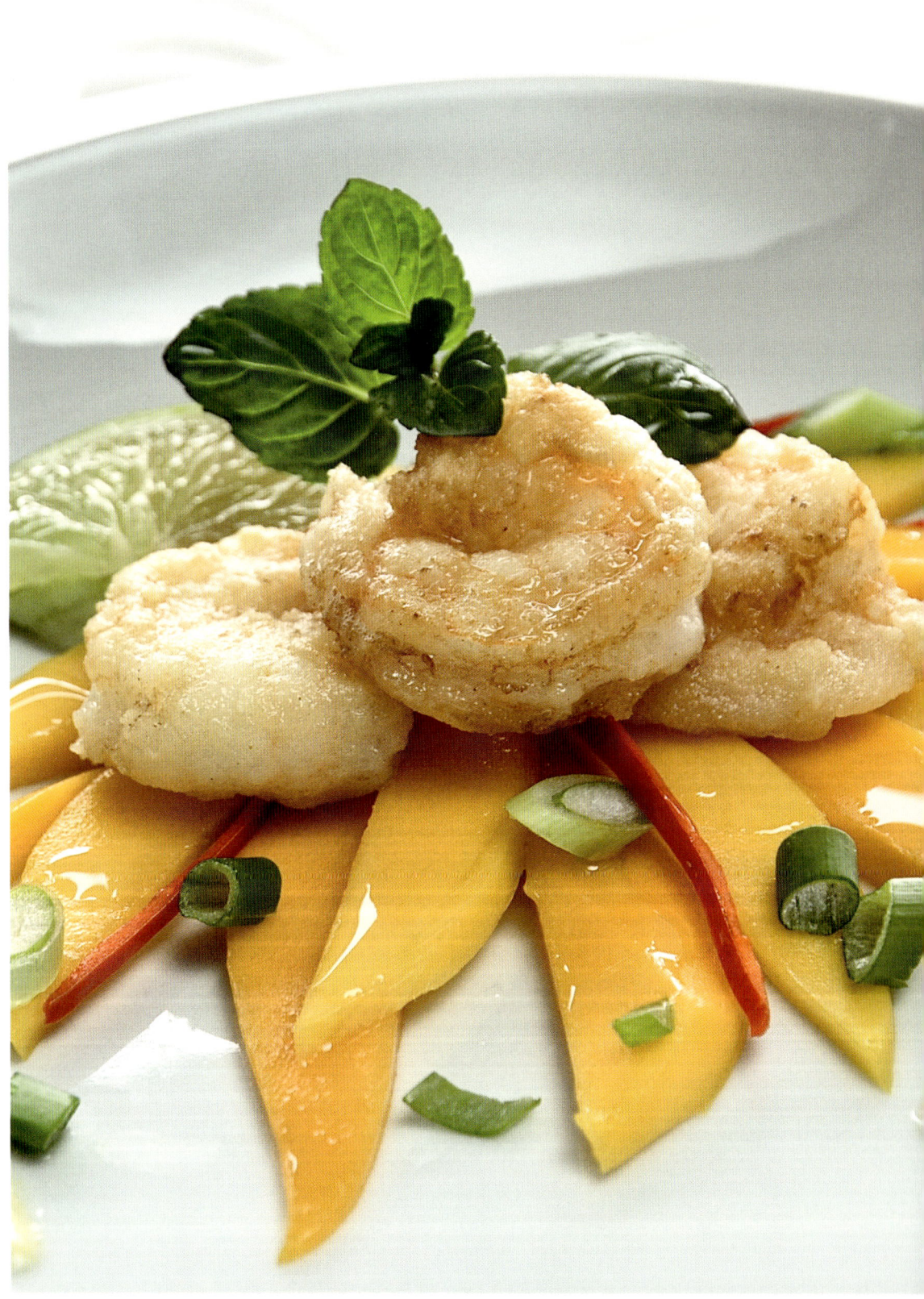

Mango-Carpaccio

mit Garnelen und Currydressing

300 g TK-Riesengarnelen
(geschält, entdarmt)
1 reife Mango
1/2 TL frisch geriebener Ingwer
1 Frühlingszwiebel
1 Zitrone
150 g Naturjoghurt (3,8 % Fettgehalt)
3 EL Olivenöl, kaltgepresst
1/2 TL Curry, english style
Salz, schwarzer Pfeffer

1 Aufgetaute Garnelen abspülen und mit Küchenpapier trocknen. Mango schälen. 1 Scheibe am Steinkern entlang abschneiden, dann die Mango auf die Schnittfläche legen und das restliche Fruchtfleisch in großen Scheiben entfernen. Diese dann in Streifchen schneiden. Ingwer schälen und fein reiben. Das Grün der Frühlingszwiebel in dünne Röllchen schneiden. Die Zitrone halbieren.

2 **Für das Currydressing** Joghurt, Ingwer, 1 EL Olivenöl und Curry in einer Schüssel cremig aufschlagen. Und nun geht`s ans Würzen mit Salz, Pfeffer und einigen Spritzern Zitronensaft.

3 **Für die Garnelen** wählen Sie bitte eine beschichtete Pfanne. 2 EL Olivenöl hineingießen und die Garnelen darin pro Seite 1 Minute braten. Salzen, pfeffern, etwas Zitronensaft darüber geben.

4 **Zum Anrichten** die Mangoscheiben kreisrund auf 2 Teller verteilen. Die Garnelen obendrauf setzen. Mit Currydressing beträufeln, mit Frühlingszwiebel bestreuen und möglichst heiß essen. Schmeckt toll!

Mein Tipp

Achten Sie beim Kauf von Mangos darauf, dass sie reif sind. Sie sollten duften und auf Druck leicht nachgeben. Absolut köstlich schmecken übrigens Flug- oder Thai-Mangos.

Fisch

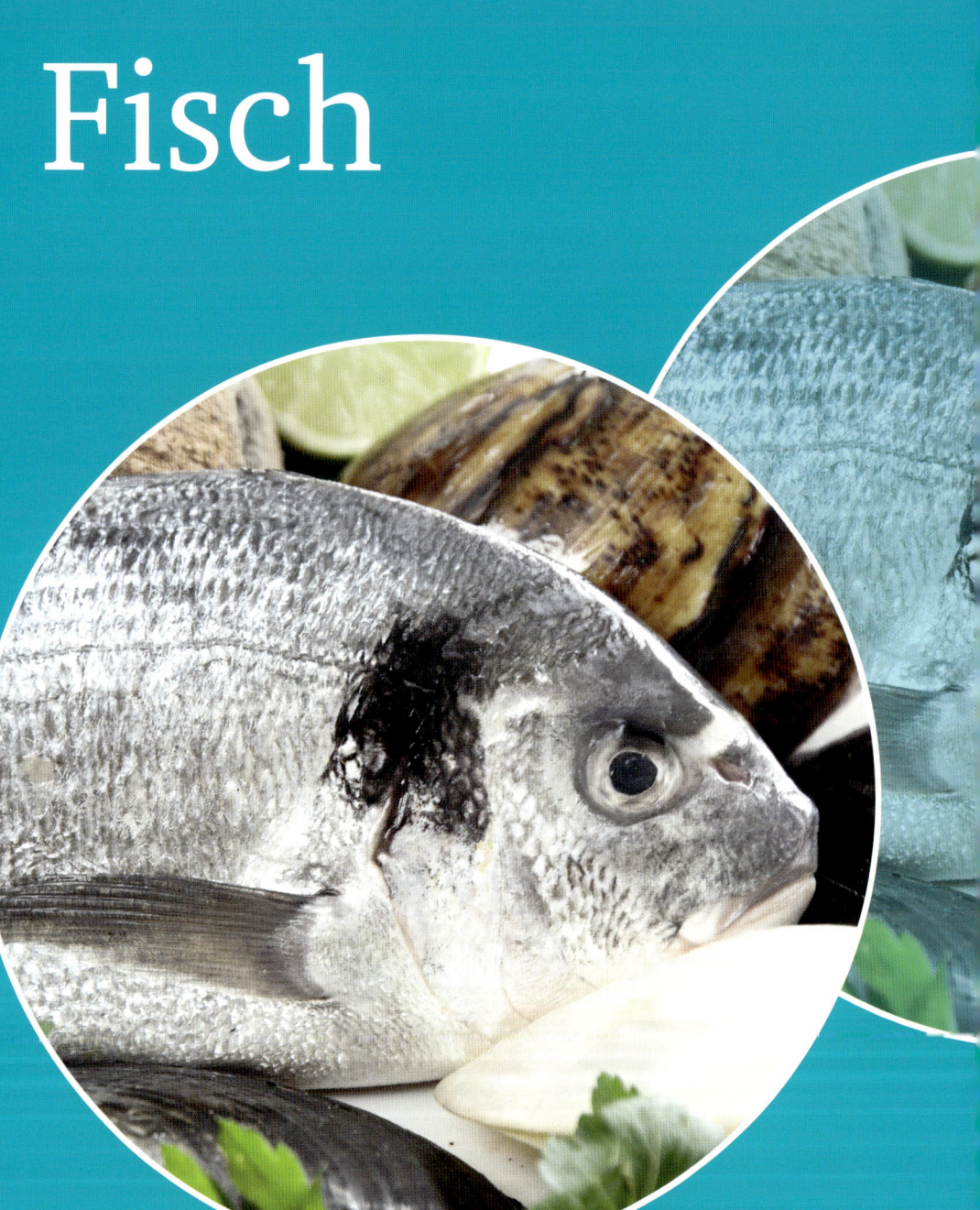

& Meer

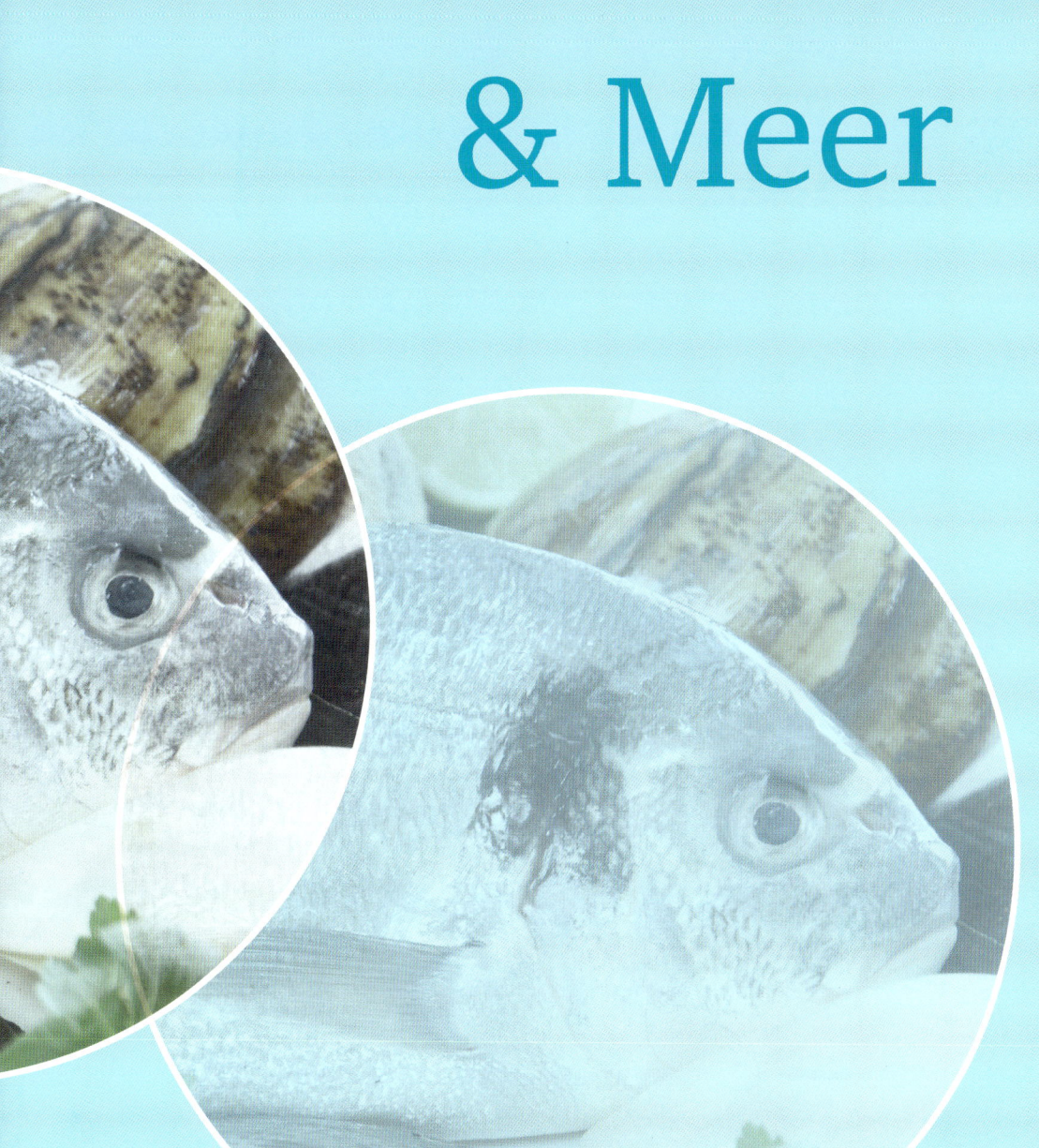

Jakobsmuscheln

in Safranbutter mit Vanille

1 Jakobsmuscheln kalt abspülen und trocknen. Falls nötig, den gelben Coral entfernen. Jeweils in 1 Oberfläche der Muscheln Minirauten schneiden. So haftet die Sauce später viel besser! Die Vanilleschote quer halbieren. Die Hälfte, die Sie verwenden, längs halbieren. Entkernte Peperoni in dünne Streifchen schneiden. Ingwer schälen und in 6 dünne Streifen zerkleinern. Zitrone halbieren.

2 **Für die Safranbutter** einen kleinen Topf wählen. Geben Sie jetzt folgende Zutaten hinein: 1 EL Olivenöl, Butter, Vanille, Peperoni und Ingwer. Jetzt den Topf auf niedrigster Stufe erwärmen und den Safran einrühren. Nach 1 Minute behutsam mit Salz, Pfeffer und einem Hauch Zitronensaft abschmecken. Topf vom Herd ziehen, denn die Butter darf nicht bräunen.

3 **Für die Zuckerschoten** Wasser sprudelnd aufkochen und die Zuckerschoten 4 bis 5 Minuten bissfest blanchieren. Mit einem Schaumlöffel herausholen und in Eiswasser abschrecken. Dann abseihen und in einer Schüssel beiseite stellen. Deckel daraufsetzen, damit sie nicht abkühlen.

4 **Für die Jakobsmuscheln** in eine erhitzte Grillpfanne 2 EL Olivenöl träufeln und die Jakobsmuscheln mit der eingeritzten Seite nach unten einlegen. 1 Minute pro Seite scharf braten. Zum Anrichten die Jakobsmuscheln auf die Zuckerschoten setzen. Die Safranbutter nochmals erwärmen und die Muscheln damit begießen.

6 Jakobsmuscheln, küchenfertig
1/4 Vanilleschote
1/2 frische rote Peperoni, mild
1 cm Ingwerknolle
1 Zitrone
3 EL Olivenöl, kaltgepresst
1 gehäufter EL Butter
1 Msp. gem. Safran
Meersalz, weißer Pfeffer
12 Zuckerschoten

Mein Tipp

Frische Jakobsmuscheln sollten Sie vor dem Zubereiten etwa 30 Minuten wässern. Beste Zeit, um sie zu genießen: September bis Mai.

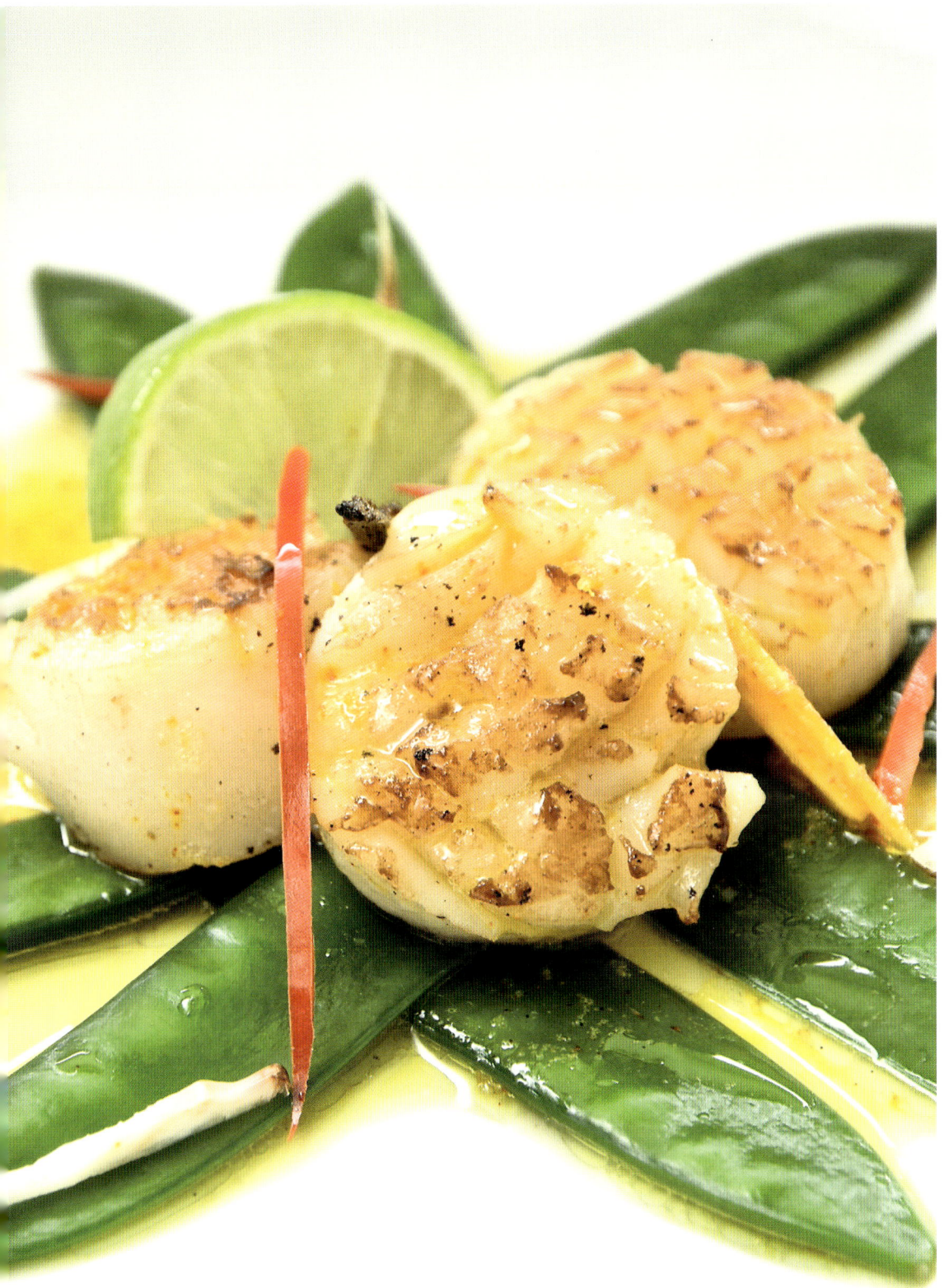

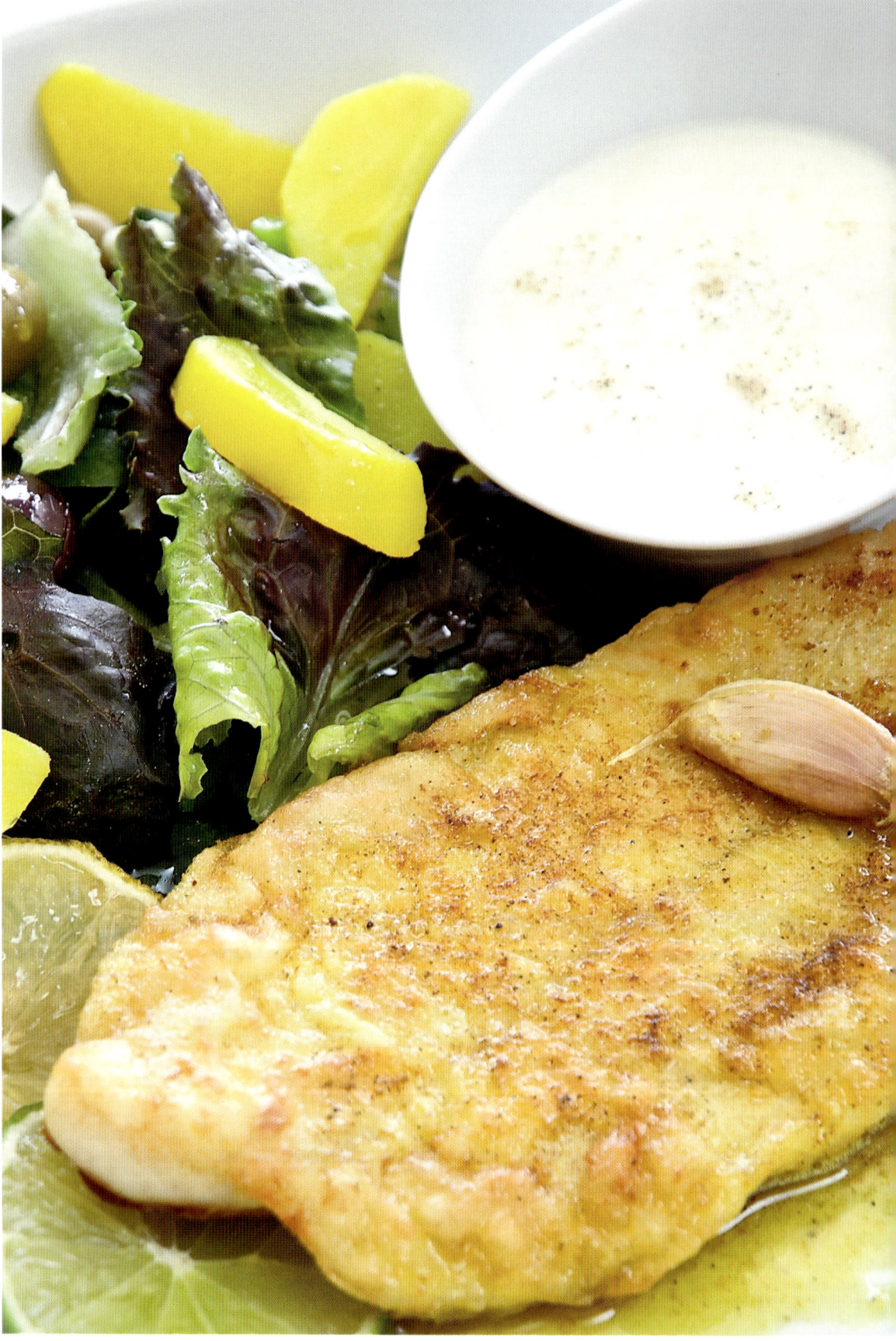

Tilapiafilet mit Sommersalat

und Kurkumakartoffeln

1 Zitrone
2 Tilapiafilets (à 140 g)
4 kleine festkochende Kartoffeln
1 Frühlingszwiebel
1 Handvoll Babyspinat
1 Handvoll Blattsalate
12 Kalamata-Oliven
Meersalz
1/2 TL gem. Kurkuma
6 EL Olivenöl, kaltgepresst
Pfeffer
4 EL Mehl zum Wenden

1 Die Zitrone vierteln. Bitte 2 Viertel für die Garnierung beiseite legen. Fischfilets abspülen, trocknen und mit Zitronensaft beträufeln. Kartoffeln schälen und in Scheibchen schneiden. Frühlingszwiebel ohne Wurzelbüschel schräg in dünne Röllchen schneiden. Babyspinat verlesen; lange Stängel entfernen. Blattsalate und Babyspinat kalt waschen und in einem Sieb trocken schütteln. Frühlingszwiebel, Salat und Oliven in eine Salatschüssel füllen.

2 Für die Kurkumakartoffeln Wasser mit je 1/2 TL Salz und Kurkuma sprudelnd aufkochen. Die Kartoffeln darin bissfest garen. Kartoffeln abseihen und in die Salatschüssel zu den anderen Zutaten füllen.

3 Für die Zitronen-Öl-Vinaigrette 3 EL Olivenöl, 2 EL Zitronensaft, etwas Salz und Pfeffer in einer kleinen Schale mit einem Schneebesen cremig aufschlagen. Fertig.

4 Zurück zu den Fischfilets: Mehl mit 1/2 TL Salz mischen und die Fischfilets darin wenden. In einer beschichteten Pfanne 3 EL Olivenöl erhitzen und die Filets 2 bis 3 Minuten pro Seite, je nach Dicke, knusprig braten. Salzen, pfeffern und mit Zitronensaft beträufeln. Vor dem Anrichten die Zitronen-Öl-Vinaigrette noch einmal aufschlagen und mit dem Salat in der Schüssel mischen. Salat auf 2 Teller verteilen, Tilapiafilets dazusetzen und auch die Zitronenviertel. Bon Appétit.

Mein Tipp

Frische Fischfilets oder -koteletts sehen feucht, klar und leuchtend aus. Gehen Sie auf Nummer sicher und verlangen Sie von Ihrem Fischhändler ausdrücklich Sushiqualität!

Alaskarotbarsch

mit Kräutergratin

1 Den Ofen auf 220 Grad vorheizen. Fisch abspülen und trocknen. Zwiebel schälen und klein würfeln. Salbeiblätter, Petersilie samt Stielen grob zerkleinern. Rosmarinnadeln vom Zweig streifen und möglichst fein hacken. Geschälten Ingwer reiben. Die Kirschtomaten kreuzweise einritzen. Von den Shiitake die Stiele entfernen und die Kappen in Streifen schneiden.

2 **Für das Kräutergratin** benötigen Sie ein Pesto, das es wirklich in sich hat. Kräuter und Ingwer mit 4 EL Olivenöl in ein hohes Gefäß füllen und mit dem Stabmixer cremig pürieren. Die Zwiebel dazugeben und nochmals mixen. Parmesan einrühren. Mit Zitronensaft, Salz und Pfeffer würzen.

3 **Für den überbackenen Alaskarotbarsch:** Eine Auflaufform mit 1 EL Olivenöl einreiben. Den Fisch der Länge nach einlegen und die Oberfläche mit Pesto bestreichen. Dann hauchdünn mit Semmelbröseln bestreuen. Kirschtomaten dazusetzen. Die Auflaufform 15 Minuten im Ofen lassen, mittlere Einschubleiste. Nach 5 Minuten die Grillfunktion dazuschalten.

4 Die Shiitakepilze in 2 EL Olivenöl 2 Minuten andünsten. Vorsichtig salzen und pfeffern. Den Fisch aus dem Ofen holen und quer in 2 Portionen teilen. Fisch, Tomaten und Shiitake auf 2 Tellern anrichten und heiß servieren.

260 g Alaskarotbarschfilet
am Stück (1,5–2 cm dick)
1 kleine rote Zwiebel
6 frische Salbeiblätter
1 Bund glatte Petersilie
1 Rosmarinzweig
1/2 TL frisch geriebener Ingwer
4 Kirschtomaten
125 g frische Shiitakepilze
7 EL Olivenöl, kaltgepresst
1 EL geriebener Parmesan
1 Zitrone
Meersalz, Pfeffer
1 TL Semmelbrösel

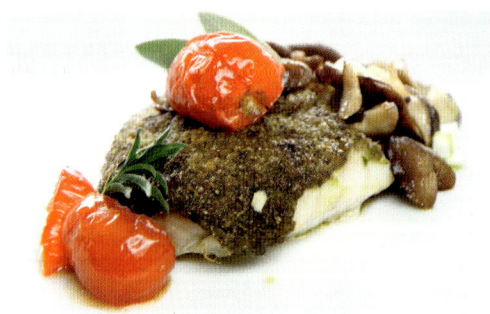

Schwertfisch

in knuspriger Orangenkruste

1 Die Schwertfischscheiben enthäuten, mit kaltem Wasser abspülen und mit Küchenpapier trocknen. Die Bio-Orange mit heißem Wasser waschen, sorgfältig trocknen, dann mit einer Zitrusreibe die Schale abreiben.

2 **Für die Orangenkruste:** Die Schwertfischscheiben auf ein Schneidbrett legen und hauchdünn mit 1 EL Olivenöl befeuchten. Dann den Orangenabrieb beidseitig darauf verteilen. Anschließend die Fischscheiben dünn in Semmelbröseln wenden.

3 **Für den Schwertfisch:** Eine beschichtete Pfanne trocken erhitzen. 2 EL Olivenöl zugießen und die Schwertfischscheiben einlegen. 1 Minute pro Seite scharf goldbraun braten. Mit einem Hauch Salz und Pfeffer bestreuen. Dazu passt ein bunter Sommersalat.

2 dünne Schwertfischscheiben (à 180 g)
1 Bio-Orange
3 EL Olivenöl, kaltgepresst
4–6 EL Semmelbrösel
Meersalz, weißer Pfeffer

Mein Tipp

Der Garpunkt beim Schwertfisch sollte nicht überschritten werden, da er sonst trocken wird. Deshalb Schwertfischscheiben nicht länger als 1 bis 1,5 Minuten pro Seite braten. Beim Schwertfischsteak können Sie 4 Minuten pro Seite rechnen.

Thunfischsteak

mit Sojasauce und Schnittlauch

1 Thunfisch kalt abspülen und mit Küchenpapier sorgfältig trocknen. Pastinaken ohne Wurzelbüschel schälen. Zwiebel schälen; beides fein würfeln. Geschälten Ingwer sehr fein reiben. Schnittlauch in dünne Röllchen schneiden. Nun die Zitrone halbieren und 1 Hälfte davon in 2 Spalten zerkleinern.

2 **Für das Pastinakenpüree:** Pastinaken in einem Dampftopf weich garen. Gleichzeitig in einem kleinen beschichteten Topf 2 EL Olivenöl erhitzen und die Zwiebel darin hell andünsten. Pastinaken und Ingwer hinzufügen und mit dem Stabmixer cremig aufmixen. Mit 1 EL Zitronensaft, 2 EL Olivenöl, Salz und Pfeffer würzen. Nun das Püree einmal kräftig erwärmen. Topf vom Feuer ziehen, Deckel drauf und bis zum Anrichten beiseite stellen.

3 **Für die Thunfischsteaks** eine Grillpfanne trocken und heiß erhitzen. Nun 1 EL Olivenöl darin verteilen. Die Steaks einlegen und pro Seite 1 Minute scharf braten. Die Steaks sollten in der Mitte noch roh sein. Püree auf 2 Teller setzen und die Thunfischsteaks daneben. Mit etwas Sojasauce begießen und mit Schnittlauchröllchen bestreut genießen.

2 Thunfischsteaks in Sushiqualität
(à 180 g)
380 g Pastinaken
1 große weiße Zwiebel
1/2–1 TL frisch geriebener Ingwer
1 dünnes Bund Schnittlauch
1 Zitrone
5 EL Olivenöl, kaltgepresst
Meersalz, weißer Pfeffer
4–5 EL japanische Sojasauce, hell

Mein Tipp

Hierzu können Sie eine feine Saucenvariante nehmen: einfach Sojasauce mit einigen Spritzern Zitronensaft mischen. Das geht schnell und schmeckt gut.

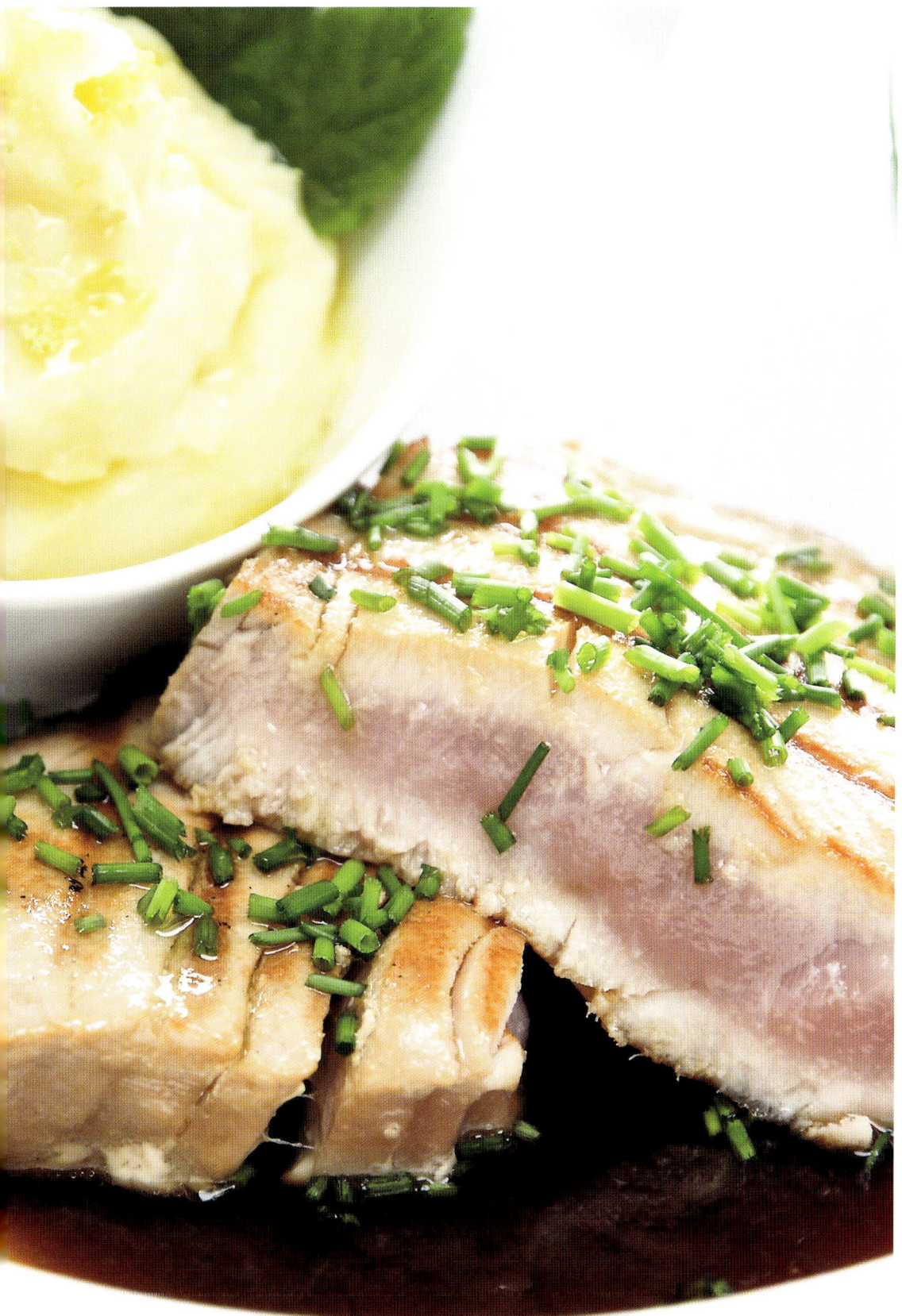

Lachs

in Kokos-Curry-Sauce

1 Zunächst zum Lachs: Langsam auftauen lassen, abspülen und mit Küchenpapier trocknen. Die Egerlinge trocken säubern. Geht prima mit einem feuchten Tuch. Kleine Exemplare ganz lassen, große halbieren. Tofu 1 cm groß würfeln. Ingwer schälen und fein reiben. Limette heiß abspülen, trocknen und vierteln.

2 Für die gewürzte Kokossauce die Kokosmilch in einen Topf gießen, in dem die Lachsfilets nebeneinander Platz haben. Mit Curry, Kurkuma, Ingwer, Salz, Pfeffer und einigen Spritzern Limettensaft würzen. Einmal aufkochen lassen und die Lachsfilets vorsichtig einlegen. Anschließend den Fisch in der Sauce gar ziehen lassen – etwa 3 Minuten pro Seite.

3 Für das Pilz-Tofu-Ragout: Tofuwürfel in Olivenöl 2 Minuten scharf braten, dann die Pilze folgen lassen. Temperatur reduzieren. Nach 4 Minuten salzen, pfeffern und mit 1 Spritzer Limettensaft würzen. Zum Anrichten das Pilz-Tofu-Ragout auf 2 Teller verteilen, die Lachsfilets daraufsetzen Zum Schluss mit Kokossauce beschöpfen und die Limettenviertel extra dazu reichen. Bon Appétit!

2 TK-Lachsfilets ohne Haut (à 125 g)
160 g Egerlinge
120 g klassischer, fester Tofu
1/2 TL frisch geriebener Ingwer
1 Limette
300 ml Bio-Kokosmilch, ungesüßt
1/2 TL Curry, english style
1 Msp. gem. Kurkuma
Meersalz, weißer Pfeffer
2 EL Olivenöl, kaltgepresst

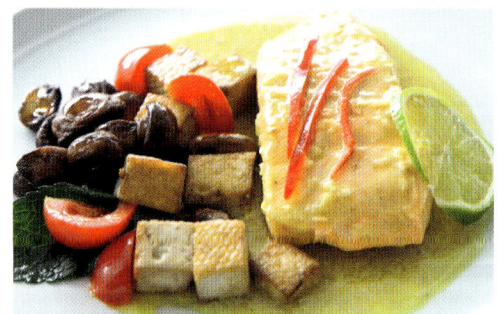

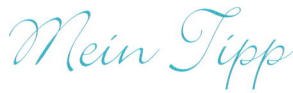

Bei gemahlenen Gewürzen besser Bioprodukte verwenden. Statt Curry, english style können Sie auch Curry Madras nehmen. Er ist noch etwas milder im Geschmack.

Tintenfisch

mit Zitronen-Knoblauch-Öl

1 Tomaten vierteln und entkernen. Knoblauch schälen. Zitronen heiß abspülen und mit Küchenpapier gut trocknen. Von 1 Zitrone etwa 1/2 TL Zitronenabrieb abreiben, dann den Saft auspressen. Die 2. Zitrone in Spalten schneiden.

2 Kalmare vorbereiten: Fangarme und durchsichtige Fischbeine aus den Körperbeuteln ziehen. Hat der Tintenfisch eine dünne, lilafarbene Haut? Wenn ja, diese abziehen. Tintenfischtuben innen und außen kalt abspülen und trocken tupfen. Dann mit einem scharfen Messer ein Rautenmuster einschneiden, aber nicht zu tief. Speisestärke mit 1/2 TL Meersalz mischen und die Tintenfischtuben darin wenden. Zu viel Speisestärke abklopfen.

3 Für das Zitronen-Knoblauch-Öl: In einer kleinen Schale 5 EL Olivenöl und 3 EL Zitronensaft mit einem Schneebesen cremig schlagen. Nun ganz nach Ihrem Geschmack Zitronenabrieb und etwas von der frischen Knoblauchzehe dazureiben. Salzen und pfeffern.

4 Für die Tintenfischtuben eine beschichtete Pfanne trocken erhitzen. 4 EL Olivenöl hineingießen und die Tintenfischtuben 1 Minute scharf braten. Tintenfischtuben auf 2 Teller verteilen, mit Zitronen-Knoblauch-Öl beträufeln und mit Tomaten anrichten.

4 Minirispentomaten
1 Knoblauchzehe
2 Bio-Zitronen
600 g kleine Kalmare, etwa 5 cm lang
5 EL Speisestärke
grobes Meersalz
9 EL Olivenöl, kaltgepresst
weißer Pfeffer
einige Basilikumblätter

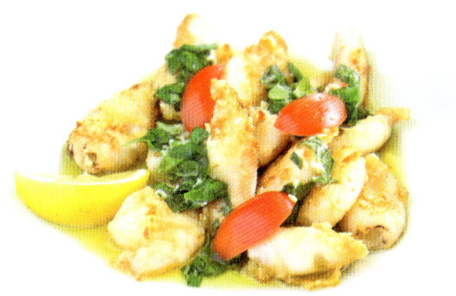

Mein Tipp

Für Meeresfrüchtesalat oder frittierte Tintenfischringe besser gleich Tintenfischtuben kaufen und nicht die ganzen Tintenfische. Tiefgekühlt geht auch.

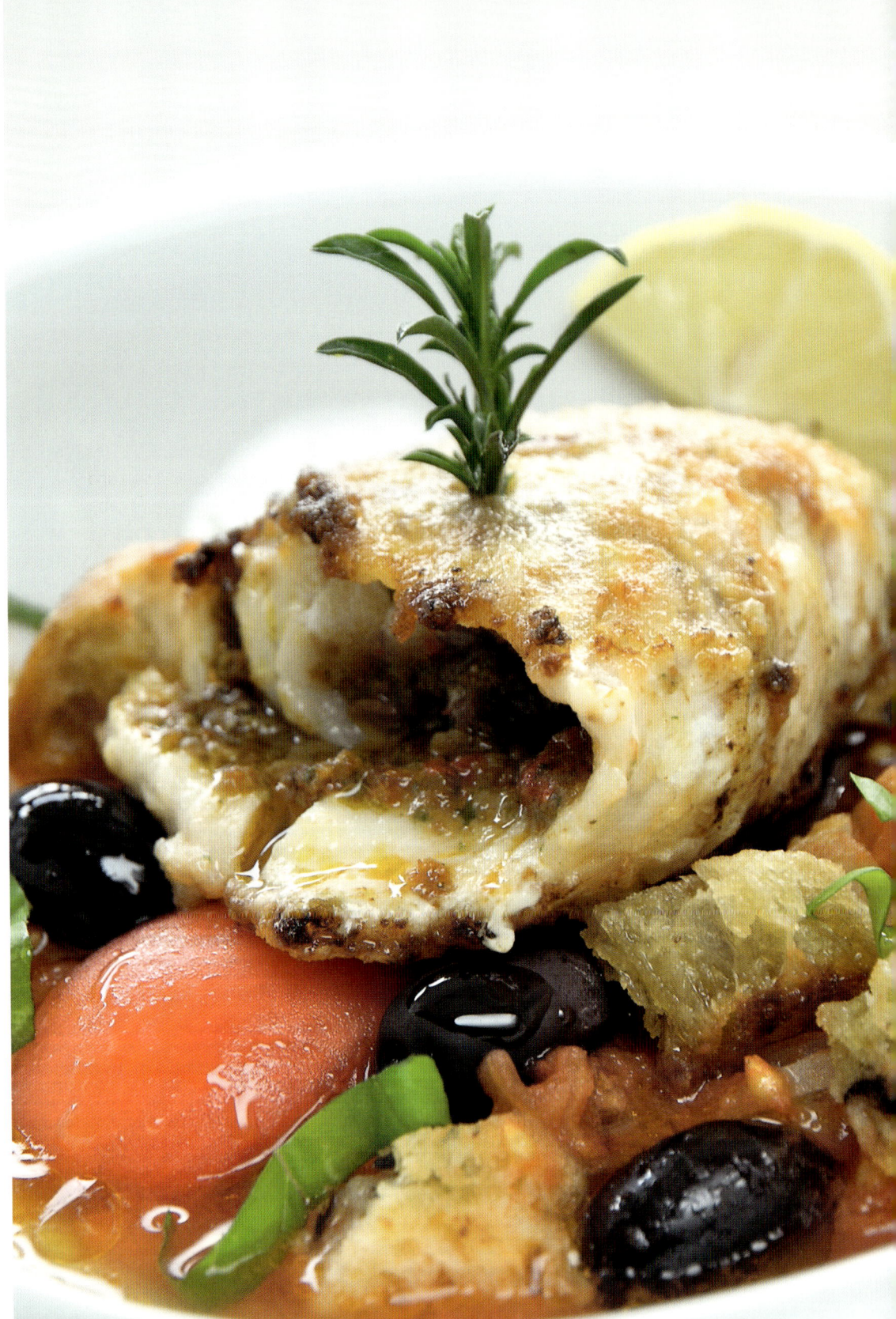

Rotbarschröllchen

mit rotem Pesto

1 frische rote Peperoni, mild
1 Zitrone
1 Knoblauchzehe
2 Schalotten
5 Scheiben getrocknete Tomaten
1/2 TL frisch geriebener Ingwer
2 Ciabattascheiben
2 Tomaten
10 Basilikumblätter
12 EL Olivenöl, kaltgepresst
1 EL geriebener Parmesan
Meersalz, Pfeffer
1 Schuss trockener Weißwein
6 Kalamata-Oliven
2 Rotbarschfilets (à 160 g)
Küchengarn
Mehl zum Wenden

1 Peperoni entkernen. Zitrone halbieren. Knoblauch und Schalotten schälen und wie die getrockneten Tomaten grob zerkleinern. Geschälten Ingwer fein reiben. Ciabatta 2 cm groß würfeln. Tomaten kreuzweise einritzen und 30 Sekunden blanchieren. In Eiswasser abschrecken und die Haut abziehen. Entkernte Tomaten in Streifchen schneiden.

2 Für das rote Pesto: Peperoni, Knoblauch, Ingwer, getrocknete Tomaten, Basilikumblätter und 4 EL Olivenöl in einem hohen Gefäß mit dem Stabmixer pürieren. Parmesan einrühren. Mit Zitronensaft, Salz und Pfeffer würzen. Ciabattawürfel in 2 EL Olivenöl knusprig braten.

3 Für das Tomatenragout: Schalotten in 2 EL Olivenöl anlasen. Mit Weißwein abschrecken. Die erste Hälfte der Tomaten und die Oliven dazugeben. Sobald die Tomaten anfangen zu schmelzen, die restlichen Tomatenstreifchen in den Topf geben. Salzen und pfeffern.

4 Für die Rotbarschröllchen die Filets mit Pesto bestreichen, aufrollen und mit Küchengarn fixieren. Dann in Mehl wenden. In einer beschichteten Pfanne mit 4 EL Olivenöl die Fischröllchen pro Seite 2 1/2 Minuten sanft braten. Tomatenragout in Teller schöpfen, mit Ciabattawürfeln bestreuen und die Rotbarschröllchen dazusetzen.

Seelachsfilet

in Paprika-Cremesauce mit Galgant

1 Die Seelachsfilets abspülen und trocken tupfen. Paprikaschote vom Kerngehäuse befreien. Peperoni längs halbieren und entkernen, beides sehr fein würfeln. Die Knoblauchzehe schälen und lediglich 2 dünne Scheibchen davon verwenden. Die Galgantknolle mit einem Messer schälen und sehr fein reiben. Zitrone halbieren.

2 **Für die Paprika-Cremesauce** Paprika, Peperoni und Knoblauch in 3 EL Olivenöl sanft andünsten, aber bitte nicht bräunen. Sobald das Gemüse sehr weich ist, alles in ein hohes Gefäß füllen und mit dem Stabmixer cremig aufmixen. Die so entstandene Paprikacreme zurück in den Topf gießen und mit Gemüsebrühe auffüllen. Und jetzt geht's ans Würzen: mit Galgant, 1 Spritzer Zitronensaft, Salz und Pfeffer. Weitere 3 Minuten köcheln lassen. Fertig.

3 **Für die Seelachsfilets:** 3 EL Olivenöl in eine beschichtete Pfanne gießen und die Seelachs filets einlegen. Nun 1 Minute pro Seite scharf braten. Dann die Hitze reduzieren. Butter und 1 EL Zitronensaft in die Pfanne rühren, etwas salzen und pfeffern und ab jetzt die Fischfilets fleißig mit Zitronenöl belöffeln. Pro Seite 1 bis 2 Minuten sanft weiterbraten, je nach Dicke der Filets. Zum Servieren die Paprika-Cremesauce erwärmen und in 2 Teller schöpfen. Die Fischfilets hineinsetzen und mit dem restlichen Zitronenöl aus der Pfanne beträufeln.

2 Seelachsfilets ohne Haut (à 160 g)
1 große rote Paprikaschote
1 frische rote Peperoni, mild
1 Knoblauchzehe
1/2 TL frisch geriebener Galgant
oder Ingwer (aus dem Asialaden)
1 Zitrone
6 EL Olivenöl, kaltgepresst
75–100 ml Gemüsebrühe
Meersalz, weißer Pfeffer
1 EL Butter

Garnelen

in Kokos-Chili-Sauce

1 Aufgetaute Garnelen abspülen, trocken tupfen und beiseite stellen. Peperoni längs halbieren, entkernen und grob zerkleinern. Die Ingwerknolle schälen und fein reiben. Koriander- und Minzeblätter grob zerkleinern. Gewaschene Limette gut trocknen und 1 Msp. Abrieb herstellen. Die Kokosmilchdose vor dem Öffnen schütteln, damit die Kokosmilch eine gleichmäßige, cremige Konsistenz erhält.

2 **Für die Kokos-Chili-Sauce** Kokosmilch, Peperoni, Minze und Koriander in ein hohes Gefäß füllen und mit dem Stabmixer kurz aufmixen. Sofort entsteht eine rotgrün gesprenkelte Sauce; diese können Sie ganz nach Ihrem Gusto mit Limettensaft und -abrieb, Salz und Pfeffer würzen.

3 **Für die Garnelen:** Kokos-Chili-Sauce in einen Topf gießen und etwa 5 Minuten simmern lassen. Danach die Garnelen in die Sauce geben und weitere 3 Minuten sanft köcheln lassen. Sobald die Garnelen sich beidseitig rosa färben, sind sie fertig. Noch einmal abschmecken.

240 g TK-Riesengarnelen
(roh, geschält, entdarmt)
1 frische rote Peperoni, mild
1 TL frisch geriebener Ingwer
6 Stängel Koriandergrün
4 frische Minzeblätter
1 Bio-Limette
220 ml Kokosmilch, ungesüßt
Meersalz, weißer Pfeffer

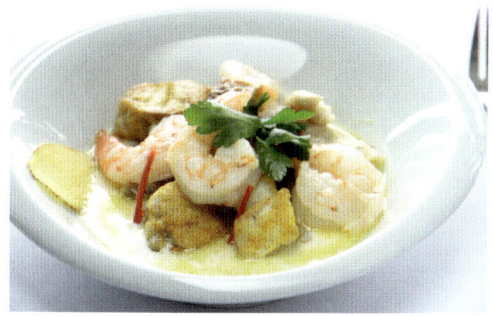

Mein Tipp

Um das Zitrusaroma in der Kokos-Chili-Sauce zu erhöhen, können Sie 2 Zitronengrasstängel hinzufügen. Vor Gebrauch mit dem Messerrücken beklopfen, sodass sich die Aromen optimal entfalten können.

Lachssteak mit karibischer Salsa

und Currydip

1 Von der Ananas 3 Scheiben 1,5 cm dick abschneiden, schälen, den Strunk entfernen und
1 cm groß würfeln. Peperoni längs halbieren
und entkernen, Zwiebel schälen; beides fein
würfeln. Limette halbieren. Geschälten Ingwer
fein reiben. Minze in feine Streifchen schneiden.
Koriander ohne Stängel fein hacken. Lachs abspülen und trocknen.

2 **Für die Ananas-Salsa** Ananas, Peperoni und
Zwiebel in eine Salatschüssel füllen. In einer
kleinen Schale 1/2 TL Ingwer, Walnussöl,
1 EL Olivenöl und 2 EL Limettensaft mit einem
Schneebesen mischen. So entsteht eine herrliche Vinaigrette. Diese über die Zutaten in der
Salatschüssel gießen. Mit etwas Salz und Pfeffer
bestreuen, mischen, dann 10 Minuten ziehen
lassen. Zuletzt die Kräuter unterheben.

3 **Für den Currydip** Joghurt, 1/2 TL Ingwer,
1 EL Olivenöl und Curry mit dem Schneebesen
verquirlen, bis eine cremige Konsistenz entsteht.
Mit Salz, Pfeffer und einigen Spritzern Zitronensaft würzen.

4 **Zurück zum Lachs:** In einer beschichteten
Pfanne in 2 EL Olivenöl die Lachsfilets pro
Seite 2 bis 2,5 Minuten, je nach Dicke, braten.
Während der Bratzeit den Lachs zweimal wen-
den. Zum Anrichten die Ananas-Salsa und die
Lachssteaks auf 2 Teller verteilen. Den Currydip
extra reichen.

300 g Ananas
1 frische rote Peperoni, mild
1 rote Zwiebel
1 Limette
1 TL frisch geriebener Ingwer
8 frische Minzeblätter
5 Stängel Koriandergrün
2 Lachssteaks (à 140 g)
2 EL Walnussöl
4 EL Olivenöl, kaltgepresst
Meersalz, weißer Pfeffer
150 g Naturjoghurt (3,8 % Fettgehalt)
1 Msp. Curry, english style

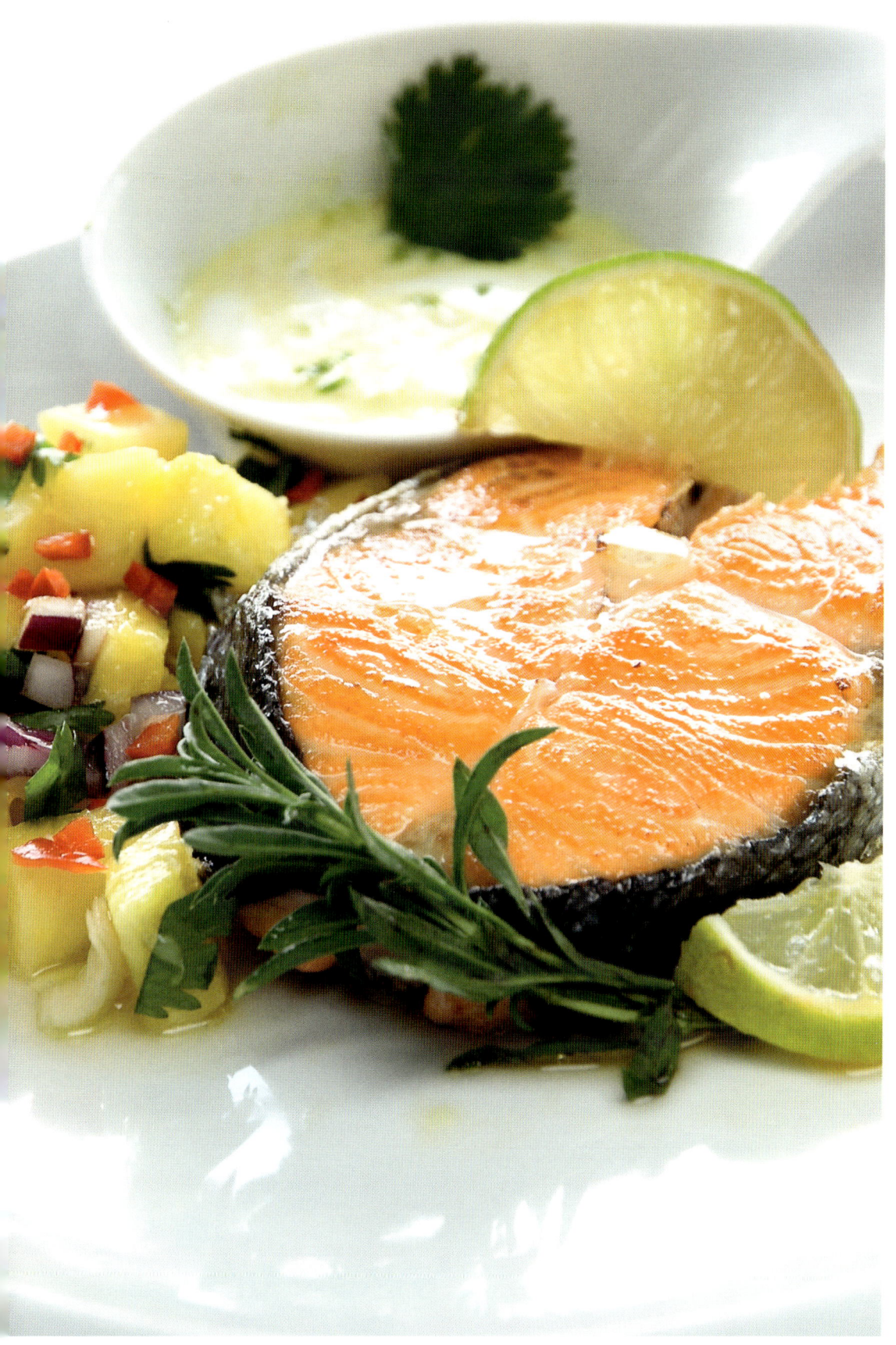

Fleisch

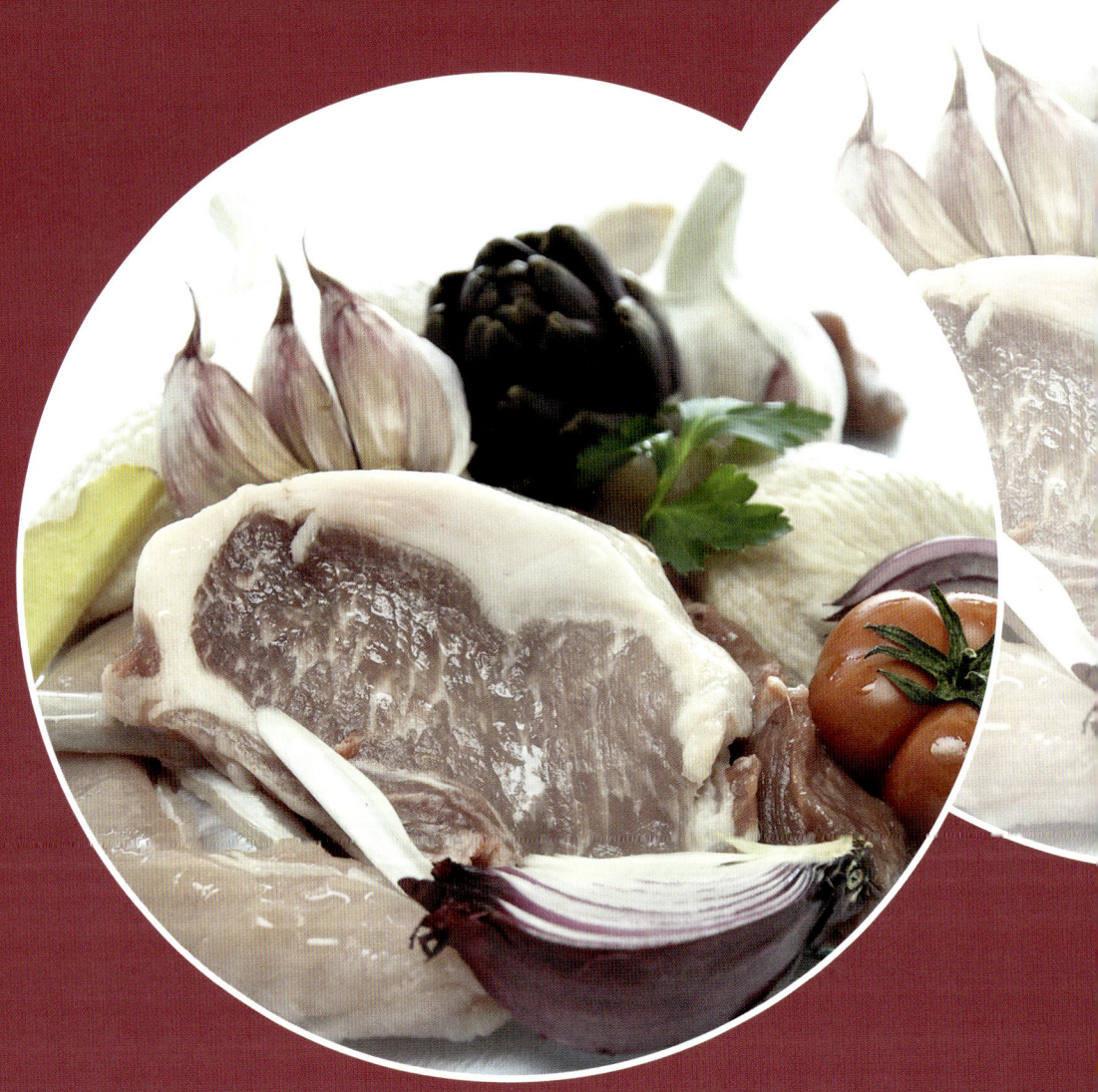

& Geflügel

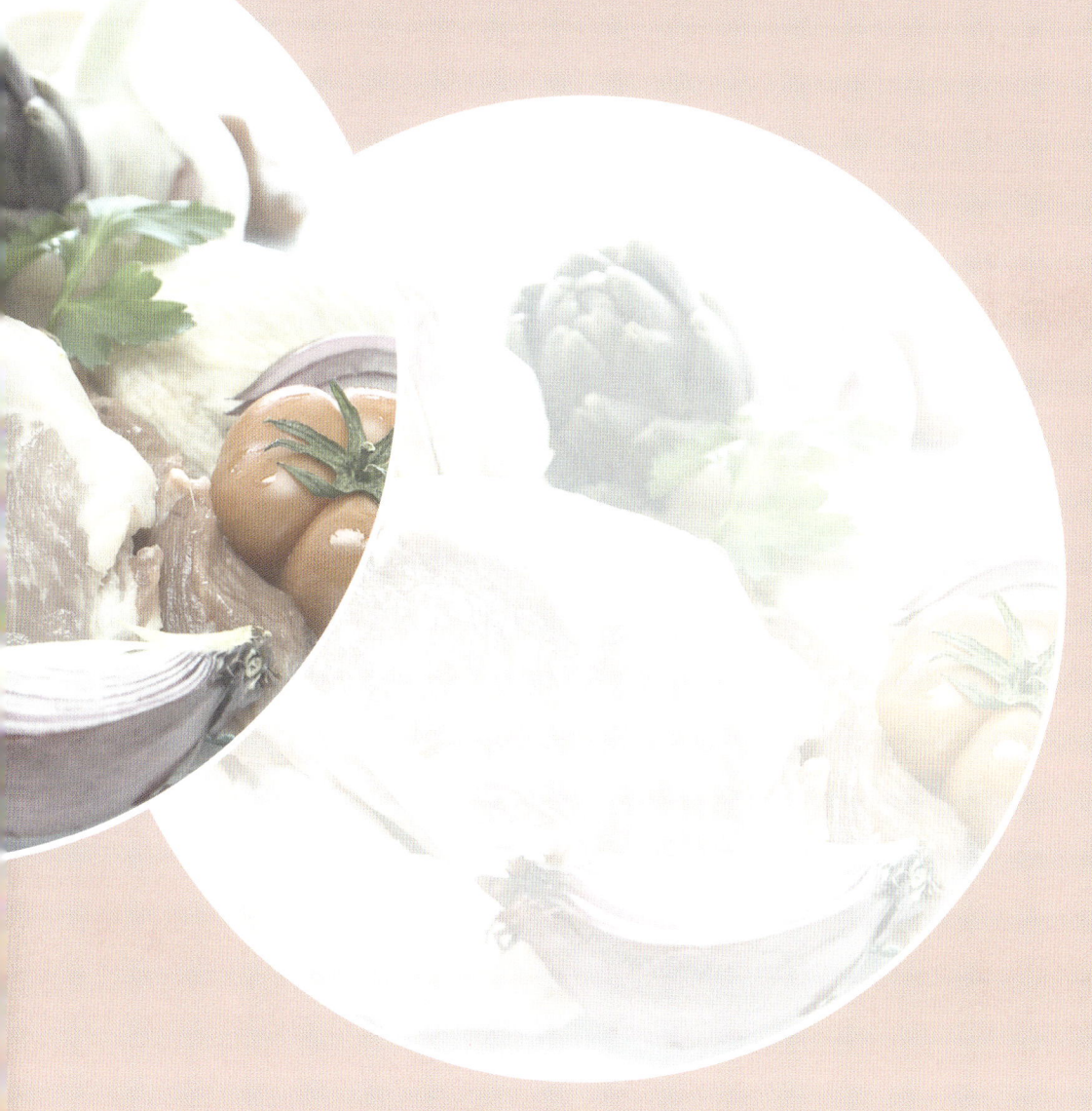

Kotelett vom Iberico-Schwein

mit Thymian-Zitronen-Öl

1 Die Koteletts kalt abspülen und mit Küchenpapier sorgfältig trocken tupfen. Die Tomaten
kreuzweise einritzen. Die Knoblauchzehen von
der Knolle lösen. Zitrone mit heißem Wasser
abspülen, dann etwas Zitronenabrieb auf einer
Zitrusreibe abreiben. Zitrone halbieren.

2 Für die Tomaten eine beschichtete Minipfanne wählen. 1 EL Olivenöl hineinträufeln
und die Tomaten darin sanft anbraten. Etwas
salzen und pfeffern. Bevor sie zu schmelzen
beginnen, schnell herausholen.

3 Für die Koteletts eine beschichtete Pfanne
trocken erhitzen und 4 EL Olivenöl hineingeben. Die Koteletts, die Thymianstängel sowie
die Knoblauchzehen einlegen. Die Koteletts
2 Minuten pro Seite braten. In dieser Zeit
mehrmals wenden. Etwas Zitronensaft dazugeben und die Koteletts mit dem Thymian-Zitro-
nen-Öl aus der Pfanne belöffeln. Zum Schluss
salzen und pfeffern. Die Thymianstängel als
Beet auf 2 Teller verteilen. Die Koteletts darauf
setzen, mit Gewürzöl aus der Pfanne begießen
und mit etwas Zitronenabrieb bestreuen. Die
Tomaten und die Knoblauchzehen ebenfalls
dazutun. Bon Appétit!

2 Koteletts vom Iberico-Schwein
(à 200 g)
4 Tomaten
4 Knoblauchzehen
1 Bio-Zitrone
5 EL Olivenöl, kaltgepresst
Salz, weißer Pfeffer
20 frische Thymianstängel

Mein Tipp

*Das Iberico-Schwein aus den Wäldern Spa-
niens hat seinen hervorragend nussigen
Geschmack vom Fressen der Korkeicheln.
Es wird im Internet, auf guten Wochenmärkten oder in Feinkostläden angeboten.*

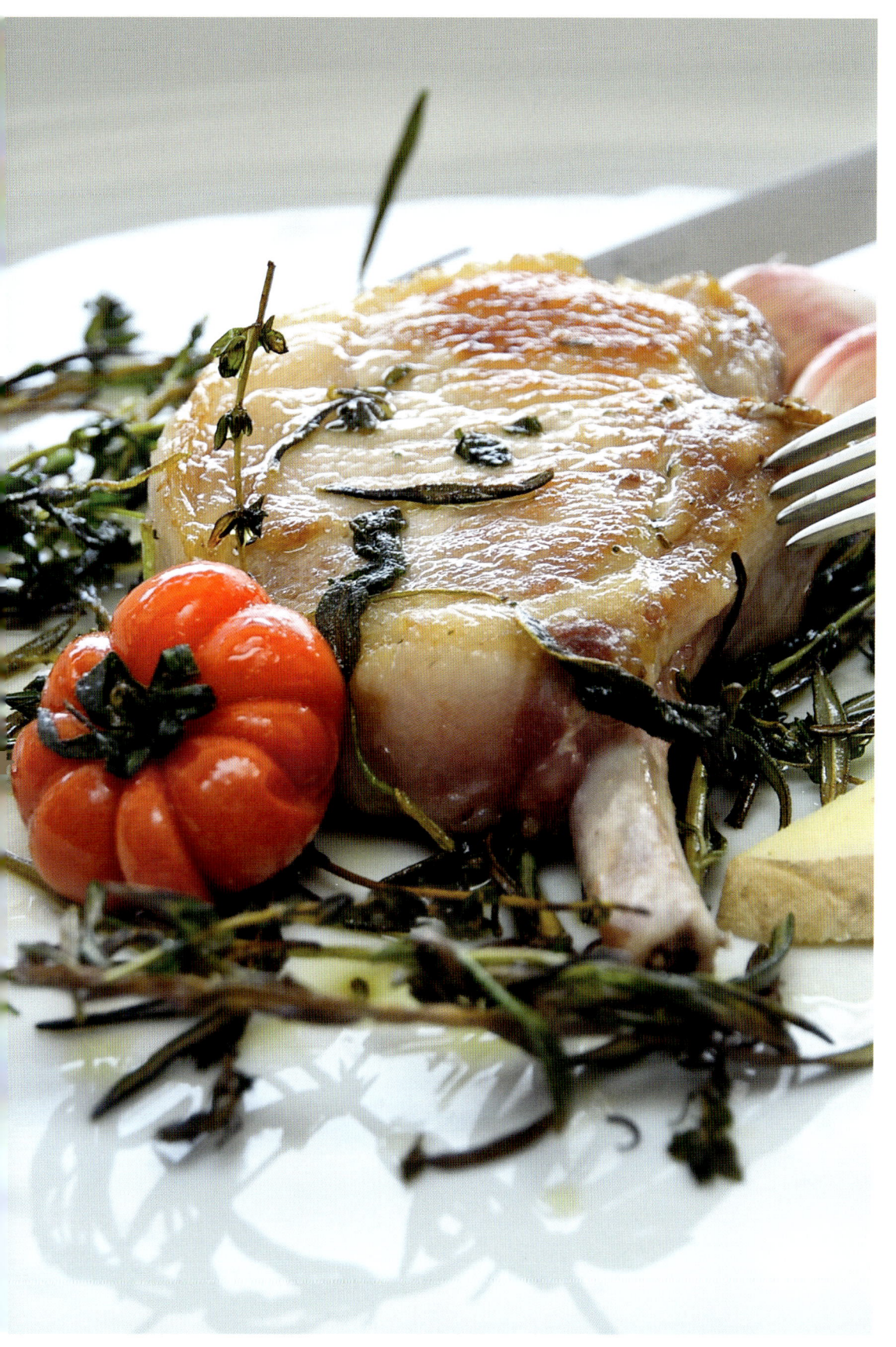

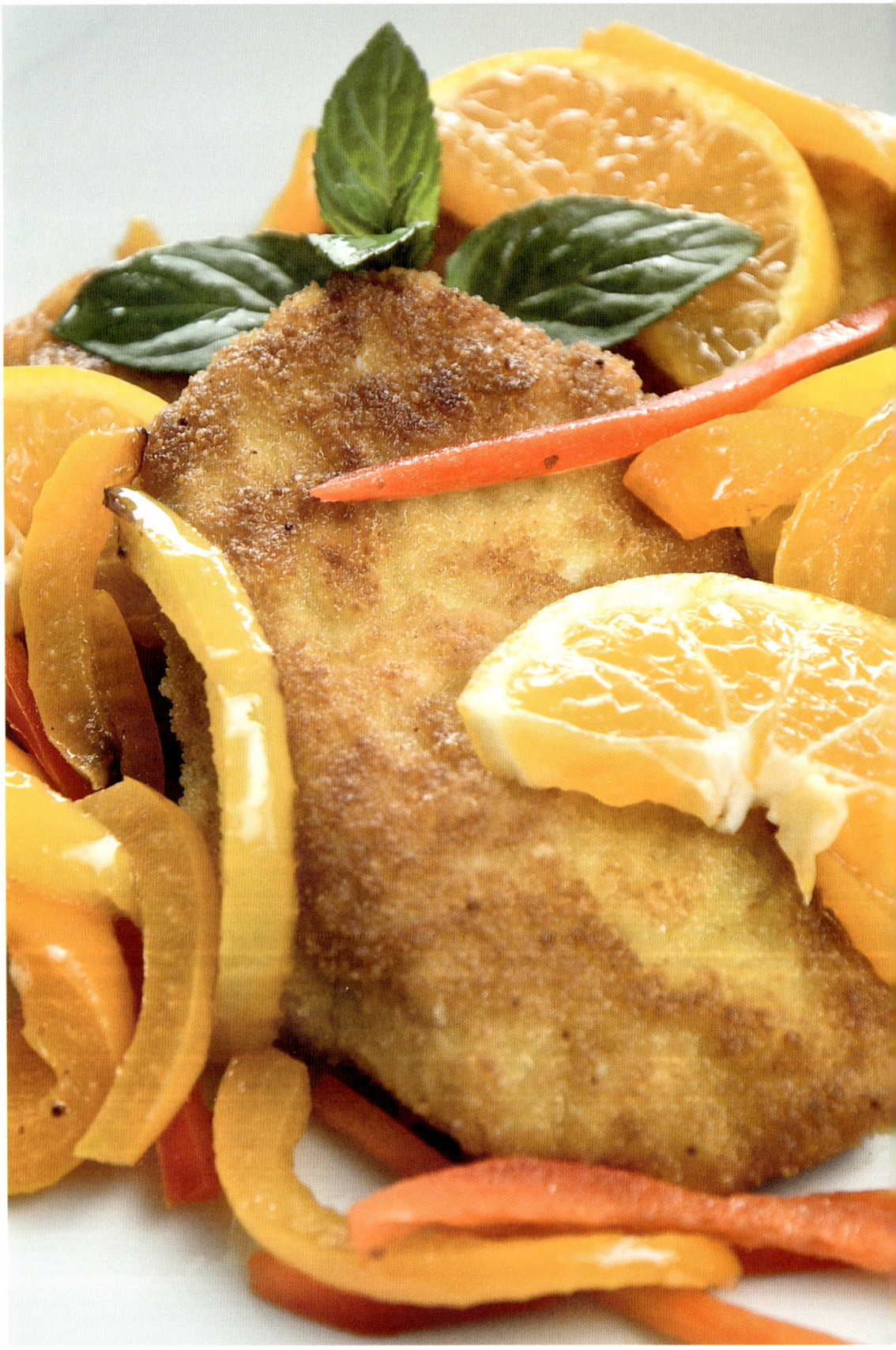

Minischnitzel in Orangenkruste

2 Putenschnitzel (à 120 g)
1 gelbe Paprikaschote
1 orangefarbene Paprikaschote
1 frische rote Peperoni, mild
2 cm Ingwerknolle
1 Bio-Orange
1 Zitrone
1 Ei (L)
Salz, weißer Pfeffer
Mehl u. Semmelbrösel zum Wenden
3 EL Olivenöl, kaltgepresst
Rapsöl zum Braten

1 Schnitzel quer halbieren. Paprikas entkernen, Peperoni längs halbieren und entkernen; alles in Streifchen schneiden. Geschälten Ingwer halbieren. Eine Hälfte fein reiben, die andere in Streifchen zerkleinern. 1 TL Orangenabrieb herstellen. Orange halbieren und 4 dünne Scheiben für die Garnierung abschneiden. Restliche Orange auspressen. Zitrone halbieren.

2 Für das Würzei: Ei in einem tiefen Teller aufschlagen. Ingwer, Orangenabrieb, 1 bis 2 EL Zitronensaft, Salz und Pfeffer hinzufügen. Dann cremig aufschlagen. Zum Panieren einen Teller mit Mehl und einen zweiten mit Semmelbröseln füllen. Den Teller mit dem Würzei dazustellen. Jeweils 1 Schnitzel in Mehl, Würzei und Semmelbröseln wenden.

3 Für das Gemüse Ingwerstreifchen, Paprikas und Peperoni in Olivenöl bissfest dünsten. Orangensaft in die Pfanne gießen. Mit geriebenem Ingwer, Salz, Pfeffer und etwas Zitronensaft würzen.

4 Für die Orangenschnitzel: Eine Pfanne 0,5 cm hoch mit Rapsöl füllen. Wenn Sie den Stiel eines hölzernen Kochlöffels ins Fett halten und sich Blasen bilden, ist das Fett optimal erhitzt. Schnitzel vom Körper weg einlegen. Sobald sie am Rand hell werden, wenden! Etwa 1,5 Minuten pro Seite goldbraun braten. Herrlich!

Mein Tipp

Besser, Sie verwenden beim Panieren Ihrer Minischnitzel anstelle des Weißmehls das gesündere Buchweizenmehl.

Rinderfilet
mit Shiitake und Frühlingszwiebeln

1 Rinderfilet in 4 bis 6 Scheiben schneiden. Von den Shiitake die Stängel entfernen und die Kappen, falls nötig, trocken putzen. Die Kappen ganz lassen. Die Frühlingszwiebeln, ohne Wurzelbüschel, quer halbieren.

2 Für das Gemüse benötigen Sie 2 kleine beschichtete Töpfe oder Pfannen. Frühlingszwiebeln in 2 EL Olivenöl sanft anbraten, bis sie fast weich sind, salzen und pfeffern. Gleichzeitig eine separate Pfanne mit 2 EL Olivenöl erhitzen und die Shiitake darin anbraten. Das dauert 3 Minuten. Für eine leckere Sauce Sojasauce und Butter hinzufügen. Einmal kurz aufköcheln, fertig.

3 Für das Rinderfilet: Eine Grillpfanne sehr heiß werden lassen, danach 2 EL Olivenöl hineinträufeln und die Filets 2 Minuten pro Seite scharf braten. Das Fleisch sollte innen noch rosa sein. Zum Anrichten das Gemüse auf 2 Teller verteilen, die Filets dazusetzen und mit der Sauce von den Pilzen beträufeln.

260 g Rinderfilet
200 g frische Shiitakepilze
4 Frühlingszwiebeln
6 EL Olivenöl, kaltgepresst
Salz, weißer Pfeffer
2 EL japanische Sojasauce, hell
1 EL Butter

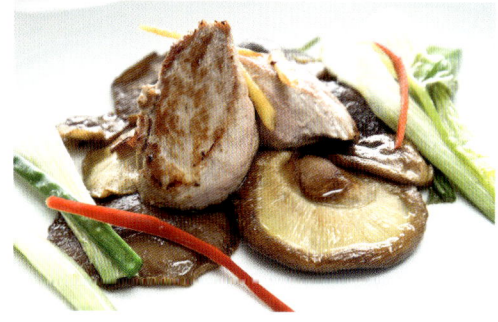

Mein Tipp

Falls Sie nur getrocknete Shiitakepilze zur Verfügung haben, müssen diese mindestens 20 Minuten kochen! Außerdem etwas Zucker in das Einweichwasser geben. Dadurch werden die Pilze schneller weich.

Lammsteak

mit Weißweinauberginen

1 Geschälten Ingwer fein reiben. Petersilie fein hacken. Von der Zitrone 1/2 TL Abrieb herstellen. Dann den Saft auspressen. Beide Knoblauchzehen schälen, eine fein reiben, die andere in dünne Scheibchen schneiden. Geschälte Zwiebel 1 cm groß würfeln. Die Aubergine in 1,5 cm große Würfel bringen.

2 **Für die Gremolata** 4 EL Olivenöl und 1 EL Zitronensaft cremig aufschlagen. Zitronenabrieb, Petersilie und die geriebene Knoblauchzehe einrühren. Behutsam salzen und pfeffern.

3 **Für die Weißweinauberginen** Zwiebel in 2 EL Olivenöl hell andünsten. Aubergine dazugeben. Mit Weißwein ablöschen. Mit Ingwer, Knoblauch und Gemüsebrühe würzen. 6 Minuten sanft weich dünsten. Gegen Ende 1 TL Olivenöl hinzufügen. Mit Salz, Pfeffer und Zitronensaft abschmecken.

4 **Für die Lammsteaks** eine Pfanne trocken erhitzen. 2 EL Olivenöl hineingießen und die Steaks pro Seite 4 bis 5 Minuten, je nach Dicke und gewünschtem Garpunkt, braten. Dabei mehrmals wenden. Etwas salzen und pfeffern. Gemüse und Steaks auf 2 Teller verteilen. Entweder mit Gremolata beträufeln oder diese in einem Schälchen extra dazureichen.

1/2 TL frisch geriebener Ingwer
4 Stängel glatte Petersilie
1 Bio-Zitrone
2 Knoblauchzehen
1 rote Zwiebel
300 g Aubergine
8 EL und 1 TL Olivenöl, kaltgepresst
Salz, schwarzer Pfeffer
1/4 l trockener Weißwein
1/2 TL gekörnte Gemüsebrühe
2 Lammsteaks (à 160 g)

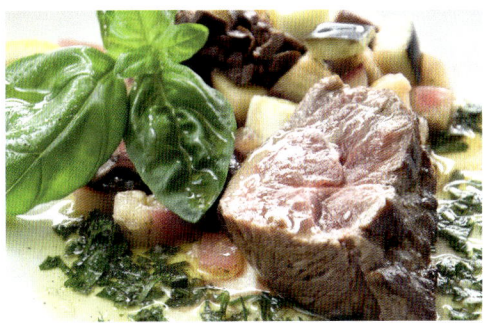

Kaninchenfilet
mit Sojasauce

1 Karotten und Ingwer schälen. Peperoni längs halbieren und entkernen. Dann alles in hauchdünne Streifchen schneiden. Zitrone halbieren. Kaninchen abspülen und mit Küchenpapier trocknen.

2 Für das Gemüse: Karotten und Peperoni in 2 EL Olivenöl sanft andünsten. Nach 5 Minuten den Ingwer hinzufügen. Sobald das Gemüse bissfest ist, den Deckel aufsetzen und den Topf vom Herd ziehen.

3 Für das Kaninchen 2 EL Olivenöl erhitzen und die Kaninchenfilets pro Seite 2 Minuten scharf braten. Aus der Pfanne holen und in Alufolie gewickelt warm halten. Temperatur reduzieren. Den Bratensatz mit Sojasauce lösen und die Butter darin schmelzen lassen, aber nicht bräunen. Mit Pfeffer und etwas Zitronensaft würzen.

4 Für die Buchweizennudeln: Wasser mit 1/2 TL Salz aufkochen und die Nudeln darin bissfest köcheln. Nach 5 Minuten die Garprobe machen. Zum Anrichten die Nudeln auf 2 Teller verteilen. Das Gemüse und zum Schluss die Kaninchenteile darauf setzen. Mit Sojasauce beträufeln und schnell servieren. Schmeckt göttlich!

2 Karotten
3 cm Ingwerknolle
1 frische rote Peperoni, mild
1 Zitrone
2 Kaninchenfilets (à 140–160 g)
4 EL Olivenöl, kaltgepresst
Alufolie zum Einwickeln
2 EL japanische Sojasauce, hell
2 EL Butter
Pfeffer, Salz
100 g japanische Buchweizennudeln
(aus dem Asialaden)

Mein Tipp

Kaninchen ist eine herrliche Alternative zu weißem Geflügelfleisch. Es ist absolut mager und passt hervorragend zu Kürbis und zu Blattgemüse wie Mangold oder Spinat.

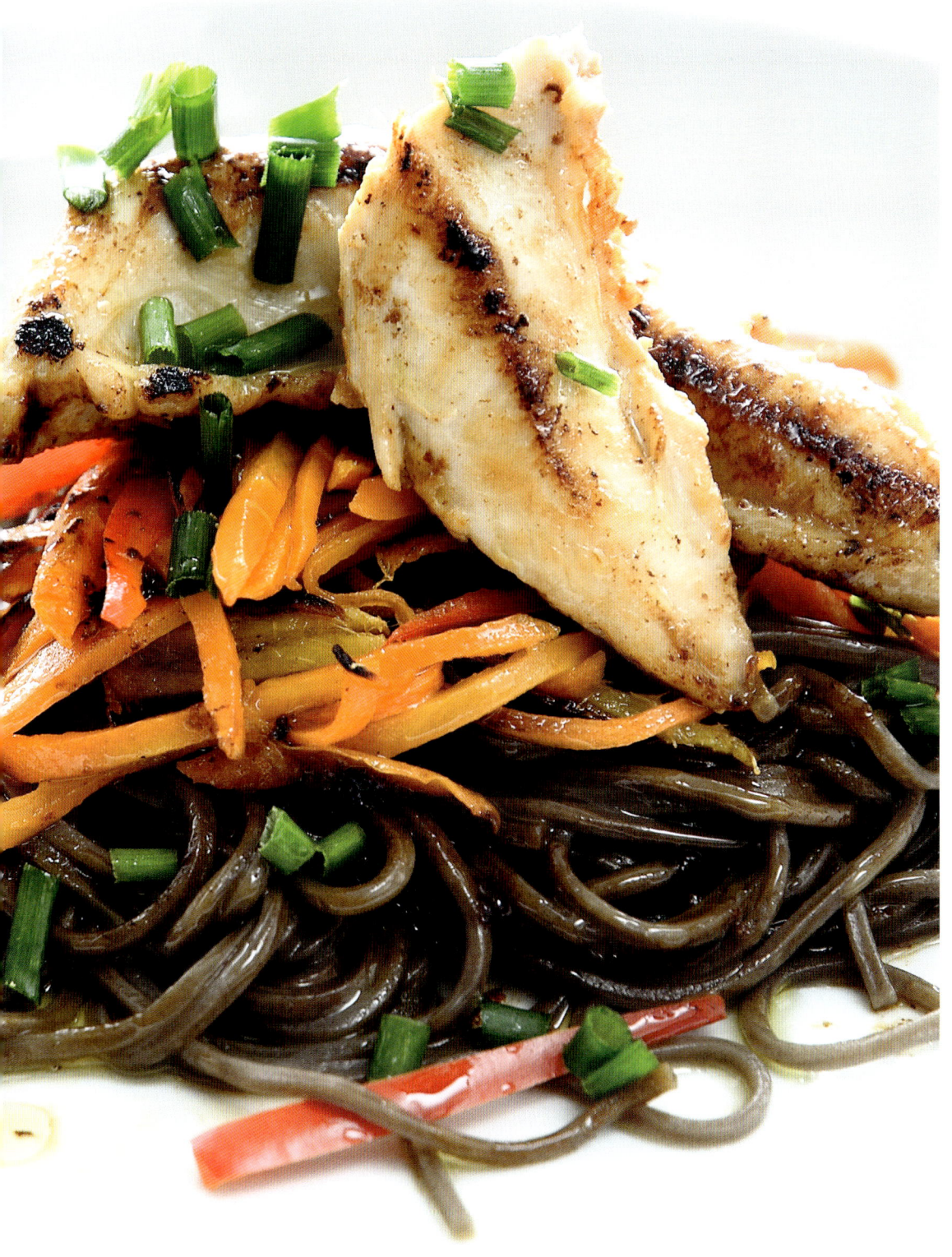

Kurkumahuhn

mit Ofenkartoffeln

1 Den Backofen auf 200 Grad vorheizen. Hühnerschenkel kalt abspülen und mit Küchenpapier trocken tupfen. Die Kartoffeln abbürsten und längs halbieren. Die Zitrone heiß abspülen, halbieren und dann in dünne Spalten schneiden.

2 Für das Würzöl: 3 EL Olivenöl in eine kleine Schale gießen. Kurkuma, Curry, Salz und Pfeffer hinzufügen. Jetzt die Butter in einer Minipfanne leicht bräunen und in die Schüssel zu dem Olivenöl geben. So bekommen Sie ein herrlich aromatisches Würzöl! Dieses mit einem kleinen Schneebesen cremig aufschlagen.

3 Für das Kurkumahuhn: Nun den Boden einer Auflaufform mit 1 EL Olivenöl einreiben. Die Hähnchenschenkel und die Kartoffelhälften mit den Schnittflächen nach oben hineinsetzen. Jetzt das Fleisch und die Kartoffeln mit etwa 1/3 Würzöl sorgfältig einpinseln. Huhn in den Ofen schieben, mittlere Einschubleiste, 40 Minuten. Das Einpinseln nach etwa 20 Minuten wiederholen, so lange, bis das Würzöl aufgebraucht ist. Nach 30 Minuten auch die Zitronenspalten in der Auflaufform verteilen.

2 Hühnerschenkel
8–10 kleine festkochende Kartoffeln, z.B. Drillinge
1 Bio-Zitrone
4 EL Olivenöl, kaltgepresst
1/2 TL gem. Kurkuma
1/2 TL Curry Madras oder english style
1 Msp. Salz
1 Msp. weißer Pfeffer
1 gehäufter EL Butter

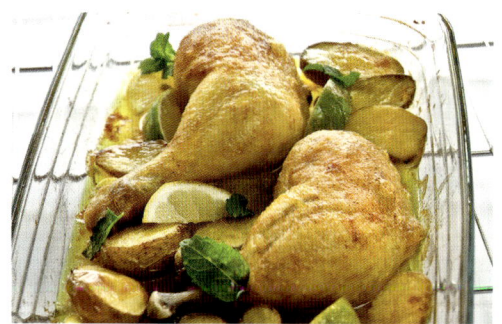

Mein Tipp

Intensiver im Geschmack ist natürlich die frische Kurkumawurzel. Die gibt es im Asialaden. Aber bitte aufpassen: Sie färbt höllisch! Bei Tageslicht verschwindet die Färbung wie von Geisterhand.

Pute in Kokossauce

mit Wokgemüse

1 Die Paprika vom Kerngehäuse befreien. Geschälte Zwiebel längs halbieren. Karotte schälen, Peperoni der Länge nach halbieren und entkernen. Minzeblätter vom Stängel zupfen. Und jetzt einfach alles in dünne Streifchen schneiden. Geschälten Ingwer sehr fein reiben. Die Limette halbieren.

2 **Für die Kokossauce** die Kokosmilch in einen Topf gießen. Dann Curry, Kurkuma und Ingwer hinzufügen. Aufköcheln lassen und mit Salz, Pfeffer und Limettensaft ganz nach Ihrem Gusto würzen. Das Putenfleisch in die Sauce geben und etwa 5 Minuten darin gar ziehen lassen. Zum Schluss mit Minze bestreuen. Kosten und – falls nötig – nachwürzen.

3 **Für das Wokgemüse:** Falls Sie keinen Wok besitzen, können Sie auch eine normale Pfanne verwenden. Wok erhitzen und Olivenöl hineingießen. Zuerst Karotten und Paprika 3 Minuten sanft andünsten, dann die Zwiebel dazugeben. Nun das Ganze so lange braten, bis das Gemüse bissfest ist. Mit Salz, Pfeffer und einigen Spritzern Limettensaft abrunden.

1 kleine rote Paprikaschote
1 rote Zwiebel, 1 Karotte
1 frische rote Peperoni, mild
10 frische Minzeblätter
1 TL frisch geriebener Ingwer
1 Limette
250 ml Bio-Kokosmilch, ungesüßt
1/2 TL Curry Madras
1/2 TL gem. Kurkuma
Salz, weißer Pfeffer
240 g Putengeschnetzeltes
2 EL Olivenöl, kaltgepresst

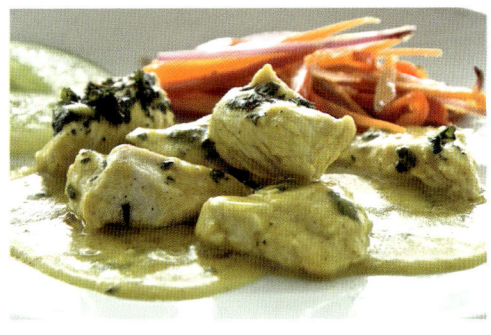

Mein Tipp

Hierzu passt ein eisgekühlter Blattsalat mit Oliven, Tomaten und roten Zwiebeln. Oder das weiße Bohnengemüse mit Tomaten von S. 182.

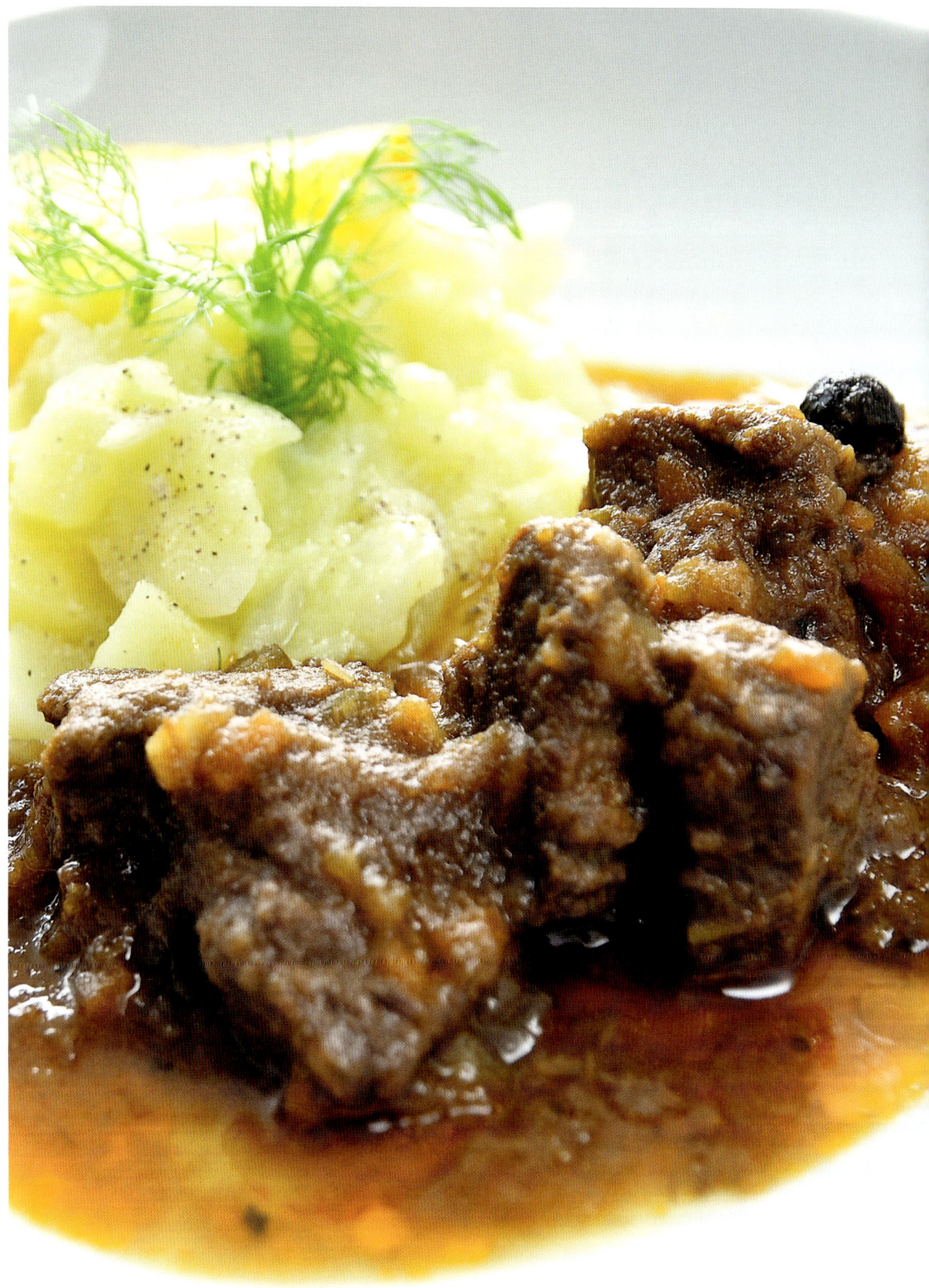

Wildragout

mit Weißbier und Fenchelpüree

500 g Wildragout
(Hirsch, Wildschwein, Reh)
2 EL frisch geriebener Ingwer
1 Karotte
2 rote Zwiebeln
200 g Kartoffeln
80 g Petersilienwurzel
1 Stange Staudensellerie
2 Knoblauchzehen
1 Fenchelknolle
1 Bio-Zitrone
5 EL Olivenöl, kaltgepresst
1 EL Tomatenmark
1/2 l Weißbier
1/4–1/2 l Gemüsebrühe
1–2 EL japanische Sojasauce, hell
Salz, schwarzer Pfeffer

1 Das Fleisch in eine Schüssel füllen. Geschälten Ingwer fein reiben. Karotte, Zwiebeln, Kartoffeln und Petersilienwurzel schälen und zusammen mit dem Staudensellerie sehr fein würfeln. Knoblauch schälen und in Scheibchen schneiden. Stiele und Wurzelenden der Fenchelknolle abschneiden. Fenchelknolle in Scheibchen schneiden. Fenchelgrün grob hacken. Zitronenabrieb herstellen und die Zitrone halbieren.

2 **Für das Wildragout** zuerst die Ingwermarinade herstellen: 3 EL Olivenöl, 2 EL Zitronensaft und Ingwer verrühren und damit das Fleisch begießen. 2 Stunden marinieren lassen. Danach einen beschichteten Topf erhitzen und das Fleisch darin 4 Minuten scharf braten, aber nicht anbrennen lassen. Tomatenmark einrühren und mit Weißbier ablöschen. Rühren. Es schäumt! Nach 20 Minuten mit Gemüsebrühe auffüllen. Deckel aufsetzen und 1 1/2–2 Stunden sanft köcheln lassen. Gelegentlich umrühren und bei Bedarf Gemüsebrühe nachgießen. Mit Sojasauce, Salz, Pfeffer und etwas Zitronensaft würzen.

3 **Für das Fenchelpüree** Kartoffeln und Fenchel in einem Dampftopf weich dämpfen. In einem Topf Knoblauch in 2 EL Olivenöl sanft andünsten. Dann den Inhalt des Dampftopfs hinzufügen und das Ganze mit einem Stabmixer cremig aufmixen. Mit Zitronensaft und -abrieb, Salz und Pfeffer würzen. Falls Ihnen die Konsistenz des Fenchelpürees zu fest ist, kann etwas Olivenöl hilfreich sein.

Vegetarisch

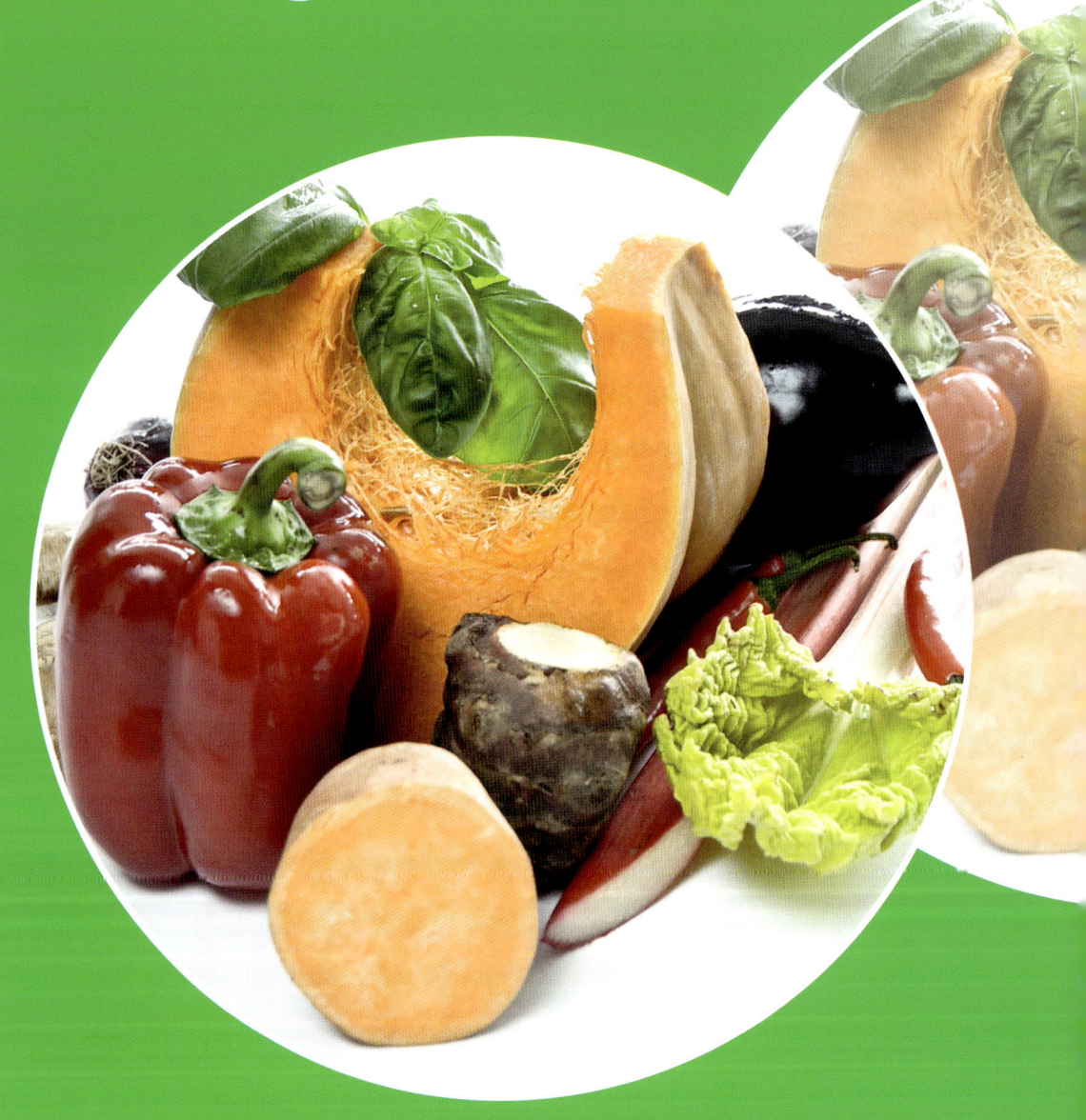

Glücklich

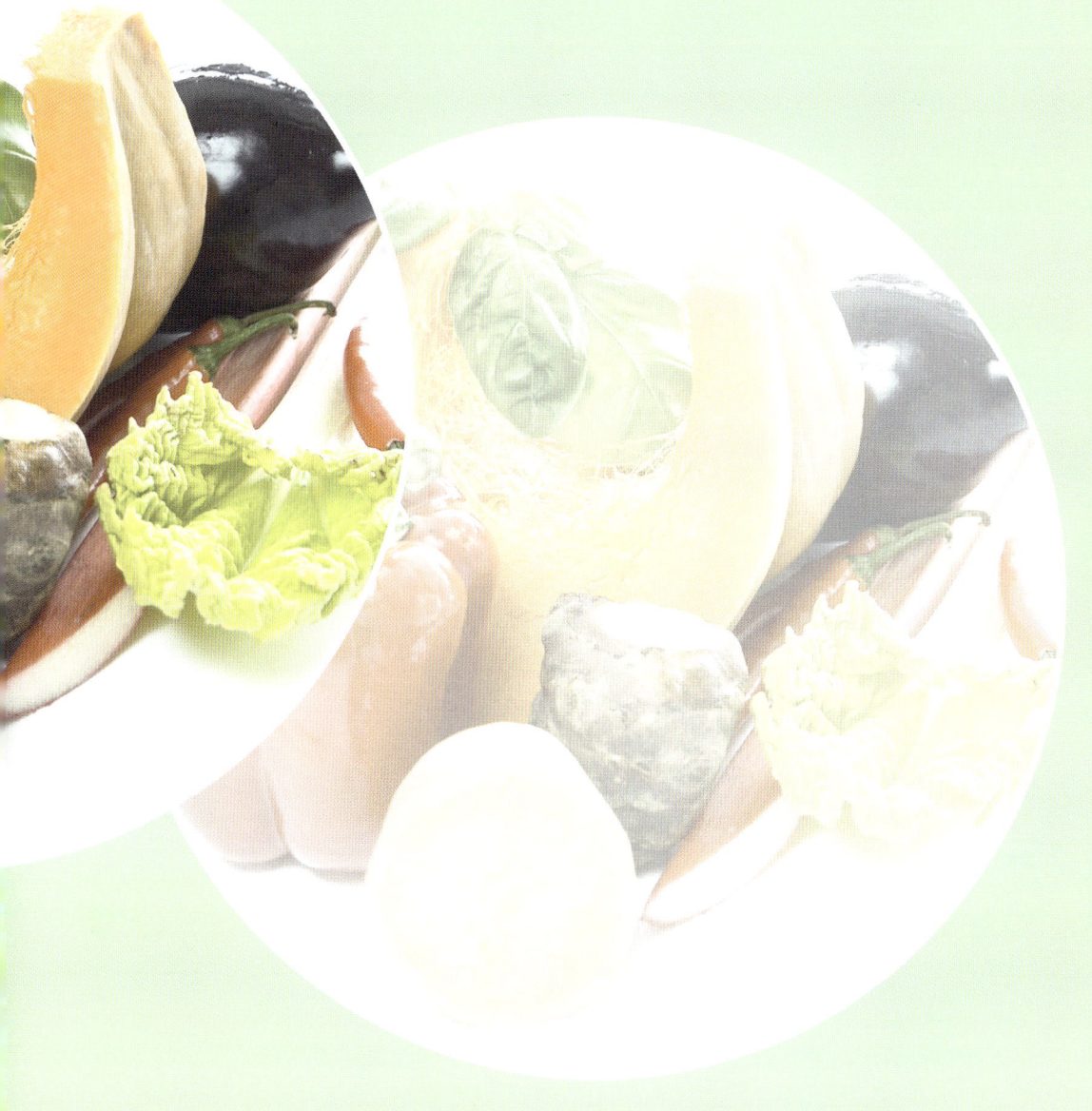

Wachtelbohnen-Curry
mit Chili

1 Für die Bohnen Bohnen in viel Wasser über Nacht einweichen. Einweichwasser wegschütten. Bohnen in einen großen Topf füllen und mit 4 cm Überstand mit frischem Wasser bedecken. Aufkochen und den Schaum abschöpfen. Nun die Bohnen etwa 1 1/2 Stunden köcheln lassen. Die Bohnen sind fertig, wenn sie innen noch etwas Biss haben. Bohnen abseihen.

2 Knoblauch schälen und in Scheibchen schneiden. Zwiebeln schälen, Peperoni längs halbieren und entkernen, beides fein würfeln. Geschälten Ingwer fein reiben. Zitrone halbieren. Die Tomaten in der Dose mit dem Messer zerkleinern.

3 Für das Wachtelbohnen-Curry einen Topf mit Deckel wählen. Die Zwiebeln in Olivenöl glasig dünsten. Peperoni, Kreuzkümmel und Kurkuma 1 Minute mitbraten. Mit dem Inhalt der Tomatendose und der Gemüsebrühe auffüllen. Paprika, Ingwer, Knoblauch und die Bohnen hinzufügen. Deckel aufsetzen und das Curry 15 Minuten sanft köcheln lassen. Falls die Flüssigkeit zu stark verkocht, das Curry mit etwas Brühe verdünnen. Zum Schluss mit Zimt, Salz, Pfeffer und einigen Spritzern Zitronensaft würzen.

150 g getrocknete Wachtel- oder Kidneybohnen
2 Knoblauchzehen
3 rote Zwiebeln
2 frische rote Peperoni, mild
1 TL frisch geriebener Ingwer
1 Zitrone
1 Dose ganze geschälte Tomaten (Abtropfgewicht 240 g)
5 EL Olivenöl, kaltgepresst
je 1/2 TL gem. Kreuzkümmel, gem. Kurkuma, Paprika edelsüß
100–150 ml Gemüsebrühe
1 Prise gem. Zimt
Salz, weißer Pfeffer

Mein Tipp

500 g Bohnen kochen und in kleinen Portionen einfrieren. So haben Sie sie jederzeit schnell zur Verfügung und müssen keine Dosenprodukte verwenden. 100 g getrocknete Bohnenkerne ergeben im gekochten Zustand etwa 200 g. Für mein Curry schmecken am besten Borlotti-, Wachtel oder schwarze Bohnen.

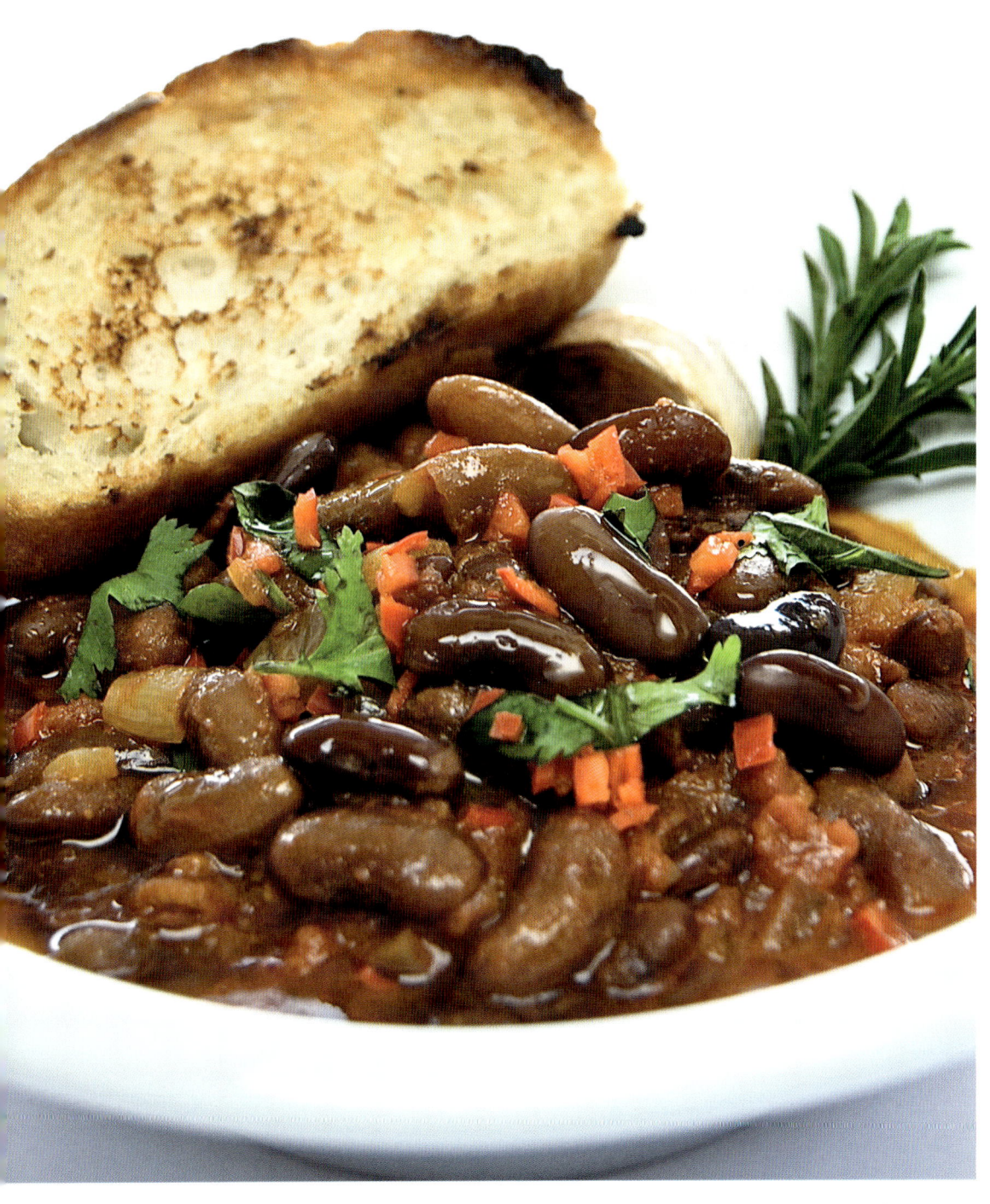

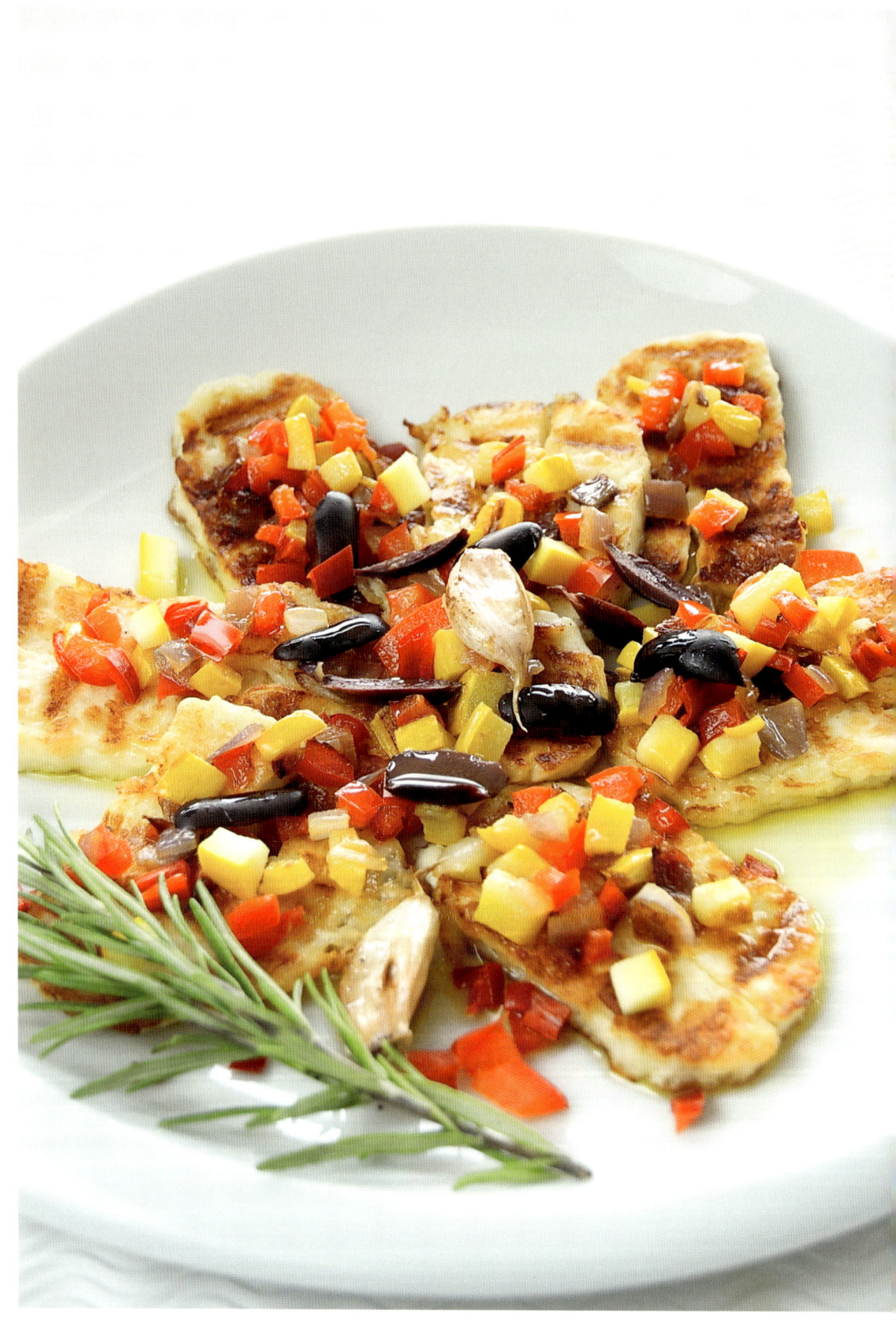

Gegrillter Halloumi

mit Ratatouille

160 g Halloumi
1 große rote Zwiebel
1 Knoblauchzehe
1 rote Paprikaschote
200 g Zucchini
1 Msp. frisch geriebener Ingwer
1 Zitrone
5 EL Olivenöl, kaltgepresst
2 EL trockener Weißwein
1/8 l Gemüsebrühe
Salz, weißer Pfeffer

1 Halloumi in Scheiben schneiden, etwa 0,6 cm dick. Dabei bitte aufpassen, dass die Scheiben nicht brechen. Zwiebel und Knoblauch schälen. Zwiebel fein hacken, Knoblauch in dünne Scheiben schneiden. Paprika vom Kerngehäuse befreien und fein würfeln. Zucchini der Länge nach vierteln und das weiche Innere entfernen. Die restlichen Zucchini fein würfeln. Ingwerknolle schälen und fein reiben. Zitrone halbieren.

2 Für das Ratatouille: In eine beschichtete Pfanne 3 EL Olivenöl, Knoblauch, Zwiebel und die Paprika hineingeben. Alles 3 Minuten sanft dünsten. Danach die Zucchini folgen lassen. Mit Weißwein ablöschen und mit Gemüsebrühe auffüllen. Ingwer hinzufügen. Sobald das Gemüse bissfest ist, mit Salz, Pfeffer und etwas Zitronensaft ganz nach Ihrem Gusto würzen.

3 Für den Halloumi eine Grillpfanne trocken erhitzen. 2 EL Olivenöl hineinträufeln und die Pfanne drehen, bis das Olivenöl sich überall verteilt hat. Dann die Halloumischeiben quer zu den Eisenrippen einlegen. Pro Seite 1 Minute braten. Vorsicht! Der Halloumi wird schnell dunkel. Halloumi auf 2 Teller verteilen und mit dieser herrlichen Ratatouille beschöpfen. Dazu passen pro Person 2 geröstete Ciabattascheiben und 1 Glas frischer, trockener Landwein.

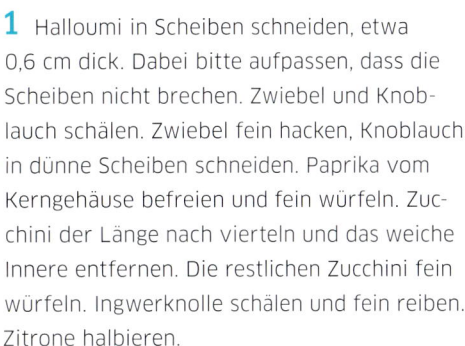

Mein Tipp

Halloumi ist ein Grillkäse aus Zypern. Sie können ihn außer grillen auch braten oder in den Ofen schieben, ohne dass er dahinschmilzt. Ist er erwärmt, sollten Sie ihn schnell essen, weil er sonst eine gummiartige Konsistenz bekommt.

Topinambur-Pilzragout
auf Rucola

1 Topinambur am besten mit dem Messer schälen, dann in Scheibchen schneiden. Egerlinge trocken säubern. Die Stielenden bis zur Kappe entfernen und die Kappen vierteln. Zwiebel schälen und fein würfeln. Salbeiblätter in dünne Streifen schneiden. Nun entscheiden Sie selbst, ob Sie die Rucolastängel mitessen wollen oder nicht. Ansonsten entfernen. Rucola waschen und trocken schütteln. Zitrone halbieren.

2 **Für die Balsamicovinaigrette** 2 EL Olivenöl, Balsamico und einige Spritzer Zitronensaft mit einem kleinen Schneebesen cremig aufschlagen. Vorsichtig salzen und pfeffern.

3 **Für das Pilzragout** 2 EL Olivenöl in eine Pfanne gießen und die Zwiebel darin hell andünsten. Pilze und Salbeiblätter etwa 5 Minuten mitbraten. Vorsichtig mit etwas Salz und Pfeffer bestreuen und mit einigen Spritzern Zitronensaft beträufeln; beiseite stellen.

4 **Für die Topinambur** in einer beschichteten Pfanne 2 EL Olivenöl erhitzen und die Topinamburscheiben einlegen. Topinambur bei geringer Hitze goldbraun braten. Ganz so, als würden Sie sich Bratkartoffeln zubereiten. Etwas salzen und pfeffern. Zum Anrichten den Rucola auf 2 Teller verteilen. Das Pilzragout noch einmal kurz erwärmen und auf den Rucola geben. Zum Schluss die knusprigen Topinamburscheiben folgen lassen. Mit Balsamicovinaigrette beträufeln. Fertig.

600 g Topinambur
140 g Egerlinge
1 große rote Zwiebel
4 frische Salbeiblätter
60 g Rucola
1 Zitrone
6 EL Olivenöl, kaltgepresst
2 EL Aceto Balsamico
Salz, schwarzer Pfeffer

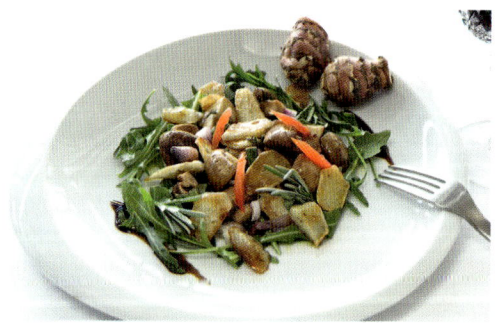

Mein Tipp

Topinambur – die Superschlankknolle schlechthin! Sie quillt im Magen auf und hält deshalb besonders lange satt. Sie können sie auf Wochenmärkten, in Bioläden und im Internet kaufen.

Minikartoffeln

mit Ingwer-Limetten-Dip

1 Die Kartoffeln sauber abbürsten und samt der Schale in einem Dampftopf weich dämpfen. Frühlingszwiebel ohne Wurzelbüschel in feine Röllchen schneiden. Ingwerknolle schälen und sehr fein reiben. Limette heiß abspülen und mit Küchenpapier sorgfältig trocken tupfen. Dann 1/2 TL Limettenabrieb herstellen.

2 Für den Ingwer-Limetten-Dip eine kleine Schüssel zurechtstellen. Quark, Joghurt, Ingwer, Olivenöl und 2 EL Limettensaft hineingeben und mit einem kleinen Schneebesen cremig aufschlagen. Frühlingszwiebel einrühren. Mit Salz, Pfeffer und Limettenabrieb würzen. Und nun kosten. Schmeckt es gut? Zum Anrichten die Kartoffeln auf 2 Teller verteilen und den Ingwer-Limetten-Dip in einem Schälchen dazusetzen.

12–16 kleine festkochende Kartoffeln, z.B. Drillinge
1 Frühlingszwiebel
1/2 TL frisch geriebener Ingwer
1 Bio-Limette
400 g Magerquark
2 EL Naturjoghurt (3,8 % Fettgehalt)
1 TL Olivenöl, kaltgepresst
Meersalz, weißer Pfeffer

Mein Tipp

So machen Sie aus normalen Pellkartoffeln eine Delikatesse: Die ungeschälten Kartoffeln mit Salzwasser bedecken und darin garköcheln, bis das Wasser fast verdampft ist. Sie benötigen dazu etwa 2 TL Meersalz.

Knusprige Auberginenscheiben
mit Knoblauchdip

1 Peperoni längs halbieren, entkernen und fein würfeln. Ingwer und Knoblauch schälen, beides fein reiben. Zitrone heiß abspülen und gut trocknen. Auf einer Zitrusreibe 1/2 TL Zitronenabrieb abreiben. Die Aubergine in 1 cm dicke Scheiben schneiden. Das ergibt 12 bis 16 Stück. In die Auberginenscheiben beidseitig ein kleines Gitter einritzen, damit das Würzei später besser haften kann.

2 **Für den Knoblauchdip** Joghurt, 1 EL Olivenöl, 1/2 TL Ingwer, Knoblauch und 1/4 TL Zitronenabrieb mit einem kleinen Schneebesen cremig aufschlagen. Mit Salz, Pfeffer und 1 Spritzer Zitronensaft geschmacklich abrunden.

3 **Für das Gewürzei:** Eier und Peperoni in einem hohen Gefäß mit dem Stabmixer kurz aufmixen. Das so entstandene Gewürzei in eine kleine Schüssel füllen. Ingwer, Knoblauch, den restlichen Zitronenabrieb, 1 TL Zitronensaft und je 1 Msp. Salz und Pfeffer einrühren.

4 **Für die Auberginenscheiben:** 2 bis 3 EL Olivenöl in einer beschichteten Pfanne erhitzen. Jeweils 1 Auberginenscheibe in dem Gewürzei wenden und 30 Sekunden pro Seite sanft braten. Die Aubergine sollte noch etwas Biss haben. Zum Anrichten die knusprigen Auberginenscheiben auf 2 Teller verteilen und den Dip in einem Schälchen dazusetzen. Falls Sie haben mit Minze- oder Basilikumblättern bestreuen.

1 frische rote Peperoni, mild
1 TL frisch geriebener Ingwer
1/2 Knoblauchzehe
1 Bio-Zitrone
1 große Aubergine
150 g Naturjoghurt, (3,8 % Fettgehalt)
3–4 EL Olivenöl, kaltgepresst
Salz, weißer Pfeffer
2 Eier (L)

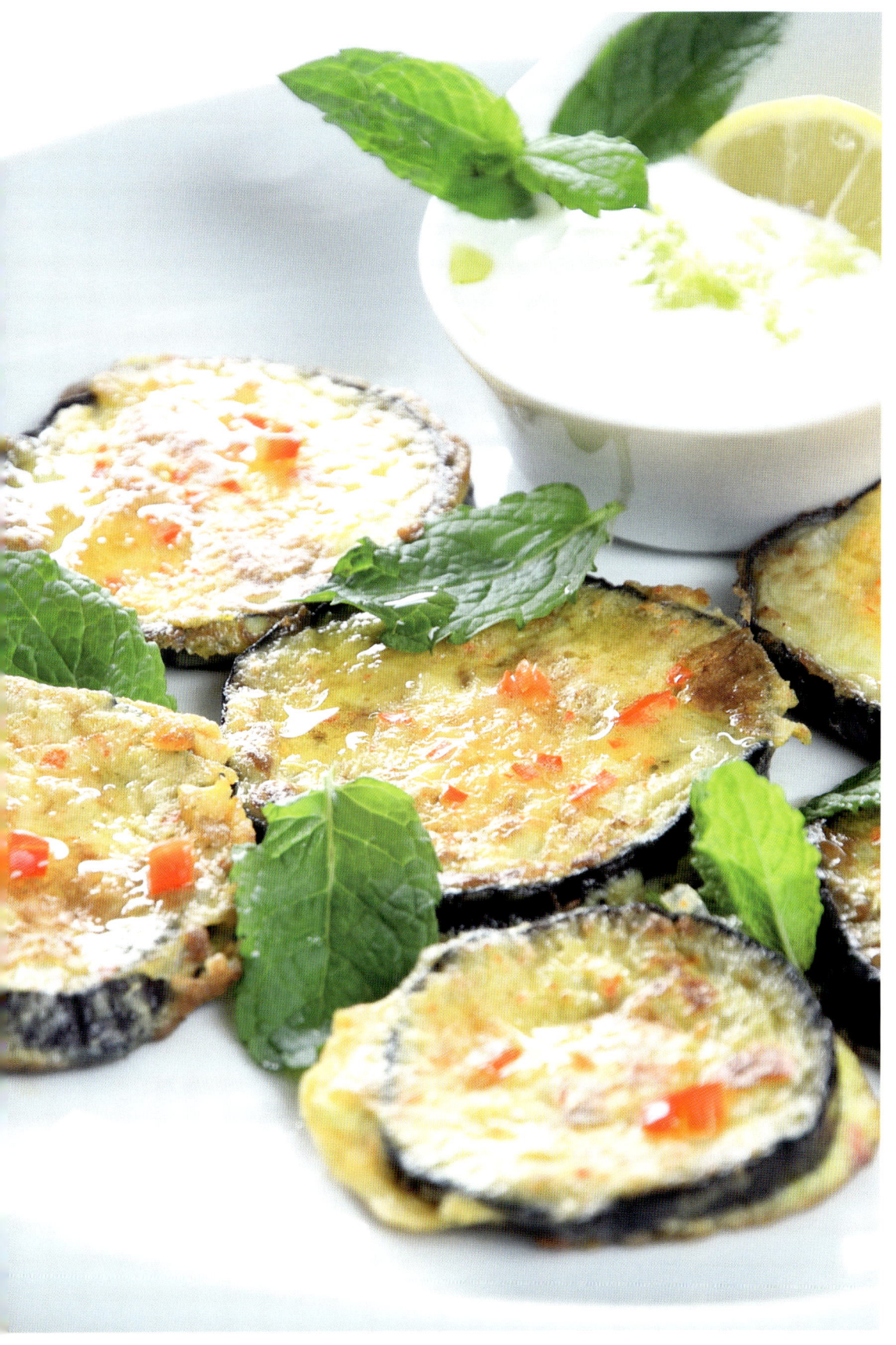

Süßkartoffelomelett

mit Chilivinaigrette

1 Süßkartoffeln bis zum rosa Fruchtfleisch schälen und in 1 cm große Würfel schneiden. Geschälte Zwiebel fein würfeln. Peperoni längs halbieren, entkernen und ebenso fein würfeln. Ein 2 cm großes Stück von der Ingwerknolle entfernen, schälen und fein reiben. Zitrone halbieren.

2 **Für die Süßkartoffel-Croûtons** benötigen Sie eine beschichtete Pfanne. Los geht's! 2 EL Olivenöl hineingießen und die Süßkartoffeln bei mittlerer Hitze 4 Minuten braten. Zwiebel und Peperoni folgen lassen und die Temperatur etwas reduzieren. Während der Bratzeit den Pfanneninhalt mehrmals wenden. Die Süßkartoffeln sind fertig, wenn sie innen noch etwas Biss haben.

3 **Für das Würzei** die Eier in einer Schüssel mit Ingwer, Kurkuma und je 1 Prise Salz und Pfeffer verquirlen.

4 **Für das Süßkartoffelomelett** 2 EL Olivenöl in einer beschichteten Pfanne erhitzen und das Würzei hineingießen. Nach 1 Minute die gebratenen Süßkartoffeln mit den Peperoni sowie der roten Zwiebel auf der gesamten Eioberfläche verteilen. Temperatur reduzieren. Salzen, pfeffern und mit etwas Zitronensaft beträufeln. Entscheiden Sie nun selbst, ob Sie das Omelett in flüssig oder bereits durchgegart möchten. Entsprechend die Bratzeit verkürzen oder verlängern. Während das Omelett brät, können Sie sehen, wie das Ei durch Kurkuma herrlich goldgelb wird.

300 g Süßkartoffeln mit rosa Fleisch
1 kleine rote Zwiebel
1 frische rote Peperoni, mild
1 TL frisch geriebener Ingwer
1 Zitrone
4 EL Olivenöl, kaltgepresst
3 Eier (L)
1/2 TL gem. Kurkuma
Salz, weißer Pfeffer

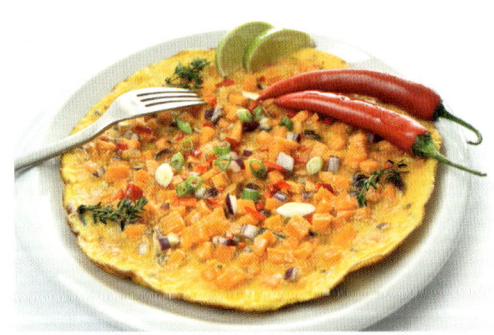

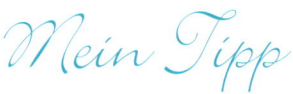

Anstelle der Süßkartoffeln können Sie auch 300 g Muskatkürbis verwenden. In diesem Fall vom Kürbis das wattige Innere entfernen und das Kürbisfleisch in Würfel von 1 cm Kantenlänge schneiden.

Asiatisches Gemüse

mit Tofuspieß

1 Tofu kalt abspülen, mit Küchenpapier trocknen und 1 cm groß würfeln. Pilze trocken säubern. Kleine Exemplare halbieren, große vierteln. Zwiebel schälen, halbieren und in Streifchen schneiden. Karotten schälen und sehr schräg in dünne Scheibchen schneiden. Diese längs halbieren. Die Zuckerschoten 3 Minuten in kochendem Wasser blanchieren. Mit einem Schaumlöffel herausholen und in Eiswasser abschrecken.

2 **Für das Würzmehl:** Mehl, Curry Madras, Kreuzkümmel, Salz und Pfeffer in einer Schale mischen.

3 **Für die Tofuspieße:** Die Tofuwürfel in Würzmehl wenden. Dann in einer kleinen Pfanne in 2 EL Olivenöl knusprig braten und auf die Spieße stecken.

4 **Für das asiatische Gemüse:** In einem Wok oder einer beschichteten Pfanne 2 EL Olivenöl erhitzen. Zuerst die Karotten 4 Minuten sanft darin anbraten. Dann die Zwiebelstreifchen 2 Minuten mitbraten. Zum Schluss die Pilze und die Zuckerschoten dazugeben. Das Gemüse bissfest braten. Salzen und pfeffern. Zum Anrichten das Gemüse auf 2 Teller verteilen und die Tofuspieße obendrauf setzen.

120 g klassischer, fester Tofu
220 g Egerlinge
1 große rote Zwiebel
100 g Karotten
10 Zuckerschoten
1 TL Mehl
je 1/2 TL Curry Madras
und gem. Kreuzkümmel
Salz, Pfeffer
4 EL Olivenöl, kaltgepresst
2 hölzerne Partyspieße

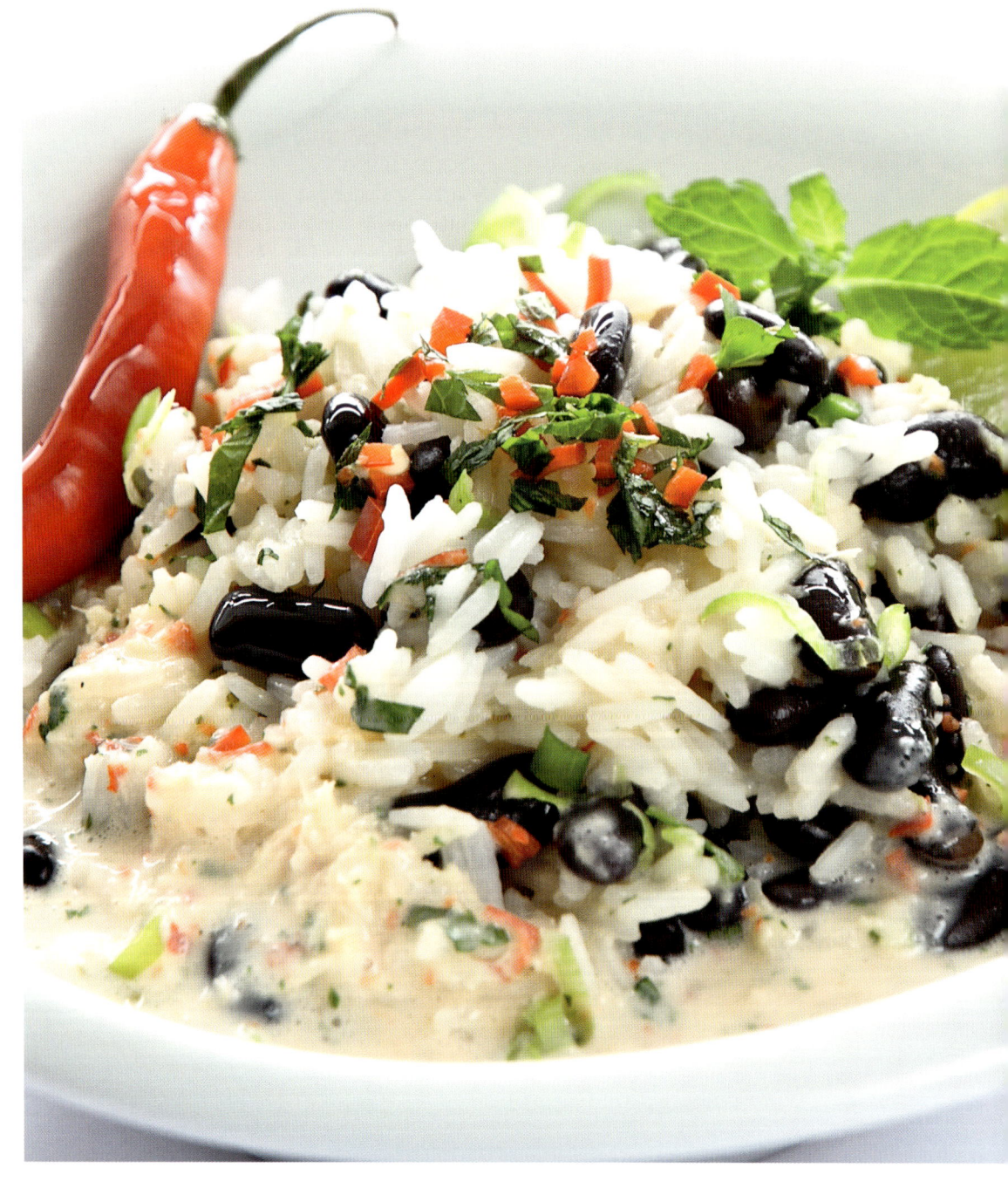

Karibisches Bohnen-Reis-Gericht

mit Kokosdressing

100 g getrocknete
schwarze Bohnenkerne
2 frische rote Peperoni, mild
1 Frühlingszwiebel
1 TL frisch geriebener Ingwer
1 Bio-Limette
100 ml Kokosmilch, ungesüßt
12 frische Minzeblätter
Salz, weißer Pfeffer
120 g Basmatireis

1 Für die Bohnen: Bohnen über Nacht in viel Wasser einweichen, abseihen und mit 1 l frischem Wasser aufkochen. Schaum abschöpfen. Nun 1 1/2 Stunden sanft köcheln lassen. Gelegentlich kosten. Sind die Bohnen weich? Dann abseihen, in eine Salatschüssel füllen und bis zur späteren Verwendung beiseite stellen.

2 In der Zwischenzeit Peperoni längs halbieren, entkernen und fein würfeln. Frühlingszwiebel ohne Wurzelbüschel schräg in dünne Röllchen schneiden. Geschälten Ingwer fein reiben. Limette heiß abspülen, sorgfältig trocknen und etwas von der Limettenschale abreiben. Limette halbieren und den Saft auspressen.

3 Für das Kokosdressing Kokosmilch, 3 EL Limettensaft, Peperoni, Ingwer und die frischen Kräuter in einem hohen Gefäß mit dem Stabmixer cremig aufmixen. Mit Limettenabrieb, Salz und Pfeffer würzen.

4 Zum Fertigstellen den Basmatireis in einen kleinen Topf rieseln lassen und 2- bis 3- mal waschen, bis das Wasser klar ist. Dann 100 ml frisches Wasser zugießen und mit 1/2 TL Salz und 1 EL Limettensaft einmal aufkochen. Temperatur reduzieren und den Reis gar ziehen lassen. Sobald er bissfest ist, den Reis in die Salatschüssel zu den schwarzen Bohnen füllen. Mit Kokosdressing mischen, abschmecken. Auf 2 Teller verteilen und mit Frühlingszwiebel garniert servieren.

Tofu-Frittata

mit Tomaten, Oliven und Parmesan

1 Zwiebel und Knoblauch schälen. Peperoni längs halbieren, entkernen und zusammen mit den Tomaten fein würfeln. Oliven, falls nötig, entsteinen und klein hacken. Geschälten Ingwer fein reiben. Tofu grob zerteilen. Den Parmesan vom Stück reiben. Petersilie fein hacken und die Zitrone halbieren.

2 Für den Tofu-Frittata-Teig benötigen Sie ein hohes schmales Gefäß: Tofu, Eier, 1 EL Olivenöl, Ingwer, 1/2 TL Salz, 1 Prise Pfeffer und 1 Spritzer Zitronensaft hineingeben und nun das Ganze mit dem Stabmixer cremig aufmixen. Parmesan einrühren.

3 Für den Gemüsebelag 2 EL Olivenöl in einem kleinen beschichteten Topf erhitzen. Zuerst die Zwiebelwürfel sanft glasig dünsten. Dann die Oliven, die getrockneten Tomaten und den Knoblauch etwa 5 Minuten mitbraten. Zum Schluss mit Petersilie bestreuen. Salzen, pfeffern und mit einigen Spritzern Zitronensaft würzen.

4 Für die Tofu-Frittata eine kleine beschichtete Pfanne auswählen, Durchmesser etwa 14 cm. Die Tofu-Frittata darf nicht zu groß sein, sonst bricht sie beim Wenden. Also: 1 EL Olivenöl hineingeben und die Hälfte von dem Tofu-Frittata-Teig 5 Minuten lang sanft goldbraun braten – dann vorsichtig wenden. Nun die Hälfte von dem Gemüsebelag darauf verteilen und weitere 5 Minuten braten. Mit der zweiten Tofu-Frittata ebenso verfahren.

1 große rote Zwiebel
1 Knoblauchzehe
1 frische rote Peperoni, mild
6 Scheiben getrocknete Tomaten
2 EL Kalamata-Oliven
1/2 TL frisch geriebener Ingwer
100 g klassischer, fester Tofu
1 TL Parmesan
4 Stängel glatte Petersilie
1 Zitrone
2 Eier (L)
5 EL Olivenöl, kaltgepresst
Salz, Pfeffer

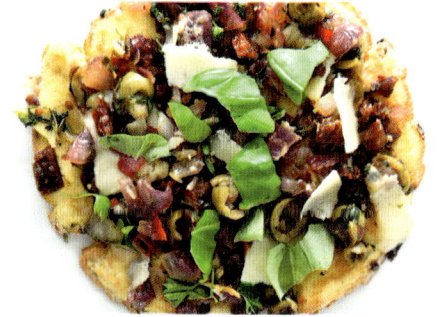

Mein Pilz-Tofu-Burger

mit Tomaten, Oliven und Parmesan

1 **Für die Grundmasse:** Tofu kalt abspülen. 1 Egerling trocken reinigen. Tofu und Egerling grob zerkleinern. Knoblauch schälen und fein würfeln. Geschälten Ingwer fein reiben. Tofu, Egerling, Ingwer, Knoblauch, 2 EL Olivenöl, 1 EL Limettensaft, Salz, 1 Prise Pfeffer und Muskatnuss in einen Mixer geben und alles glatt pürieren. Die so entstandene Grundmasse in eine Schüssel füllen.

2 **Zum Fertigstellen** die restlichen Pilze trocken putzen, die Zwiebel schälen, beides sehr fein würfeln. Petersilie fein hacken. Alles zur Grundmasse in die Schüssel füllen und gut mischen. Und nun Sojasauce und 1 verquirltes Ei hinzufügen; noch einmal mischen. Semmelbrösel in einen tiefen Teller streuen. Davon 5 EL löffelweise in die Grundmasse geben. Anschließend 4 Burger formen. Burger zum Schluss in den Semmelbröseln im Teller wenden. Diese gut andrücken.

3 **Für die Burger** eine beschichtete Pfanne trocken erhitzen. 2 EL Olivenöl hineinträufeln und die Burger einlegen. Anschließend bei mittlerer Hitze etwa 5 Minuten pro Seite herrlich goldbraun braten.

150 g klassischer, fester Bio-Tofu
4 große Egerlinge (à 18 g)
2 Knoblauchzehen
1 TL frisch geriebener Ingwer
4 EL Olivenöl, kaltgepresst
1 Limette
1/2 TL Meersalz
Je 1 Prise Pfeffer und Muskatnuss
1 rote Zwiebel
4 Stängel glatte Petersilie
1/2 TL japanische Sojasauce, hell
1 Ei (L)
8 EL Semmelbrösel

Mein Tipp

Dieser Burger ist ein Superersatz für einen Burger aus Fleisch. Er ist der beste Beweis dafür, dass Tofu schmecken kann. Tofu ist ein fantastischer Geschmacksträger und nimmt sämtliche Aromen auf.

Risotto cremoso

mit Kürbis, Safran und Parmesan

1 Zwiebeln schälen. Peperoni längs halbieren und entkernen; beides fein würfeln. Kürbis ohne das wattige Innere schälen und in 1 cm große Würfel schneiden. Geschälten Ingwer fein reiben. Parmesan vom Stück reiben.

2 Für die Kürbiswürfel in einer beschichteten Pfanne 2 EL Olivenöl erhitzen und die Kürbiswürfel bei sanfter Hitze bissfest braten. Etwas salzen und pfeffern.

3 Für die Gemüsebrühe: Ingwer, Lorbeerblatt und Safran in die Brühe geben. Diese erhitzen und ab jetzt leicht am Simmern halten.

4 Für den Risotto in einem breiten Topf Zwiebeln und Peperoni in 3 EL Olivenöl 2 Minuten dünsten. Reis trocken einrieseln lassen und so lange unter ständigem Rühren sanft braten, bis das Fett die einzelnen Reiskörner umgibt und sie glasig werden. Mit Weißwein ablöschen. Die erste Schöpfkelle Brühe in den Topf gießen und so lange rühren, bis die Flüssigkeit verkocht ist. So fortfahren, bis der Risotto fertig ist. Er ist perfekt, wenn er im Inneren noch etwas Biss hat. Das dauert etwa 20 Minuten. Dann die Kürbiswürfel unterheben und 1 Minute im Risotto erhitzen. Und jetzt kommt der Clou: Ziehen Sie den Topf vom Feuer. Rühren Sie einen Stich Butter und den Parmesan hinein. Deckel aufsetzen und den Risotto 2 Minuten ruhen lassen – danach sofort servieren!

2 kleine rote Zwiebeln
1/2–1 frische rote Peperoni, mild
300 g Muskatkürbis, nur das Fleisch
1/2 TL frisch geriebener Ingwer
3 EL Parmesan
5 EL Olivenöl, kaltgepresst
Salz, weißer Pfeffer
1 Lorbeerblatt
1 Msp. gem. Safran
1 l kräftige Gemüsebrühe
120 g Arborio-Risottoreis
1/8 l trockener Weißwein
1 Stich Butter

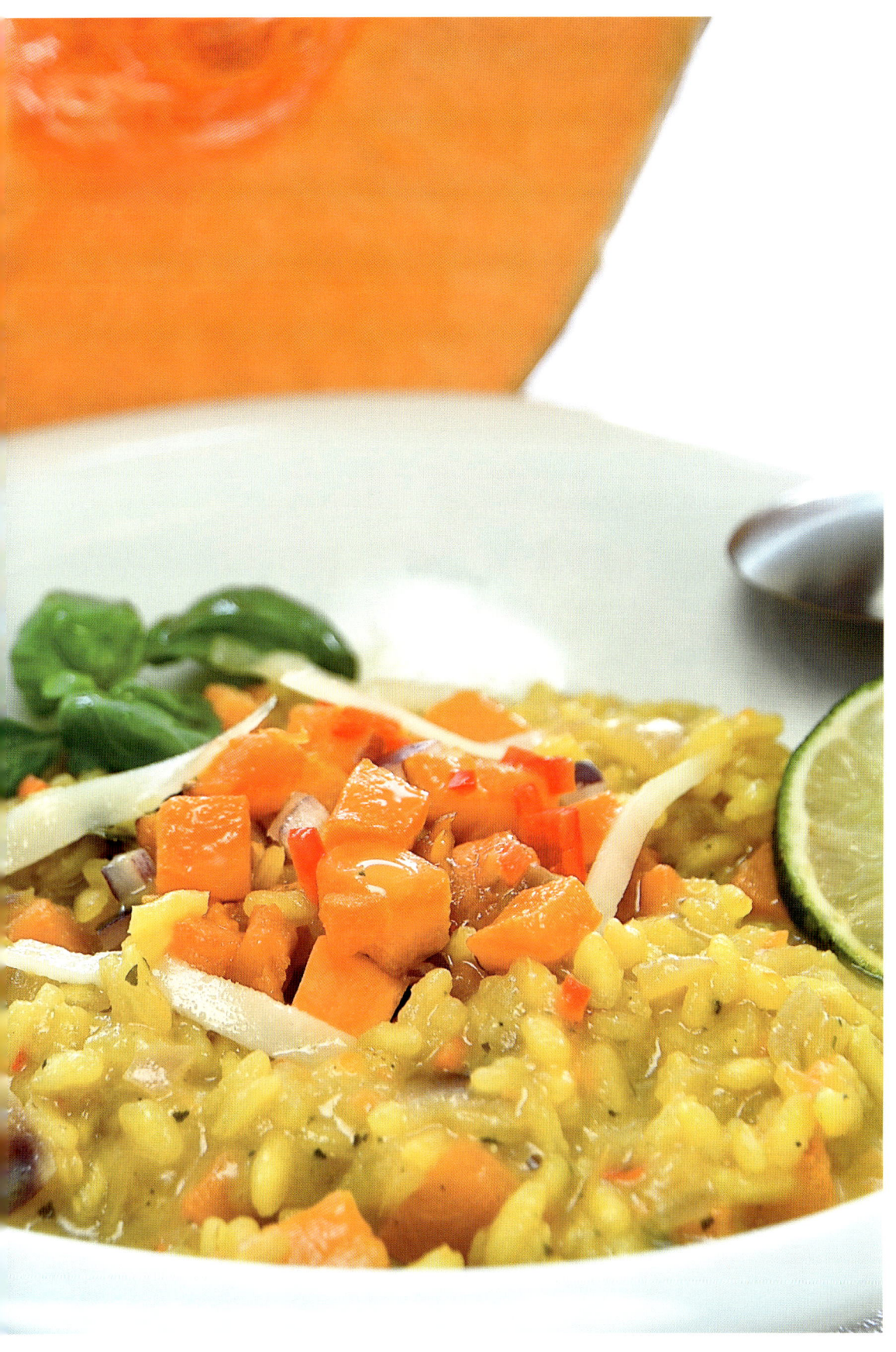

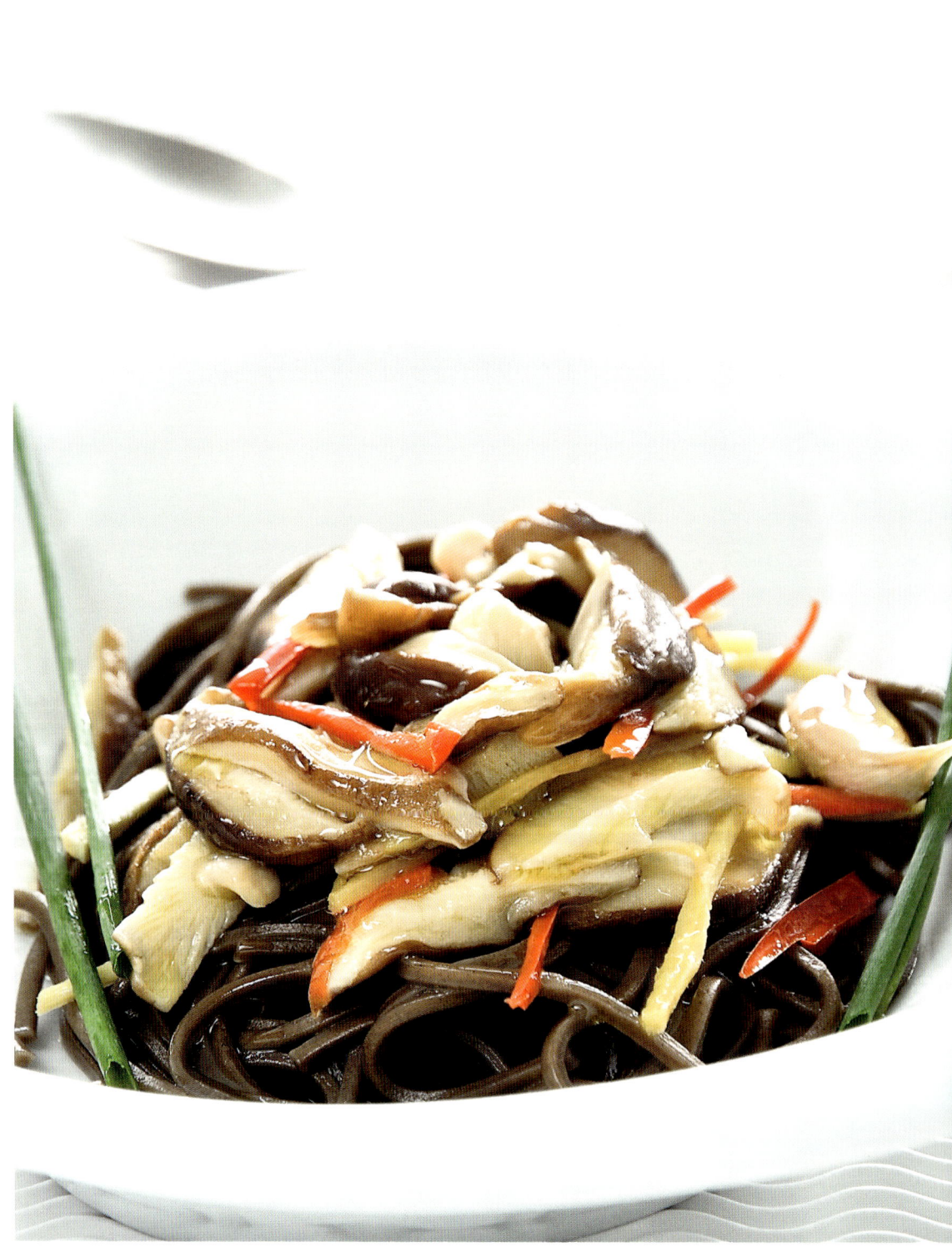

Buchweizennudeln

mit frischen Shiitake

200 g frische Shiitakepilze
2 cm Ingwerknolle
1 frische rote Peperoni, mild
1 Knoblauchzehe
1 dünnes Bund Schnittlauch
3 EL Olivenöl, kaltgepresst
1 EL Butter
Salz, weißer Pfeffer
150 g Buchweizennudeln
(aus dem Asialaden)

1 Die Shiitake trocken säubern. Die Stiele entfernen und die Pilzkappen in 0,5 cm dicke Streifen schneiden. Die Ingwerknolle der Länge nach halbieren. 1 Hälfte aufbewahren, die andere schälen und in hauchfeine Streifchen schneiden. Peperoni längs halbieren, entkernen und ebenso in Streifchen bringen. Die Knoblauchzehe mit der Schale halbieren. Schnittlauch in Röllchen schneiden.

2 **Für das Shiitake-Ragout** Olivenöl, Ingwer, Peperoni und die Knoblauchzehe in einer kleinen beschichteten Pfanne 1 Minute braten. Danach die Shiitake folgen fassen und 2 Minuten mitbraten. Butter hinzufügen und schmelzen lassen. Salzen und pfeffern – und fertig ist das Ragout.

3 **Für die Buchweizennudeln** Wasser mit 1/2 TL Salz aufkochen und die Nudeln darin etwa 6 Minuten sprudelnd kochen. Nach 5 Minuten die Garprobe machen. Abseihen, aber nicht abschrecken. Die Nudeln auf 2 Teller verteilen und mit Shiitake-Ragout beschöpfen. Falls Sie Walnuss- oder Haselnussöl zur Verfügung haben, beträufeln Sie das Gericht damit. Mit Schnittlauchröllchen bestreuen und schnell essen. Ein absoluter Genuss!

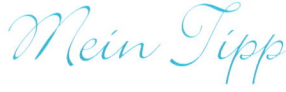

Mein Tipp

Sobanudeln bestehen aus Buchweizen- und Weizenmehl. Je höher der Anteil an Buchweizenmehl ist, desto dunkler sind sie. Am besten schmecken die japanischen Sobanudeln, die einen Buchweizenmehlanteil von mindestens 30 % haben.

Top-

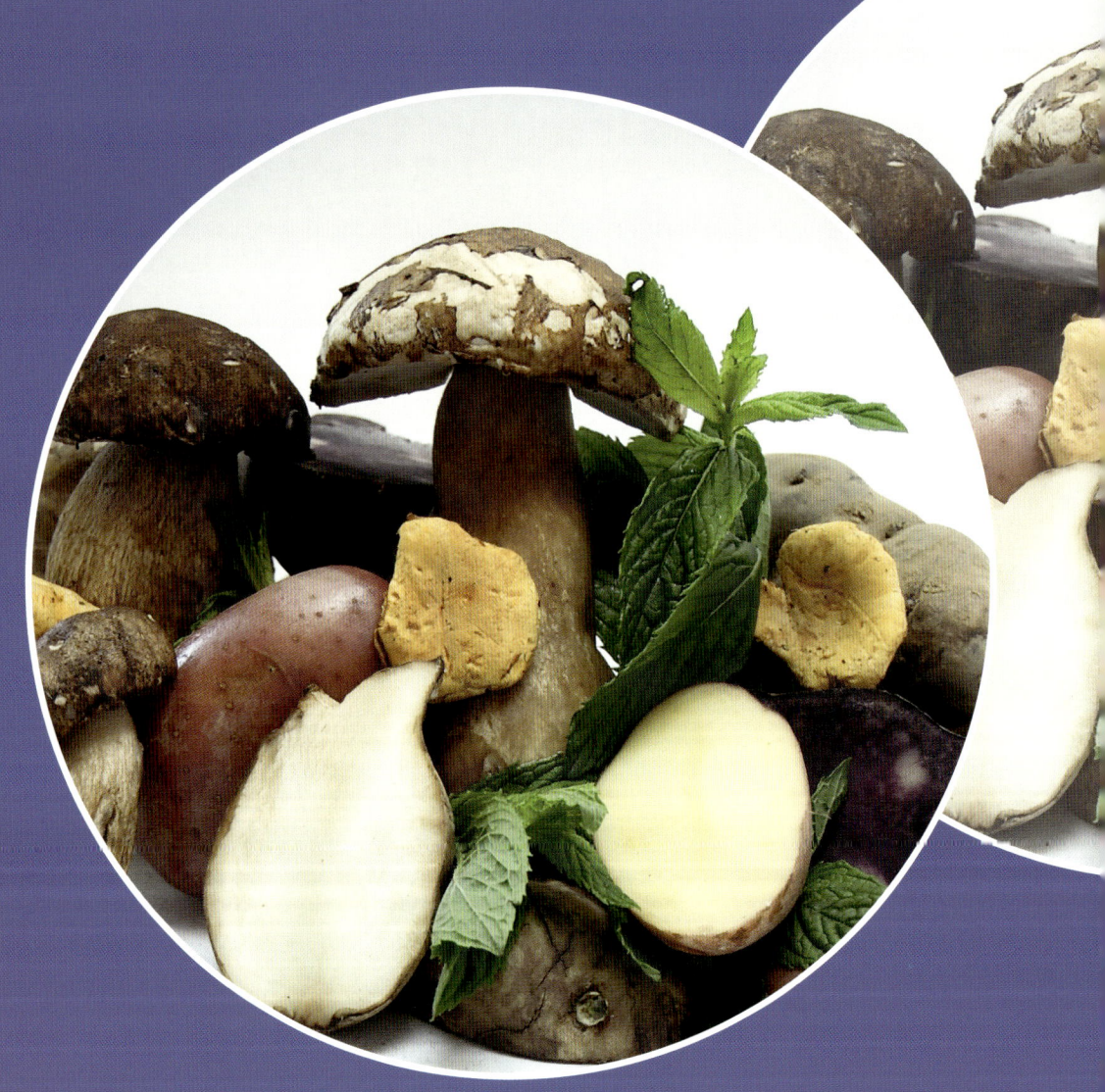

Beilagen

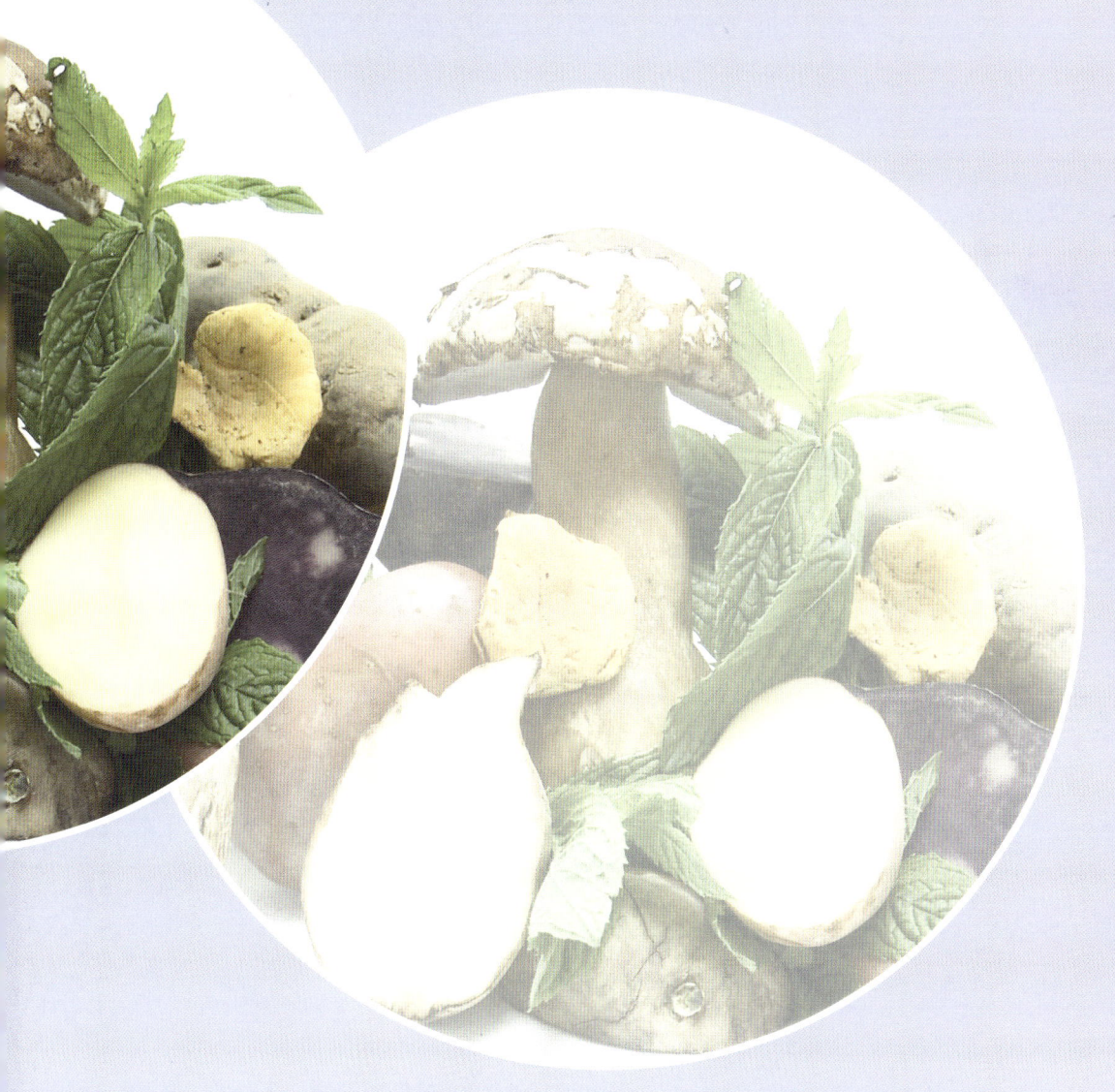

Ananas-Salsa
mit Ingwer und Chili

1 Von der Ananas 3 Scheiben, etwa 1,5 cm dick, abschneiden. Diese schälen, den Strunk entfernen und in kleine Würfel schneiden. Peperoni längs halbieren, entkernen und fein würfeln. Zwiebel schälen und ebenso klein würfeln. Limette rollen, halbieren und 2 EL Saft auspressen. Ingwer schälen und fein reiben. Minzeblätter vom Stock schneiden, übereinanderlegen und in feine Streifchen schneiden. Koriandergrün ohne Stängel sehr fein hacken.

2 **Für die Vinaigrette** in eine Schale Ingwer, Walnussöl, Olivenöl und Limettensaft hineingeben und mit einem kleinen Schneebesen cremig aufschlagen.

3 **Für die Ananas-Salsa** Ananas, Peperoni und Zwiebel in eine Salatschüssel füllen und mit der Vinaigrette begießen. Salzen und pfeffern. Alles mischen. Dann 10 Minuten ziehen lassen. Zum Schluss mit frischen Kräutern bestreuen.

300 g Ananas
1 frische rote Peperoni, mild
1 kleine rote Zwiebel
1 Limette
1/2 TL frisch geriebener Ingwer
8 frische Minzeblätter
5 Stängel Koriandergrün
2 EL Walnussöl
1 EL Olivenöl, kaltgepresst
Salz, weißer Pfeffer

Mein Tipp

Nur reife Ananas schmecken wirklich süß. Versuchen Sie, eines von den inneren Blättern des Blattbürzels herauszuziehen. Löst sich das Blatt leicht? Okay, dann ist sie reif. Sie können diese Salsa aber auch mit Mango- oder Papayawürfeln variieren.

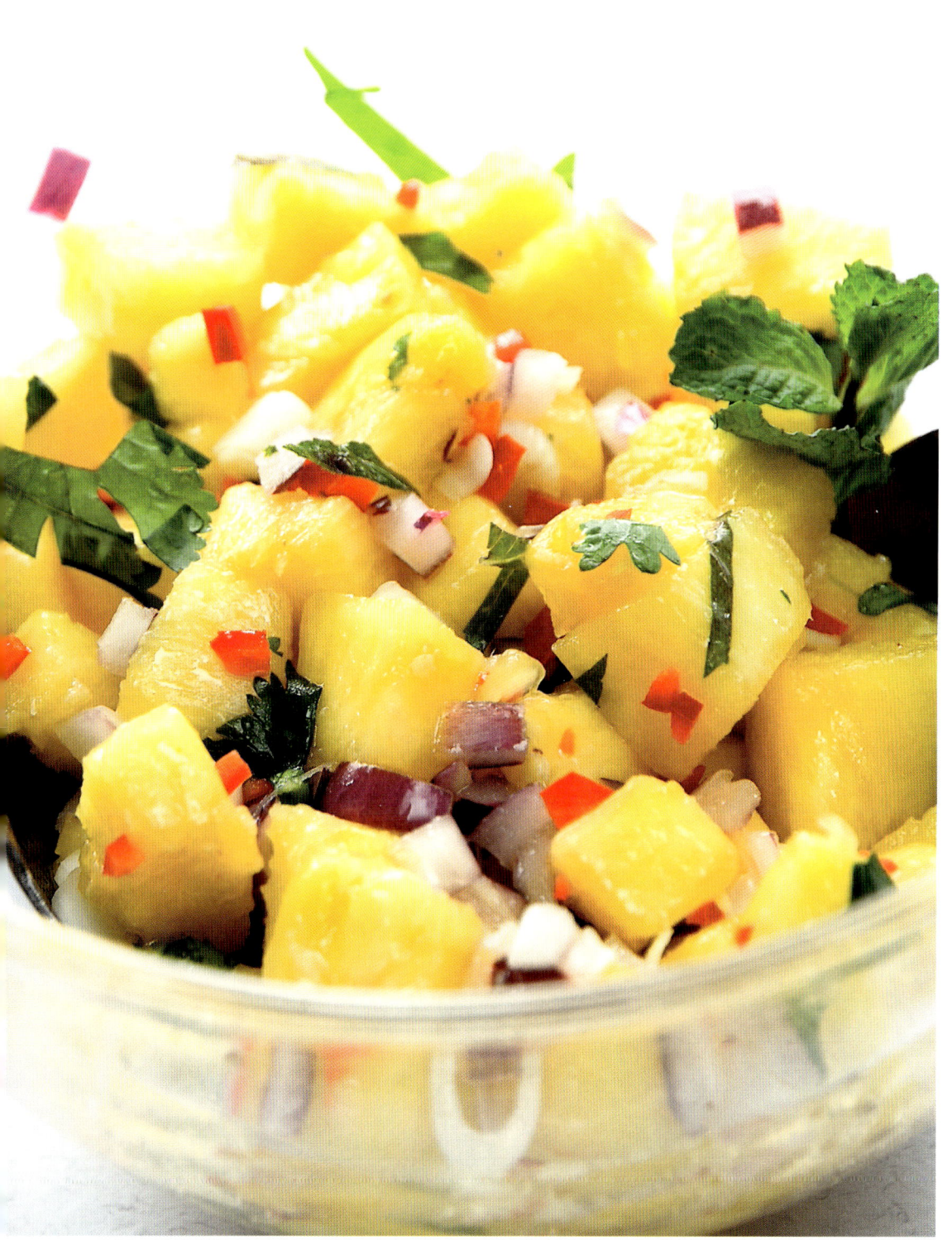

Pastinakenpüree
mit Chili und Frühlingszwiebel

1 Die Pastinaken mit einem Sparschäler schälen. Zunächst längs in dünne Streifen schneiden, dann klein würfeln. Die Zwiebel schälen und fein würfeln. Das Grün der Frühlingszwiebel in dünne Röllchen schneiden. Zitrone halbieren. Die Peperoni längs halbieren, entkernen und fein würfeln. Geschälten Ingwer sehr fein reiben.

2 Einen Dampftopf mit Wasser aufsetzen und den Einsatz mit den vorbereiteten Pastinakenwürfeln befüllen. Die Pastinaken sehr weich dämpfen. Das dauert etwa 15 Minuten.

3 **Für das Pastinakenpüree:** 2 EL Olivenöl in einen kleinen beschichteten Topf träufeln und die Zwiebel glasig dünsten. Ingwer und die fertig gedämpften Pastinaken hinzufügen und das Ganze mit einem Stabmixer cremig aufmixen. Frühlingszwiebel und die Peperoni unterheben. Mit Salz, Pfeffer und einigen Spritzern Zitronensaft ganz nach Ihrem Gusto würzen. Manchmal kann ein Spritzer Olivenöl hilfreich sein, falls das Pastinakenpüree zu fest geraten ist. Passt eigentlich zu allem.

400 g Pastinaken
1 große weiße Zwiebel
1 Frühlingszwiebel
1 Zitrone
1 frische rote Peperoni, mild
1/2 TL frisch geriebener Ingwer
2–3 EL Olivenöl, kaltgepresst
Salz, weißer Pfeffer

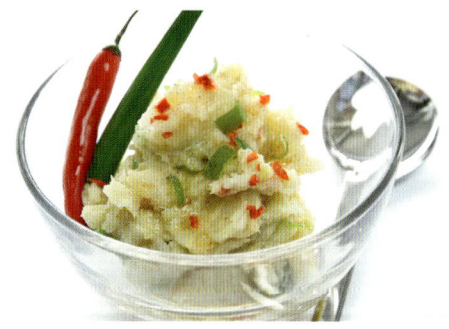

Mein Tipp

Pastinaken sind eine gute Abwechslung zu Kartoffeln und Karotten. Sie schmecken leicht süßlich und harmonieren deshalb perfekt mit der Schärfe von Chili, frischem Ingwer oder Galgant. Eine echte T-Booster-Beilage!

Zuckerschotengemüse

mit Minitomaten

1 Kirschtomaten waschen, vierteln, entkernen und in Streifchen bringen. Die Zwiebel schälen und in dünne Streifchen schneiden. Alles in eine Salatschüssel füllen. Die Zitrone mit heißem Wasser abspülen und mit Küchenpapier sorgfältig trocknen. Anschließend von der Schale ein dünnes Scheibchen entfernen, dieses in Streifchen schneiden. Zitrone halbieren und den Saft auspressen.

2 **Für die Zuckerschoten:** Eine Schüssel mit Eiswasser zurechtstellen. Wasser sprudelnd aufkochen und die Zuckerschoten darin etwa 5 bis 6 Minuten bissfest blanchieren. Zuckerschoten mit einem Schaumlöffel herausholen und im Eiswasser abschrecken. So behalten sie ihre tolle grüne Farbe! Zuckerschoten zu den anderen Zutaten in die Salatschüssel füllen.

3 **Zum Fertigstellen** das Olivenöl mit 3 EL Zitronensaft in einer kleinen Schale cremig zu einer Zitronenölvinaigrette aufschlagen. Die Zutaten in der Salatschüssel damit begießen. Vorsichtig mit Salz und Pfeffer bestreuen. Einmal mischen – guten Appetit!

6 Kirschtomaten
1/2 rote Zwiebel
1 Bio-Zitrone
200 g Zuckerschoten
3 EL Olivenöl, kaltgepresst
Salz, weißer Pfeffer

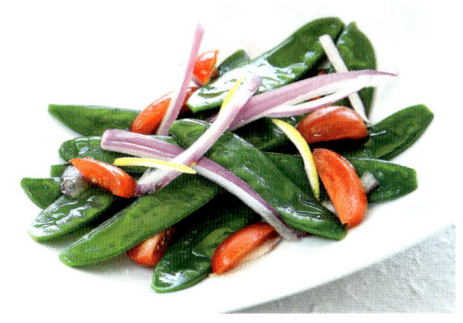

Mein Tipp

Besonders aromatisch schmecken kleine Tomatensorten. Ich bevorzuge Minirispen-tomaten, Cherrytomaten und Datteltomaten.

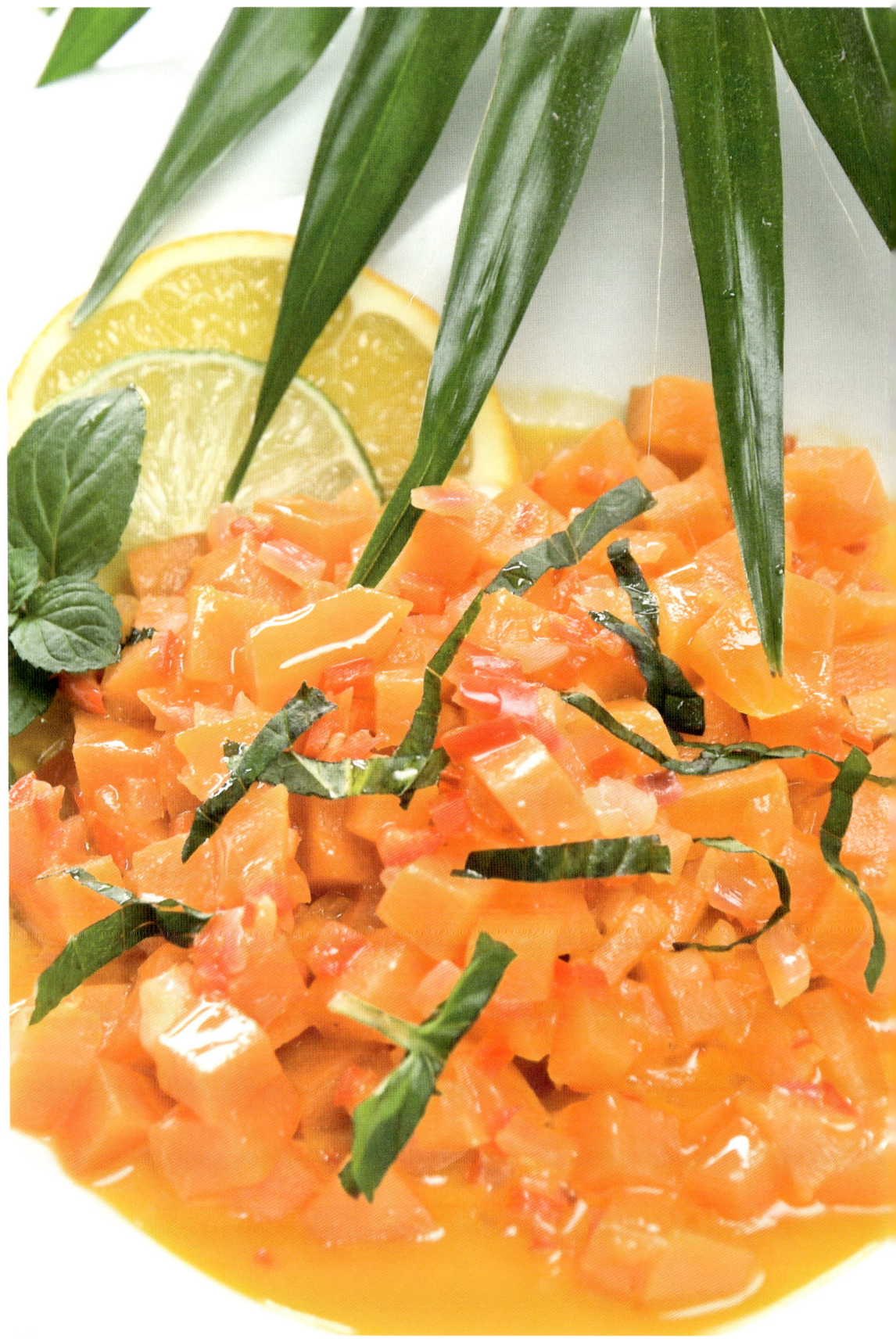

Kürbis in Orangensauce

mit Chili und Ahornsirup

300 g Muskatkürbis, nur das Fleisch
1 große rote Zwiebel
3 frische rote Peperoni, mild
1 TL frisch geriebener Ingwer
1 Limette
2–3 Orangen
2 EL Olivenöl, kaltgepresst
1–2 TL Ahornsirup
Meersalz, weißer Pfeffer

1 Vom Kürbis das wattige Innere entfernen. Kürbis schälen und in 1 cm große Würfel schneiden. Zwiebel schälen und sehr fein hacken. Peperoni längs halbieren, entkernen und fein würfeln. Geschälten Ingwer fein reiben. Limette rollen und halbieren. Orangen auspressen. Wenn Sie eine Bio-Orange zur Verfügung haben, reiben Sie auf einer Zitrusreibe etwas von der Schale ab. Sie können den Orangenabrieb später für die Sauce verwenden.

2 Für das Kürbisgemüse Zwiebel und Peperoni in Olivenöl einige Minuten sanft andünsten. Orangensaft, Ingwer und die Kürbiswürfel folgen lassen. Falls verfügbar, jetzt auch den Orangenabrieb dazugeben. Das sieht jetzt noch sehr flüssig aus, aber die Flüssigkeit wird während des Köchelns vom Kürbis vollkommen aufgenommen. Anschließend auf niedriger Stufe simmern lassen, bis der Kürbis fast weich ist. Dabei mehrmals behutsam rühren. Sollte die Flüssigkeit zu schnell verkochen, 1 Schuss Orangensaft oder Wasser hinzufügen. Zum Schluss mit Ahornsirup, Salz, Pfeffer und einigen Spritzern Limettensaft würzen.

Mein Tipp

Muskatkürbis, Butternusskürbis und der japanische Hokkaido-Kürbis, dessen Schale Sie mitessen können, sind die besten Speisekürbisse. Ich bevorzuge den Muskatkürbis, weil er leicht zu verarbeiten ist.

Weißes Bohnengemüse

mit Tomaten

1 Für die Riesenbohnen: Bohnen über Nacht in reichlich Wasser einlegen. Am nächsten Tag das Einweichwasser wegschütten und die Bohnen mit genügend Wasser, etwa 5 cm Überstand, bedecken. Bohnen aufkochen und in etwa 90 Minuten weich köcheln. Abseihen, in eine Salatschüssel füllen und beiseite stellen.

2 In der Zwischenzeit: Tomaten vierteln, entkernen und fein würfeln. Schalotten schälen und in feine Würfel schneiden. Die Zitrone unter heißem Wasser abspülen und gut trocken tupfen. Dann etwas Abrieb herstellen. Zitrone halbieren und den Saft auspressen.

3 Zum Fertigstellen benötigen Sie eine kräftige Zitronenvinaigrette: Olivenöl, 3 EL Zitronensaft und -abrieb, Salz und Pfeffer cremig aufschlagen und über die noch heißen Bohnen in der Salatschüssel gießen. Tomaten und Schalotten hinzufügen und das Ganze mischen. Nun so lange ziehen lassen, bis die Bohnen abgekühlt sind und während des Abkühlens die Aromen der Vinaigrette vollständig in sich aufgenommen haben.

150 g getrocknete weiße Riesenbohnen
4 Eiertomaten
3 Schalotten
1 Bio-Zitrone
4 EL Olivenöl, kaltgepresst
Salz, weißer Pfeffer

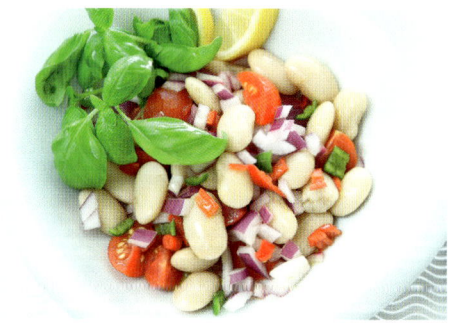

Mein Tipp

Falls Sie heute Ihren scharfen Tag haben, schneiden Sie 2 entkernte Peperoni, fein gewürfelt, in die Zitronenvinaigrette und bedecken Sie den Bohnensalat mit zerzupften, frischen Basilikumblättern.

Basilikumreis

mit Pinienkernen, Weißwein und Knoblauch

1 Jasminreis trocken in eine Schüssel rieseln lassen. Anschließend waschen, bis das Wasser klar ist. Wasser wegschütten. Schalotten und Knoblauch schälen, beides fein hacken. Ingwerknolle schälen und fein reiben. Die Zitrone halbieren. Die Pinienkerne trocken in einer Pfanne hellbraun rösten. Das geht ganz schnell. Sie benötigen sie erst wieder zum Schluss.

2 Für das Basilikumpüree: Basilikum samt den Stielen mit 1 EL Olivenöl und etwas Wasser in ein hohes Gefäß geben. Fügen Sie bitte nur so viel Wasser hinzu, bis der Stabmixer greift. Dann das Ganze cremig pürieren.

3 Für den Reis einen kleinen beschichteten Topf wählen. 2 EL Olivenöl hineinträufeln und die Schalotten darin hell andünsten. Reis und Weißwein hinzufügen. Rühren Sie jetzt so lange, bis der Wein fast verdampft ist. Gemüsebrühe, Knoblauch und Ingwer folgen lassen. Einmal kurz aufkochen, dann die Temperatur total reduzieren. Gelegentlich rühren. Nach 10 Minuten das Basilikumpüree dazugeben. Jetzt weiterköcheln lassen, bis der Reis fast weich ist, aber innerlich noch etwas Biss hat. Dann sollte er auch die Flüssigkeit ganz aufgesogen haben.

4 Zum Fertigstellen: 1 EL Olivenöl in den Reis gießen. Mit Salz, Pfeffer und etwas Zitronensaft würzen. Zum Anrichten den Reis auf 2 Teller verteilen und mit Pinienkernen bestreut genießen.

80 g Jasminreis
2 Schalotten
1 Knoblauchzehe
1/2 TL frisch geriebener Ingwer
1 Zitrone
1 EL Pinienkerne
1 Handvoll Basilikumblätter
4 EL Olivenöl, kaltgepresst
1 Schuss trockener Weißwein
200 ml Gemüsebrühe
Salz, weißer Pfeffer

Mein Tipp

Dieses Rezept ist ein perfektes Beispiel dafür, wie Sie mit Weißwein und einer Handvoll frischen Kräutern optimalen Geschmack zaubern können. Je nach Wunsch können Sie dieses Gericht mit gehackten Oliven, getrockneten Tomaten und etwas Parmesan verändern.

Ratatouillesauce

1 große rote Paprikaschote | 1 Zucchini (60 g)
1 rote Zwiebel | 1 Knoblauchzehe | 1 Zitrone
3 Stängel glatte Petersilie | 4 EL Olivenöl,
kaltgepresst | 1/2 TL Tomatenmark
1/8 l Gemüsebrühe | Salz, weißer Pfeffer

1 Paprika vom Kerngehäuse befreien, Zucchini
längs vierteln, das weiche Innere entfernen,
Zwiebel schälen. Alles fein würfeln. Geschälten
Knoblauch in Scheibchen schneiden. Zitrone
halbieren, die Petersilie fein hacken.

2 Für die Ratatouillesauce Paprika, Zwiebel
und Knoblauch in Olivenöl 6 Minuten sanft andünsten. Tomatenmark, Gemüsebrühe und die
Zucchini hinzufügen. Mit Salz, Pfeffer und einigen Spritzern Zitronensaft würzen.

3 Zum Fertigstellen: 2 gehäufte EL Gemüse
sowie 4 EL Sauce in einem hohen Gefäß mit
dem Stabmixer cremig aufmixen. Das so entstandene Gemüsepüree zurück in den Topf
gießen. Falls die Flüssigkeit im Topf zu stark
reduziert ist, etwas Gemüsebrühe nachgießen.
Petersilie hinzufügen, 1 Minute weiterköcheln
lassen, abschmecken,

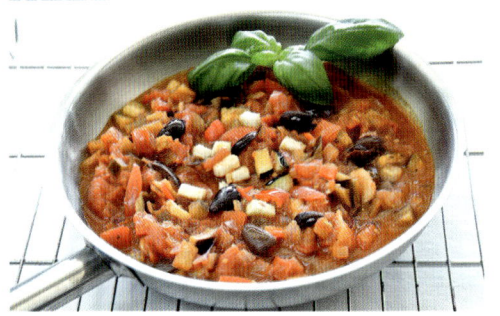

Kurkuma-Limetten-Sauce

1 kleine weiße Zwiebel | 1 Knoblauchzehe
1 Pastinake (60 g) | 1 Bio-Limette
1 Ingwerknolle | 2 EL Olivenöl, kaltgepresst
1/2 l Gemüsebrühe | 1/2 TL gem. Kurkuma
Salz, weißer Pfeffer

1 Zwiebel, Knoblauch und Pastinake schälen,
alles klein würfeln. Limette heiß abspülen, gut
trocknen und 1 Msp. Abrieb herstellen. Limette
halbieren. Ingwerknolle schälen und 1/2 TL davon auf einer scharfen Reibe fein abreiben.

2 Für die Kurkuma-Limetten-Sauce Zwiebel, Knoblauch und Pastinake in Olivenöl sanft
andünsten. Mit Gemüsebrühe ablöschen. Mit
Ingwer und Kurkuma würzen. Dann das Gemüse
weich köcheln.

3 Zum Fertigstellen: Das Gemüse mit einem
Schaumlöffel herausholen und mit etwas Wasser
in ein hohes Gefäß füllen. Dann mit dem Stabmixer cremig aufmixen. Das so entstandene Püree
in den Topf zurückgeben. Vorsichtig mit Limettensaft und -abrieb, Salz und Pfeffer ganz nach
Ihrem Gusto würzen.

Mein Tipp

*Besonders intensiv nach Kurkuma schmeckt
diese Kurkuma-Limetten-Sauce, wenn Sie
anstelle des gemahlenen Kurkumas 1/4 TL
frisch geriebene Kurkumaknolle verwenden.
Die gibt es im Asialaden*

Barbecue-Chili-Dip

1 rote Zwiebel | 4 frische rote Peperoni, mild
1 Ingwerknolle | 2 Scheiben getrocknete To-
maten | 1 Zitrone | 4 EL Olivenöl, kaltgepresst
1 TL Tomatenmark | 1 EL Ahornsirup
Salz, schwarzer Pfeffer

1 Die Zwiebel schälen und sehr fein hacken.
Entkernte Peperoni fein würfeln. Vom Ingwer
2 cm schälen und auf einer Reibe fein abreiben.
Getrocknete Tomaten grob zerkleinern. Zitrone
halbieren.

2 Für den Barbecue-Chili-Dip: Olivenöl in
einen kleinen Topf gießen. Zwiebel und Peperoni hinzufügen und 6 Minuten sanft braten. Dann
die Zwiebel, die Peperoni und die getrockneten
Tomaten in einem hohen Gefäß mit dem Stabmixer aufmixen. Falls die Mischung zum Pürieren
zu trocken ist, etwas Wasser hinzufügen.

3 Zum Fertigstellen: Die Mischung zurück in
den Topf gießen. 1/4 l Wasser, Ingwer und
Tomatenmark hinzufügen. Mit Ahornsirup,
Zitronensaft, Salz und Pfeffer würzen. Dann
2 Minuten sanft köcheln lassen und noch einmal
mit dem Stabmixer kurz aufmixen.

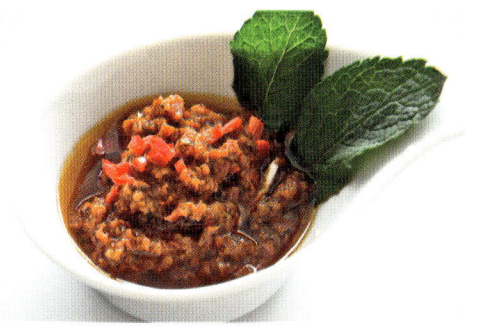

Orangen-Chili-Sauce

1 große Bio-Orange | 1 Schalotte
1 Ingwerknolle | 1/2 frische rote Peperoni,
mild | 1 Zitrone | 2 EL Olivenöl, kaltgepresst
1 Lorbeerblatt | 2 EL trockener Weißwein
1/4 TL gekörnte Gemüsebrühe | Salz, weißer
Pfeffer

1 Die Orange mit heißem Wasser abspülen und
gut trocknen. Dann die Schale auf einer Zitrusreibe abreiben. Aber nicht bis zur weißen Haut, da
sonst die Orangen-Chili-Sauce bitter schmeckt.
Orange rollen und den Saft auspressen. Geschälte
Schalotte fein hacken. Ingwer schälen und 1/2 TL
fein abreiben. Entkernte Peperoni in Streifen
schneiden. Die Zitrone halbieren.

2 Für die Orangen-Chili-Sauce: Olivenöl in einen Topf träufeln und die Schalotte glasig andünsten. Aber bitte nicht bräunen. Dann mit Orangensaft ablöschen. Orangenabrieb, Ingwer und
das Lorbeerblatt hinzufügen. Anschließend
6 Minuten sanft köcheln lassen.

3 Zum Fertigstellen das Lorbeerblatt herausfischen und die Sauce in einem hohen Gefäß mit
dem Stabmixer cremig aufmixen. Zurück in den
Topf füllen. Jetzt die Peperoni und den Weißwein
hinzufügen. Mit Gemüsebrühe, Salz und Pfeffer
abschmecken und 1 weitere Minute vor sich hin-
köcheln lassen. Schmeckt herrlich!

Stichwortverzeichnis

Rezepte

Infos, die weiterhelfen:

Die Essensretter
www.foodwatch.de

Für Gesundesser
www.basic-bio-genuss-fuer-alle.de

Zum Entspannen
Das Hatha-Yoja Lehrbuch,
Marcel Anders-Hoepgen (Autor)
oder als CD-Die Hatha-Yoga-Schule
Schirner Verlag

Für Wissbegierige
www.wissenschaft.de

Besser Schlafen
www.besserenachtruhe.de

Weniger Stress
durch Autogenes Training.
Audio-CD mit Begleitheft
Verlag Henrik Brandt

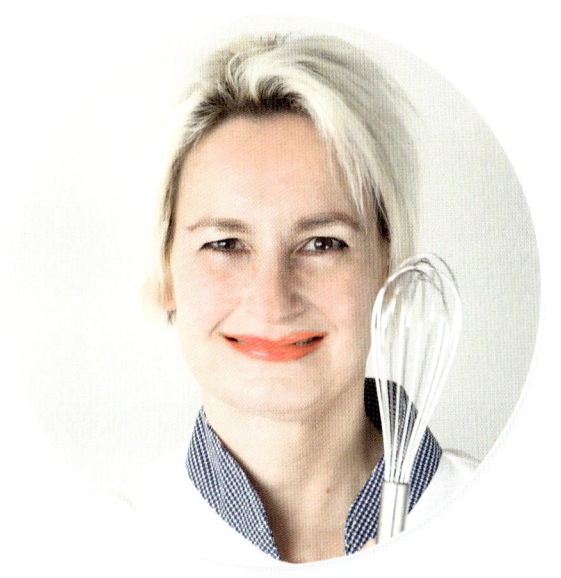

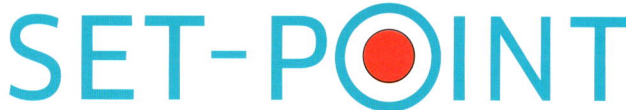

Kochkurse
mit Chris Schreiber

für Firmen, Profiköche
und Privatpersonen
info@arabellaverlag.de

SET-PoINT ist als Marke
beim DPA angemeldet
Lizenzen: info@arabellaverlag.de

Literaturverzeichnis (Auszug)

**Energy Equation Proposes Patterns
of Weight Gain and Loss**
Prof. Rakesh Jain, Joshua Tam, Dai Fukumura,
Harvard-MIT Division of Health Sciences and
Technology, 2009

**Whole Grains Take a Bite Out
of Type 2 Diabetes Risk**
American Heart Ass. March 3, 2010

Sleepless Nights Plague America
Sleep Disorders Center, University of Miami
Miller School of Medicine; March 8, 2010,
National Sleep Foundation, report, 2010

Eat More, Weigh Less
by Dr. Dean Ornish, Preventive Medicine
Research Institute in Sausalito, California Harper
Paperbacks.

**Epigenetik: Mütter können
Erfahrungen vererben**
Spiegel-Online-Wissenschaft, Feb.09,
http://www.spiegel.de/wissenschaft/
mensch/0,1518,605447,00.html

First genetic map of Obesity
Philippe Froguel and Inserm researcher
David Meyre from the laboratory
Génomique et physiologie moléculaire
des maladies métaboliques publishes
in Nature Genetics 2009.

Kurkuma- Gelbe Gefahr für den Krebs
GEO Magazin, September 2007

Friendship Influences Eating Behavior
http://insciences.org/article.php?article_id=6370,
Sarah Salvy, Ph.D., Division of Behavioral Medicine, University at Buffalo School of Medicine.

Low Self-Esteem Leads to Obesity
Study by Professor David Collier, BBC News,
2009.

**Glucocorticoids as Counterregulatory Hormons
of Leptin: Toward an Understanding of Leptin
Resistance**
A. Sainsbury, B. Jeanrenaud, American Diabetes
Ass. 1997).

Genetik Activity of Antioxidants
Dragan Milenkovic, Ph.D., research scientist, Thomas Jefferson University, Philadelphia; 2009

Let Kids sleep Late on Weekends
Kristen Knutson, Ph.D., assistant professor of
medicine, University of Chicago; published in
Pediatrics, Nov. 2009

Krebszellen mögen keine Himbeeren
Prof. Dr. med. Richard Béliveau, Dr. med. Denis
Gingras. Kösel Verlag.

Sweet but deadly
Gail Vines, New Scientist v. 1.9.2001/S.26-30

**Mice lacking ghrelin Rezeptors resist the
development of diet-induced obesity**
Jeffrey M. Zigmann, Dep. of Medicien, Harvard
Medial School, Boston, USA. Dc 200

Human gut microbes linked to obesity

Nature 444:1022–1023 (2006) Dr. Jeffrey I. Gordon, director of the Center for Genome Sciences at Washington University School of Medicine in St. Louis.

Women Cannot Control Their Hunger As Well As Men

Quelle: Science Daily. DOE/Brookhaven National Lab. (2009, Jan.)
http://www.sciencedaily.com/re-leases/2009/01/090121211340.htm

Resveratrol Importes Diet-Induced Diabetes

G. Ramadori, L. Garton. 2009,
http://endo.endojournals.org/cgi/content/abstract/150/12/5326

Phytochemicals In Plant-Based Foods Could Help Battle Obesity, Disease

ScienceDaily. Retrieved October 25, 2009, from http://www.sciencedaily.com/re-leases/2009/10/091021144251.htm

Study Shows Compulsive Eating Shares Additive Biochemical Mechanism ...

Prof. Paul Kenny, News & Views - Online weekly of The Scripps Research Institute.
http://www.scripps.edu/newsandviews/e_20100405/kenny.html

Die Neue Medizin der Emotionen

David Servan-Schreiber, Goldmann Verlag (2006)

How Saturated Fatty Acids Anger The Immune System

ScienceDaily. Retrieved November 12, 2009, from http://www.sciencedaily.com/releases/2009/11/091103121603.htm

Der zweite Code oder wie wir unser Erbgut steuern können

Peter Spork, Rowohlt Verlag,
4. Auflage (Juli 2009)

Jeanisch Lab Research Summary

published by Withehead Institute For Biomedical Research, 2009,
http://www.wi.mit.edu/research/summaries/jaenisch.html and
http://www.wi.mit.edu/research/faculty/jaenisch.html

Chronic Stress and Obesity: A New View of Comfort Food

Mary Dallman MF - Proc Natl Acad Sci USA-30-SEP-2003; 100(20): 11696-701
http://www.pnas.org/content/100/20/11696.abstract

Psychosocial Stress and Change in Weight Among US Adults

by Jason P. Block, Yulei published in American Journal of Epidemiology (2009),
http://aje.oxfordjournals.org/cgi/content/abstract/kwp104

Short Sleep Duration and Obesity in Children and Adults

American Academy of Sleep, Medicine. 2008,
http://www.aasmnet.org/Articles.aspx?id=846

Inverse Association Between BMI and Prefrontal Metabolic Activity in Healthy Adults

Volkow N.D., Wang G.J., Brookhaven's Center for Translational Neuroimaging (Silver Spring).
http://www.ncbi.nlm.nih.gov/pubmed/18948965

Impressum

Idee, Konzept & Entwicklung:
Gert Raue

Projektleitung:
Chris Schreiber

Layout:
Dirk Holtkötter

Lektorat:
Dr. Günther Wenz

Beratung:
Hanne Kolling
Energetisches Feng-Shui

Korrektur:
Nicola von Otto

Druck & Bindung:
Mohn media, Mohndruck GmbH, Gütersloh

ISBN 978-3-9813877-0-4

1. Auflage 2010

Fotonachweis:
Gert Raue: Alle Rezeptfotos und Coverfoto, Umschlaginnenklappe, S. 48, 50, 51 (links und rechts), 55, 57, 58, 60, 64, 68, 69.
Weitere Fotos: Fotolia: S. 6, 10, 15, 25, 26, 44; Stern: S. 4 und Buchrückseite, S. 28

Umwelthinweis:

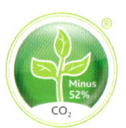

Beim Druck dieses Produkts wurde durch den innovativen Einsatz der Kraft-Wärme-Kopplung im Vergleich zum herkömmlichen Energieeinsatz bis zu 52 % weniger CO_2 emittiert.
Dr. Schorb, ifeu.Institut

ARABELLA Verlag, München
Gabriele Schreiber
Arabellastr. 5
81925 München
info@arabellaverlag.de

Wichtiger Hinweis

Alle Anregungen, Gedanken, Tipps, Ratschläge und Übungen in diesem Buch wurden von den Autoren nach bestem Wissen und Gewissen sorgfältig erarbeitet und geprüft. Dennoch ist es allein Ihre Entscheidung, ob und in wieweit Sie diesen Vorschlägen folgen wollen. Sie sind weiterhin selbst für Ihr Tun und Lassen verantwortlich. Im Zweifelsfall lassen Sie sich von einem Arzt oder Therapeuten beraten. Eine Haftung für eventuelle Schäden oder Nachteile, die aus dem Inhalt dieses Buches resultieren, können weder die Autoren noch der Verlag und seiner Beauftragten für Personen-, Sach- und Vermögensschäden übernehmen.